上肢 リンパ浮腫の リハビリテーション

包括的視点からのアプローチ

編著
安保雅博
東京慈恵会医科大学リハビリテーション医学講座

吉澤いづみ
東京慈恵会医科大学附属病院リハビリテーション科　作業療法室

三輪書店

●執筆者一覧

編著
安保　雅博：東京慈恵会医科大学リハビリテーション医学講座
吉澤いづみ：東京慈恵会医科大学附属病院リハビリテーション科（作業療法士）

執筆者（執筆順）
角田　　亘：東京慈恵会医科大学リハビリテーション医学講座
上原　和美：東京慈恵会医科大学附属柏病院 リハビリテーション科（作業療法士）
粳間　　剛：東京慈恵会医科大学リハビリテーション医学講座
前田　和美：東京慈恵会医科大学附属病院（乳がん看護認定看護師）
荒川わかな：東京慈恵会医科大学リハビリテーション医学講座
日熊　美帆：東京慈恵会医科大学附属病院リハビリテーション科（理学療法士）
小野由香子：東京慈恵会医科大学附属柏病院 リハビリテーション科（作業療法士）
野木　裕子：東京慈恵会医科大学乳腺・内分泌外科
内田　　賢：東京慈恵会医科大学乳腺・内分泌外科
小林　　直：東京慈恵会医科大学腫瘍・血液内科
伊藤　百恵：東京慈恵会医科大学附属病院腫瘍・血液内科外来／外来化学療法室
　　　　　　（がん化学療法看護認定看護師）
野嶋　公博：東京慈恵会医科大学形成外科
松浦愼太郎：東京慈恵会医科大学形成外科
内田　　満：東京慈恵会医科大学形成外科
高木佐矢子：東京慈恵会医科大学放射線治療部
兼平　千裕：東京慈恵会医科大学放射線治療部

序

　昨年10月1日，乳がんへの正しい知識をもつことと，早期発見の大切さをアピールする世界規模のキャンペーンとして，今年度もまた東京タワーがピンク色にライトアップされた．ピンクリボン運動の一環である．日本における乳がんは，CANCER STATISTICS IN JAPAN 2009の報告を見てみると，女性のがんでは第1位の罹患率を示し，年間約5万人が乳がんになり，死亡者数も1万人を超えている．このデーターは逆に，女性の乳がんの生存率が比較的高いことも示している．また，年齢別罹患率を見ると30歳代から増加し始め，50歳前後にピークになり，その後は次第に減少する．この年代の女性は，家庭においても社会においても大変重要な立場にいることから，乳がんは深刻な社会問題となっているのが明白である．良い啓蒙が進み，30歳・40歳代の乳がん検診率が飛躍的に上がることを望んでやまない．

　このような状況により，東京慈恵会医科大学附属病院リハビリテーション科（以下　慈恵医大リハ科）における主に乳がん治療に併発する場合の多い，上肢リンパ浮腫のリハの依頼数も2006年を境に，激増してきた．激増してきたのは，社会的啓蒙もさることながら，乳がんに対する治療も大きく変わってきた要因もある．併発するリンパ浮腫もセンチネルリンパ節切除法などの普及により，従来見られた典型的な手術操作に関連したいわゆる「術後リンパ浮腫」は減少し，代わりに薬物療法や放射線療法に伴うリンパ管障害に関連した，続発性リンパ浮腫が増加してきた．こうした治療はさらに進歩しつつあり，生命予後を延長させている背景が乳がんの場合にはある．

　よって，慈恵医大リハ科の「上肢リンパ浮腫のリハ」も2007年4月から系統化を行い，患者の立場に立ったよりよいリハを再構築するべく，努力奮闘している最中である．慈恵医大リハ科の「上肢リンパ浮腫のリハ」の特色は，大きく2つある．一つは，背景であり，一つは，理念である．当院では，特定機能病院であるメリットを生かして乳腺・内分泌外科，腫瘍・血液内科，放射線科，リハ科，認定看護師を含む看護部と患者によりよいリハを提供するための協力体制が取れており，検討会はいうまでもなく，乳腺・内分泌外科や腫瘍・血液内科の先生方が，よくリハ訓練室に患者を診に来られる．早期診断，早期治療から終末期ケアまで，リハを含め患者を診る全ての科の，しっかりした横断的協力体制が背景にある．

上述したように，乳がんの年齢別罹患率を見ると30歳代から増加し始め，50歳前後がピークである．家庭においても社会においても大変重要な立場にいる年代の人である．上肢リンパ浮腫が起これば，浮腫により関節可動域制限が生じ，上肢機能障害や日常生活動作への障害が生じる．また，必ず，上肢リンパ浮腫はQOLにも影響を与える．上肢リンパ浮腫が重度になればなるほどQOLは低下していく傾向にある．当院では，軽症から重症までさまざまな病期の上肢リンパ浮腫に対応しなければならない状況にある．また乳がん治療後，安定した状態にある方から進行がん・再発がんの治療を受けている方まで，さまざまな病態にある患者がリハに来られる．リンパ浮腫への対応も患者一人ひとりに応じたものでなければならない．たとえば，終末期に認める上肢リンパ浮腫では，重症になれば浮腫を軽減することだけが目的では決してない．QOLに主眼を置いて対応しなければならない．上肢リンパ浮腫において最も大切なことは，全人的に考えリハを施行することである．当院では予防を含め，さまざまな病期に合わせたリンパ浮腫対応を実践するため，乳がん治療に関わる各科との横断的協力体制をとりながら，上肢リンパ浮腫に対するリハとして，リンパ浮腫の新しい病期分類とそれに対応したリハプロトコールである"APPLAUSE"という概念を考案し，治療を行っている．

　2010年4月1日，術前から医師とコメディカルがチームを組んで，いろいろなことに対応し，機能障害を最小限に防ぎ，QOLを少しでも高めようとする，がん患者のリハビリテーション料が新設された．リンパ浮腫の患側を上肢機能障害として位置付けて考え，保険診療対応をすべきであるという方向性も高まっている．看護師，理学療法士，作業療法士が協力をして患者のために一致団結すべきであると痛感する．2007年4月から慈恵ではリンパ浮腫は作業療法士と理学療法士が合同で，治療を行っている．

　当院では，できるかぎりのことは，保険診療内で行うようにするという理念を私の責任のもと，貫き押し通すことにしている．具体的にはしっかりとしたリンパ浮腫の確定診断，そのリンパ浮腫の病期分類をしっかりと行い，それに基づいた治療，指導を行い，QOLを評価し，また，弾性スリーブ・ストッキングの正しい考え方，使い方などを教育したりと，リンパ浮腫に対するリハを一連の流れとして提供するようにしている．また，さらなるリハの希望者には世界最先端の機器を使ったエンダモロジー®をリハ医の手によって行う自費診療の紹介をできるシステムも構築した．

　今回，本書にて当院で実践している上肢リンパ浮腫に対するリハプロトコール・APPLAUSE（Aggressive Protocol for Patients with LymphedemA Using SophisticatEd methods）を紹介することになった．1人でも多くの患者さんが

リンパ浮腫の治療を受けられ，笑顔を少しでも取り戻していただくことのお役に立てば幸いである．

　最後に大変お忙しい中，この本の趣旨を理解いただいて執筆してくださった，腫瘍・血液内科教授の小林直先生，内田賢教授をはじめとする乳腺・内分泌外科の先生方，内田満教授をはじめとする形成外科の先生方，兼平千裕教授をはじめとする放射線治療部の先生方，高橋則子看護部長をはじめとする看護師の方々，吉澤いづみ作業療法士をはじめとするリハスタッフの方々，教室医局員，青山智さんをはじめとする三輪書店の方々に，深く感謝いたします．

2011年4月

　　　　　　　　　　　　　　　　　　　　　　　　　　　　　　安保　雅博

●目次

序 …………………………………………………………………………………………安保雅博　iii

I章　リンパ浮腫の適切な診断　　　　　　　　　　　　　　　　　　　　　角田　亘　1

❶ リンパ浮腫とは？ …………………………………………………………………………………… 1
　1. リンパ管系のしくみ　1
　2. リンパ浮腫の定義と分類　1
　3. リンパ浮腫の発症頻度　4
　4. リンパ浮腫の症状　4
❷ リンパ浮腫の正しい診断 …………………………………………………………………………… 7
　1. リンパ浮腫の診断方法　7
　2. リンパ浮腫と鑑別を要する疾患　10
❸ リハビリテーションの適応・禁忌とチェックポイント ……………………………………… 14

II章　上肢リンパ浮腫と生活機能障害　　　　　　　　　　　　　　　吉澤いづみ　18

III章　上肢リンパ浮腫の評価　　　　　　　　　　　　　　　上原和美・粳間　剛　20

❶ 評価項目 ……………………………………………………………………………………………… 20
　1. 情報収集　20
　2. 視診　26
　3. 触診　29
　4. 計測　30
❷ リンパ浮腫におけるQOL評価の重要性 ………………………………………………………… 34

IV章　上肢リンパ浮腫治療の概要　　　　　　　　　　　　　　　　吉澤いづみ　36

　1. 複合的理学療法の概要　36
　　　コラム：世界のリンパ浮腫治療 ……………………………………………………………… 37
　2. 日本におけるリンパ浮腫治療の現状　38
　　　コラム：リンパ浮腫治療における用語の統一について …………………………………… 39

V章　上肢リンパ浮腫に対する具体的介入手技　　　　　　　　　　吉澤いづみ　40

❶ スキンケア …………………………………………………………………………………………… 40

❷ 用手的リンパドレナージ（MLD） ……………………………………………………… 43
　1. MLDを行うための基礎知識　43
　2. MLDの基本手技　48
　3. MLDの手順　52
❸ 圧迫療法 ………………………………………………………………………………… 58
　1. 圧迫療法の概要　58
　2. 多層包帯法（MLLB）　63
　3. 弾性着衣　74
❹ 圧迫下での運動 ………………………………………………………………………… 92
　1. リンパ還流を促進する効果　92
　2. 乳がん術後のリンパ浮腫への運動療法　92
　3. 運動導入のポイント　93

VI章　上肢リンパ浮腫に対するがん治療病期別のアプローチ　95

❶ 上肢リンパ浮腫に対するリハビリテーションの新しい病期分類 ……………… 粳間　剛　95
❷ 各病期における病態の特徴と対応 …………………………………………………………… 96
　1. 予防期　97
　2. 安定期　97
　3. 治療期　98
　4. 終末期　98
❸ 病期別リハビリテーションの介入目的と実際 ……………………………… 吉澤いづみ　99
　1. 予防期におけるリハビリテーション　100
　2. 安定期におけるリハビリテーション　100
　3. 治療期のリハビリテーション　103
　4. 終末期のリハビリテーション　106

VII章　乳がん終末期における病態とリンパ浮腫治療について　111

❶ リンパ浮腫における終末期とは ……………………………………………………… 粳間　剛　111
❷ 終末期における適応判断のためのチェックポイント ……………………………… 粳間　剛　112
　1. まず全身の背景をチェックする　112
　2. 局所の背景をチェックする　113
❸ 乳がん終末期における病態とリンパ浮腫治療への影響 …………………… 粳間　剛　114
　1. 全身の背景となる病態　114
　2. 局所の背景となる病態　116
　　コラム：痛みに対する緩和ケア ……………………………………………… 前田和美　119

VIII章 エンダモロジー® におけるリンパ浮腫治療　　荒川わかな　121

1. エンダモロジー®とは　121
2. エンダモロジー®の上肢リンパ浮腫への適応　121
3. エンダモロジー®のプロトコール　122
4. エンダモロジー®の施行例　123

IX章 セルフケアを中心とした患者指導　　日熊 美帆・小野由香子　125

1. リンパ浮腫におけるセルフケアの捉え方　125
2. リンパ浮腫におけるセルフケアの項目　126
3. 病期別セルフケア指導の実際　127
4. 具体的なセルフケアの方法と日常生活での注意点　129
5. セルフチェックの方法について　134
6. 弾性着衣等の療養費の申請方法について　135
7. 弾性包帯・弾性着衣の管理方法について　135

X章 弾性着衣等の療養費の支給について　　安保雅博　136

1. 診療費の詳細　136
2. 弾性着衣の療養費　137
3. 療養費支給申請に必要な書類　137
4. 慈恵医大リハ科での対応　138

XI章 乳がん治療に関する最新基礎知識　　141

❶ 外科治療に関する知識の整理 …………………… 野木裕子・内田 賢　141
- Q1. 乳がんの外科的手術法にはどのようなものがありますか？　141
- Q2. 乳がんの診断はどのようにするのですか？　143
- Q3. 乳がんの病期の分類を説明してください　144
- Q4. センチネルリンパ節と腋窩リンパ節郭清について教えてください　146
- Q5. 術後の再発率はどのくらいですか？　148
- Q6. 乳房切除後疼痛症候群とは何ですか？　149
- Q7. リンパ節郭清後の側副路の発達について教えてください　151

❷ 薬物療法に関する知識の整理 …………………………………… 小林 直　153
- はじめに　153
- Q1. 手術前の化学療法（術前化学療法，ネオアジュバント化学療法）の意義は何ですか？　159

  Q2. 手術前の化学療法＋放射線療法の意義は何ですか？　161
  Q3. 乳がんの化学療法の代表的なレジメンを教えてください　162
  Q4. ホルモン療法の意義は何ですか？　164
  Q5. 術後化学療法後の再発率はどのくらいですか？　165
  Q6. 乳がんが転移しやすいところを教えてください　166
  Q7. 再発乳がん(転移性乳がん)の治療成績はどの程度ですか？　167
❸ 化学療法の副作用について ……………………………………………………… 伊藤百恵　169
  Q1. 化学療法で出やすい副作用は？　169
  Q2. 化学療法中の患者の支援について教えてください　172
❹ 乳房再建術などに関する知識の整理 ……………………… 野嶋公博・松浦愼太郎・内田　満　174
  Q1. 最近の乳房再建術について教えてください　174
  Q2. リンパ管吻合術の現状を教えてください　175
❺ 放射線療法に関する知識の整理 ……………………………………… 高木佐矢子・兼平千裕　177
  Q1. 乳がん治療における放射線療法の意義について教えてください　177
  Q2. 放射線療法の方法について教えてください　178
  Q3. 放射線療法で出やすい副作用を教えてください　180
  Q4. 腋窩リンパ節郭清していない場合でも，
    放射線療法によりリンパ浮腫を発症することはありますか？　181
  Q5. 腋窩リンパ節郭清後に放射線療法を併用した場合，リンパ浮腫の発症率は高くなりますか？　182
❻ 乳房補整・ヴィッグ・自己検診について ……………………………………… 前田和美　184
  Q1. 乳房補整はどのようなものですか？　184
  Q2. ウイッグにはどのようなものがありますか？　186
  Q3. 乳がんの自己検診の方法を知っていますか？　187

付表　患者のためのリンパ浮腫パンフレット　日熊 美帆・小野由香子　189

  ①リンパの働きとリンパ浮腫 ……………………………………………………………… 190
  ②リンパ浮腫の症状 ………………………………………………………………………… 192
  ③リンパ浮腫の治療について ……………………………………………………………… 193
  ④リンパ浮腫のセルフケアについて ……………………………………………………… 194
  ⑤日常生活での注意点 ……………………………………………………………………… 195
  ⑥セルフチェックについて ………………………………………………………………… 204
  ⑦シンプルリンパドレナージの方法 ……………………………………………………… 206
  ⑧セルフバンデージの巻き方 ……………………………………………………………… 213
  ⑨弾性着衣(スリーブ)の着脱方法 ………………………………………………………… 219
  ⑩弾性包帯・弾性着衣の管理方法について ……………………………………………… 222
  ⑪圧迫下での運動について ………………………………………………………………… 223
  ⑫アイシング ………………………………………………………………………………… 225

索引 ……………………………………………………………………………………………………… 226

第 I 章 リンパ浮腫の適切な診断

1 リンパ浮腫とは？

1. リンパ管系のしくみ

　心臓から拍出された血液は，動脈系によって身体の末梢組織（より皮膚の表面に近い部分）に供給されます．末梢組織で毛細血管の動脈側に流れ込んだ後，水分，酸素，電解質，タンパク質，白血球などを含んだ血液の一部が血管内から組織間隙（組織のすきま）に漏出します（1日に約20ℓ）．組織にいたった血液成分は組織細胞で使用された後，その約80～90%（1日に約16～18ℓ）は静脈系によって処理され（毛細血管の静脈側から再吸収され），残りの10～20%（1日に約2～4ℓ）がリンパ管系によって吸収され，中枢へ還流されることになります．つまり，リンパ管系は，静脈系とともに「組織間隙に貯留した液体成分（組織間液という）を処理する体内システム」なのです（図1-1）．リンパ管系の中は，タンパクや脂肪を比較的多く含むリンパ液が流れていますが，これは正常であれば赤血球を含むことはなく，その色も無色から淡いクリーム色となります．左上腕のリンパ管系は胸管から左鎖骨下静脈を経由して右心房に戻り，右上腕からのリンパ管系は右リンパ本幹を経て静脈系に入り右心房に戻ります．

2. リンパ浮腫の定義と分類

　人体のさまざまな部位には，病的な現象として浮腫（むくみ）が生じますが，この浮腫という病態は「組織間隙に水分（組織間液）が過剰に貯留した状態」で

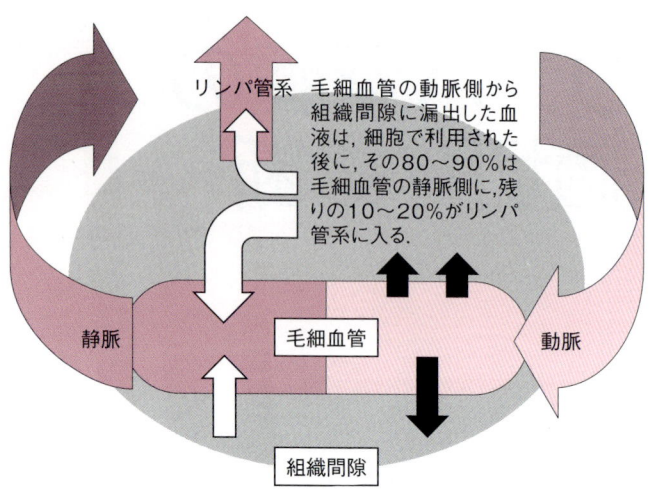

図1-1　末梢組織における血液の流れ

す．このような状態が生じるのは，組織間液が過剰に供給された場合か，組織間液の処理能力が低下した場合と考えられますが，リンパ浮腫とは「（組織間液の処理を担う）リンパ管系の機能異常・形態異常を原因として，リンパ管系が機能不全となって生じる浮腫」のことです．また，国際リンパ学会（International Society of Lymphology；ISL）は，リンパ浮腫を「リンパ管系の輸送障害に組織間質内の細胞性蛋白処理能力不全が加わって，高蛋白性の組織間液が貯留した結果に起きる臓器や組織の腫脹」と定義しており，「リンパ管系の輸送障害」と「組織間質内の細胞性蛋白処理能力不全」の2つがリンパ浮腫が発生する背景として存在するとしています[1]．つまり，リンパ管系の形態異常・機能異常による「リンパ管系の輸送障害」が存在すると，組織間液がリンパ管系へ十分に吸収されなくなり（組織間液の回収能力が低下してしまい），結果的に組織間液が組織間隙に貯留してしまうこととなります．すると，正常組織であればリンパ球やマクロファージによって取り込まれリンパ管系に流されることで処理されるタンパク成分や細菌が（リンパ管系に流れ込むことができず）組織間隙にとどまることとなり，結果的に「組織間質内の細胞性蛋白処理能力不全」の状態となります．このように，「リンパ管系の輸送障害」が，"まずはじめにありき"であり，それに「細胞性蛋白処理能力不全」が続発して，ついには高タンパク性浮腫が生じるわけです．そして，タンパク濃度が高いと膠質浸透圧も高くなり，さらに組織間隙に水分が引きつけられ，浮腫が増悪することとなります．

リンパ浮腫の分類としては，古くから知られているものに，**表1-1**として示したKinmonthによる分類があります[2]．この分類では，「発症の原因が確定できないもの」を原発性（**図1-2**），「発症の原因がはっきりとしているもの」を続発性

表1-1　Kinmonthによるリンパ浮腫の分類[2)]

1. 原発性（一次性） →発症の原因が確定 できないもの	・先天性リンパ浮腫 　出生直後から3歳頃までに発症した場合で，リンパ管の形成不全・発育不全が主因 ・早発性リンパ浮腫 　35歳以前に浮腫を発症した場合で，原発性リンパ浮腫の大部分を占める ・晩発性リンパ浮腫 　35歳以降に浮腫を発症した場合で，女性の場合妊娠・出産の影響やその他全身疾患の影響も考えられる
2. 続発性（二次性） →発症の原因がはっきりとしているもの	・悪性腫瘍に関連したもの（乳がん，子宮がん，卵巣がん，前立腺がんのリンパ節・リンパ管転移およびその手術後・放射線治療後） ・静脈還流不全に伴うもの（＝静脈性リンパ浮腫もしくは慢性静脈機能不全症と称される．深部静脈血栓症，静脈瘤，静脈弁機能不全など） ・外傷・熱傷によるリンパ管損傷 ・リンパ管炎 ・寄生虫感染症（フィラリア感染症） ・その他

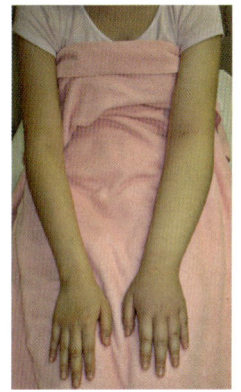

図1-2　生後3カ月より発症した原発性上肢リンパ浮腫
特徴として①多くは片側性に発症，②末梢側から始まり中枢側へ向けて進行する．

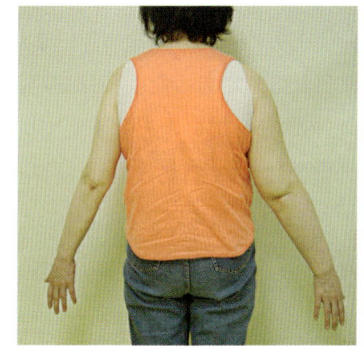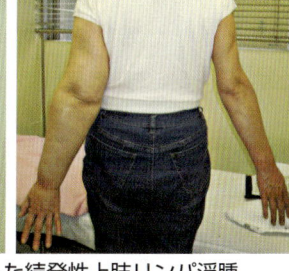

図1-3　乳がん術後に発症した続発性上肢リンパ浮腫
特徴として①多くは片側性に発症，②原因となるリンパ節周囲（中枢）から始まり末梢側へ向けて進行する．

（図1-3）と大きく二分しており，原発性については，その発症時期に基づいてさらに3つ（先天性，早発性，晩発性）に分類しています．続発性リンパ浮腫の原因疾患としては，本邦においては悪性腫瘍に関連したもの，静脈還流不全によるもの（静脈性リンパ浮腫）が多く，特に上肢リンパ浮腫に限ると乳がんのリンパ節・リンパ管転移およびその治療（リンパ節郭清を伴う外科的切除，皮膚線維症を併発する放射線療法）に伴うものが大部分を占めると思われます．

3. リンパ浮腫の発症頻度

　　リンパ浮腫の発症頻度の実際については，いまだ定かではない点も多いですが，小川の著書によると，本邦には上肢リンパ浮腫患者は3万～5万人，下肢リンパ浮腫患者は5万～7万人はいるものと推測されています[3]．そして同著では，続発性リンパ浮腫の90％以上が乳がんや子宮がんなどの女性特有の悪性疾患およびその治療を原因としており，特に上肢リンパ浮腫では，そのほとんどが乳がんおよびその治療を原因としていると記されています．

　　乳がんの治療後（外科的手術後，放射線療法後）における上肢リンパ浮腫の発生頻度に関する海外からの報告をみると，Ericksonらの総説では，外科的侵襲度の違いなどによって0～56％と報告による違いが大きいですが，総じて乳がん患者の26％程度になるとされています[4]．そして，手術後に時間が経過するほど上肢リンパ浮腫の発生頻度は高くなる傾向があります．Tasmuthらの報告では，手術後1か月の時点で上肢リンパ浮腫を発症している患者は全体の22％であったのに対し，手術後1年の時点では36％になっていました[5]．またMortimerらは，手術後0～2年の時点では23％であった上肢リンパ浮腫の罹患率が，15年以上経過した患者でみると45％になっていたと報告しています[6]．なお，手術から上肢リンパ浮腫発症までの期間については，Guedes Netoは73％の患者では治療後1年以内に症状が出現していたと報告，Wernerらは手術から発症までの期間は平均14か月であり，患者の97％では治療後4年以内に発症がみられたと報告しています[7][8]．

4. リンパ浮腫の症状

1）自覚症状

　　リンパ浮腫の主たる症状は，いうまでもなく「むくみ（＝浮腫）」です．通常は片側性に出現し，比較的ゆっくりと進行して（数日以内に急速に進行することは少ない）周囲径が増大し，むくみの範囲も広がっていきます．例外もありますが，原発性リンパ浮腫では末梢から中枢にかけて浮腫が広がっていくのに対し，続発性では中枢から末梢にかけて浮腫が広がるとされています．むくみの増悪に伴って，患肢にだるい感じ，重い感じを自覚することがあります．一般的に，リンパ浮腫のみでは，無痛性で，運動障害や感覚障害をきたすことはありませんが，浮腫が進行し皮膚の伸展が高度になると，ピリピリとした局所的な違和感・痛みや，皮膚の緊満感が出現したりします．また，むくみの程度は月経周期や気温の影響

を受けることがあります．

2）局所皮膚所見

　リンパ浮腫の診断には，局所皮膚の視診・触診が重要です．病状の進行に伴って，患肢の周囲径は増大しますが，同時に貯留する組織間液のタンパク濃度も徐々に高くなり，皮下組織における線維化や脂肪増生が促されます．発症早期では皮膚表面は乾燥しており軟らかいことが多いですが，線維化・脂肪増生が進行して皮下組織から皮膚にまで変化が及ぶと皮膚の角化が目立つようになり，硬くなってきます（硬く張ってきます）．そして，角化が進行すると皮膚が隆起して象皮症と称される状態になります．象皮症は，足指，足背から下腿前面にかけての皮膚の伸展性が少ない部位に発生しやすいです．

　特徴的な所見として，発症早期には患部を圧迫するとそこに圧迫痕を残す「pitting edema」を呈しますが（組織間液中の水分含量が多いため），組織学的変化（組織間液のタンパク濃度の上昇，線維化の進行）が進行するに伴い，圧迫しても圧迫痕が残らない「non-pitting edema」の状態へと移行していきます．また，表皮から皮下組織の肥厚が生じることによって，皮膚を薄くつまみあげることができなくなります（つまめる皮膚の厚さが小さくなります）．この現象はStemmer's signとよばれ，広く知られています．これら以外に，リンパ浮腫の進行に伴って，患部の皮膚色が暗赤色・ピンク色・紫色に変化したり，局所的な多毛（サイトカインの毛根への刺激によるとされます）がみられたりすることがあります．

3）リンパ浮腫の合併症

　リンパ浮腫の合併症として高頻度に遭遇するものとしては，以下のものが挙げられます．

①蜂窩織炎

　細菌感染を原因として，皮下組織を中心に広がる広範な局所的炎症です．リンパ浮腫病巣では局所的に感染防御機能が障害されており，細菌感染が起きやすくなっているため，リンパ浮腫患者では高率にみられる合併症です．病巣部位では広範囲に皮膚の発赤がみられ，局所的な疼痛・圧痛を訴えることが多いです．全身反応も伴い，高熱を呈するとともに血液検査で白血球数増加，CRP高値がみられます．リンパ浮腫病巣部位の皮膚が不潔であった場合や強い外力が加わった場合に発生しやすく，白癬菌が起炎菌となることも少なくありません．

②急性皮膚炎

　患肢の広範囲に広がる発赤や軽度の疼痛・熱感を症状とする病態ですが，前述した蜂窩織炎とは異なりその発生に細菌感染の関与はなく，貯留したリンパ球に

由来するサイトカインなどの炎症物質が誘起する反応性変化と考えられています．発熱などの全身症状は伴わないことが通常です．

③リンパ漏

リンパ浮腫が増悪してリンパ管系が過度に拡張すると，拡張部にリンパ小胞と称される水疱が形成されます．リンパ漏とは，この水疱からリンパが漏れ出して皮下組織に貯留する病態をさします．リンパ漏が悪化すると，皮膚潰瘍を合併するのみならず，蜂窩織炎にも非常に罹患しやすくなります．

④関節機能障害

患肢においては，関節周囲組織（靱帯など）にも浮腫が及ぶことがあり，結果的に関節周囲径の増加により関節可動域が制限されることがあります．

4）悪性リンパ浮腫

悪性腫瘍の増大・再発・転移などを直接の原因として，悪性腫瘍終末期などにみられるリンパ浮腫をこのように称することがあります．これは，がん細胞が直接にリンパ節やリンパ管に浸潤したり，増大・再発・転移した悪性腫瘍がリンパ管を圧迫することによって起こり，治療に難渋することが多いです．また，がん性腹膜炎・胸膜炎の合併から腹水・胸水を併存していたり，悪液質による全身性浮腫が生じていることもあり，非常に複雑な病態となります．

〈引用文献〉
1) International Society of Lymphology：The diagnosis and treatment of peripheral lymphedema. Consensus document of the International Society of Lymphology. Lymphology 36: 84-91, 2003.
2) Browse NL, Stewart G, et al：Lymphoedema: pathophysiology and classification. J Cardiovasc Surg （Torino）26: 91-106, 1985.
3) 小川佳宏，加藤逸夫（監）：リンパ浮腫診療の実際―現状と展望．文光堂，2004.
4) Erickson VS, Pearson ML, et al：Arm edema in breast cancer patients. J Natl Cancer Inst 93: 96-111, 2001.
5) Tasmuth T, von Smitten K, et al：Pain and other symptoms during the first year after radical and conservative surgery for breast cancer. Br J Cancer 74: 2024-2031, 1996.
6) Mortimer PS, Bates D, et al：The prevalence of arm oedema following treatment for breast cancer. Q J Med 89: 377-380, 1996.
7) Guedes Neto HI：Arm edema after treatment for breast cancer. Lymphology 30: 35-36, 1997.
8) Werner RS, McCormick B, et al：Arm edema in conservatively managed breast cancer: Obesity is a major predictive factor. Radiology 180: 177-184, 1991.

2 リンパ浮腫の正しい診断

1. リンパ浮腫の診断方法

　リンパ浮腫の診断において最も重要なものは，的確な病歴聴取と全身的・局所的診察です．実際に，ほとんどのリンパ浮腫症例では，病歴と診察のみに基づいてその診断が下されているのが現状です．しかしながら，他の原因による肢の浮腫とリンパ浮腫を正確に鑑別する必要がある場合，リンパ浮腫の重症度を定量的に示したい場合などには，精密検査としての画像検査を行うことが望ましいといえます．リンパ浮腫を診断するための画像検査としては，超音波検査，リンパシンチグラフィ，リンパ管造影，CT/MRI検査，生体インピーダンス検査などが挙げられます．

1）病歴

　まず，第一に，続発性リンパ浮腫の原因となり得る病態が存在するか否かについての確認を行います．乳がん，子宮がんなどの悪性腫瘍の既往が明らかであれば，その治療内容（どれくらいの侵襲度の外科的切除を行ったのか？　リンパ節郭清はどれくらい広範に行われたのか？　放射線照射をどれくらいの範囲にどれくらいの期間行ったのか？），および進行度（治療開始時における臨床ステージはどれくらいであったのか？　リンパ節転移は存在していたのか？）についての情報を収集します．外傷・火傷の既往がある場合は，その部位と重症度を確認します．浮腫の発症状況・進行状況（いつ浮腫が出現したのか？　何か誘因はあったのか？　どれくらいの速さで進行しているのか？）についても問診します．

2）局所的・全身的診察

　前項に記したような患肢の局所的所見（むくみの存在，皮膚の外観の変化，触診における特徴的所見など）について診察します．また，浮腫を誘起する他の病態が存在しているか否かについても全身診察のうえで確認を行います．

3）超音波検査

　非侵襲的な検査であり，外来でもベッドサイドでも行えることから，まず最初

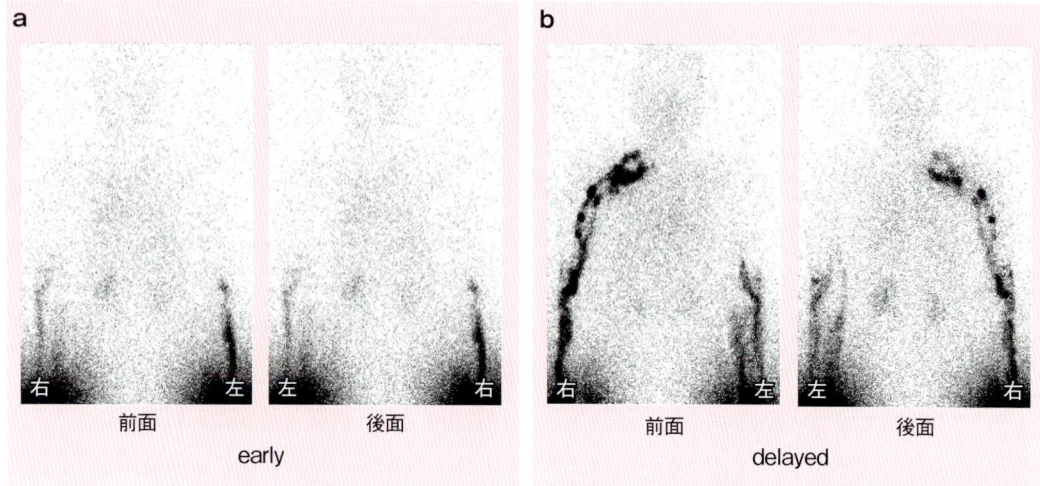

図1-4　上肢のリンパシンチグラフィー像（^{99m}Tc-HSA-DTPA）
左乳がん術後10年，**図1-5**と同様の患者．**a**は，両側手背にRIを皮下注射と手背のマッサージ後の撮影像（early）．両側の上肢リンパ管は肘部近傍までしか描出されていない．**b**は，皮内注射2時間後の遅延撮影像（delayed）．右は，橈骨皮静脈に沿うリンパ管が淡く見られ，核種が皮下を浸潤しているのがよくわかる．鎖骨上窩の集積は皮下注射施行から時間が経っているので，やや亢進しているのがわかる．左は上腕下部までしかリンパ管が描出されていないので，リンパ流は不良で，腋窩は閉塞，側副路の発育も不良であることがわかる．

に行うべき画像診断であると思われます．最も特徴的な所見として，リンパ浮腫では皮膚と皮下組織の肥厚を反映して，表皮から筋膜表面（皮下組織の最も深い部位）までの距離が大きくなります（特に健側と比較すると，この距離の増大が一層と明らかになります）．また，超音波検査では水分は黒く低エコー領域として写るため，組織間液の貯留によって水分含有量が増加した皮下組織が（脂肪組織と線維組織の層構造が破壊されていることもあり）均一な低エコー領域として写し出されることになります．リンパ管系の拡張が顕著な場合は，その拡張部位に貯留しているリンパ液も低エコーとして描出されます．超音波ドプラ検査を併用すれば，リンパ管系のみならず静脈系の情報も得ることができ，患者によっては側副路として発達したリンパ管系におけるリンパ液の流れを写し出すことも可能となります．

4）リンパシンチグラフィ

　手背や足背にラジオ・アイソトープ（^{99m}Tc-HSA-DTPA）を皮下注射し，それが皮下組織からリンパ管系に吸収されて中枢側へと輸送される過程が写し出される核医学検査です（**図1-4**）．リンパ管系に閉塞部位が存在すれば，閉塞部位より中枢側にアイソトープの集積がみられなくなり，閉塞部位のすぐ末梢側に残存している像が得られます．また，閉塞によって生じた側副路の発達を捉えること

もできます．注入されたアイソトープがリンパ管系に入れずにびまん性散布像として写し出されることもあります．

世界的には，本画像検査がリンパ浮腫診断のgold standardとなっているようですが，最近になり本邦では保険適応から外されてしまっています．

5）リンパ管造影

皮膚切開を行ってから末梢のリンパ管系に直接穿刺して造影剤を注入し，造影剤がリンパ管系を流れる様態を捉える検査です．以前は最も有用なリンパ浮腫の診断方法として位置づけられていましたが，前述の超音波検査やリンパシンチグラフィと比べて侵襲性が高いため（リンパ管造影の施行をきっかけに浮腫が増悪することもあります），現在ではあまり行われなくなってきています．しかしながら，インドシアニングリーン（ICG）を皮下注射したうえで，ICGが発する蛍光を赤外線照射で捉えることでリンパ液の流れを診断するという蛍光リンパ管造影法が開発され，一部の施設ではすでに施行可能となっています[1]．

6）CT/MRI

皮膚から皮下組織の肥厚，皮下脂肪組織への水分貯留を描出することができます（図1-5）．リンパ浮腫に特徴的な所見として，honeycomb構造（蜂の巣状病変）が知られています．CT/MRIでは，リンパ浮腫の原因疾患に関する情報（悪性腫瘍原発病巣の増大・再発・転移など）も得られることが多いです．また，最近では，造影剤（gadodiamide）を皮内注射してから撮像することでリンパ管系を写し出すことができるMR lymphangiographyが開発されています[2]．

7）生体インピーダンス検査

2点間に微弱電流を流すことで，体内の電気抵抗（インピーダンス）を測定して，それにより水分量を測定するものです．リンパ浮腫では，組織間液が増加して水分含有量が増えるので，電気が流れやすくなりインピーダンスが低下します．

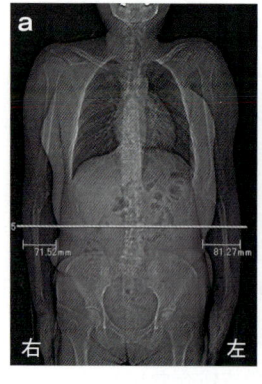
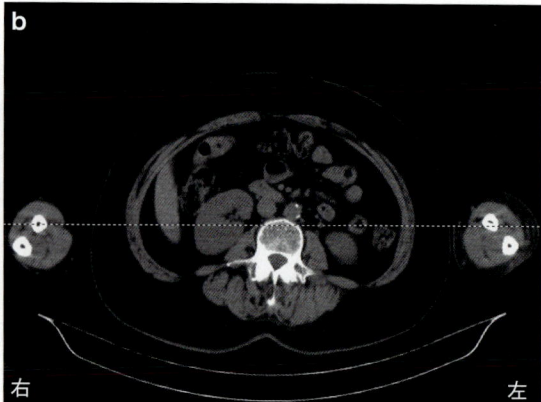

図1-5　CT画像
a：胸腹部両上肢を含めたCT
b：両上肢前腕部，腹部を含めたCT
c：bの前腕部の拡大CT

aにて，横断面の位置を決める．bの横断面にて腹水やリンパ節腫大の所見は認めない．図には示していないが，胸部のCTも撮影してあり，肺野に転移性腫瘍がないこと，胸水や縦隔にリンパ節腫大が指摘されないことを確認している．cにて，左前腕に明らかに浮腫が見られる．

表1-2　上下肢の浮腫（＝むくみ）の原因となり得るリンパ浮腫以外の病態

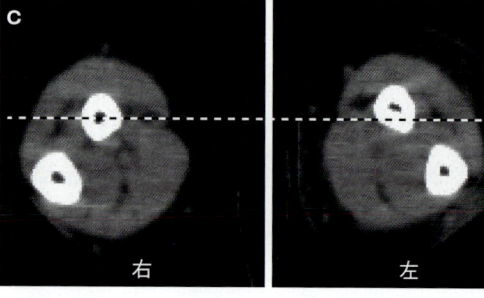

1.全身性	・心疾患 ・腎疾患（腎不全，ネフローゼ症候群） ・肝疾患（肝硬変） ・内分泌疾患（甲状腺機能低下症，Cushing症候群，月経前緊張症） ・栄養障害（栄養摂取減少，タンパク漏出性胃腸症，吸収不良症候群，悪液質） ・薬剤性（非ステロイド系抗炎症剤，タキサン系抗がん剤など）
2.局所性	・慢性静脈機能不全症（深部静脈血栓症，静脈瘤，静脈弁機能不全など） ・肩手症候群

2. リンパ浮腫と鑑別を要する疾患

　表1-2に記載したように，リンパ浮腫以外にも肢の浮腫（むくみ）を生じさせる病態がいくつか知られています．リンパ浮腫以外を原因とする浮腫に対しては用手的リンパドレナージ（MLD：manual lymph drainage），圧迫療法などの施行は適切な対処ではないため，リンパ浮腫に対するリハビリテーションを行う前には，表1-2に挙げた病態を念頭に置いたうえで，「浮腫の原因がリンパ浮腫で

あるのか否か」を慎重に診断する必要があります．特筆すべきこととして，他の疾患を原因とする浮腫と異なり，リンパ浮腫は「高タンパク性浮腫」であることが挙げられます．他の疾患を原因とする浮腫では，毛細血管から組織間隙への過剰な体液漏出が主因となりますが，ここで漏出する体液組成は水分がほとんどでありタンパクを多くは含んでおらず，「低タンパク性浮腫」となります．これに対して，リンパ浮腫の場合は，前項に記したように「タンパク成分を多く含む組織間液がリンパ管系に回収されず，組織間隙に貯留すること」が病態であるため，「高タンパク性浮腫」となるわけです．

1）心疾患による全身性浮腫

　心筋梗塞，弁膜症，心筋症などが原因でうっ血性心不全を合併した場合，全身に浮腫が出現し得ます．心房細動では，心拍数が正常域にコントロールされていれば無症状のことが多いですが，頻脈もしくは徐脈を呈するようになると心不全症状（起座呼吸，チアノーゼ，頸静脈の怒張，泡沫状の咳，低酸素血症：パルスオキシメーター，動脈血液ガス分析から診断可能）が出現することがあります．胸部X線撮影（CTR：cardiothoracic ratio＝心胸郭比の拡大の確認）や心臓超音波検査（EF：ejection fraction＝左室駆出率の低下，左室壁運動の低下，心腔の拡大，弁病変の存在）で診断が確定されますが，実際には下肢優位に浮腫が出現することがほとんどであり，心不全を原因とした浮腫が上肢のみに出現することは稀です．

2）腎疾患による全身性浮腫

　慢性糸球体腎炎や糖尿病性腎症による慢性腎不全は浮腫の原因となり得ますが，ネフローゼ症候群（尿タンパク1日3.5g以上，血清総タンパク濃度6.0g/dℓ以下，血清アルブミン濃度3.0g/dℓ以下）を合併した場合には，浮腫の出現頻度・程度はより高くなります．病歴（血尿・タンパク尿の既往，糖尿病の既往），血液検査（クレアチニン濃度高値，BUN高値，カリウム高値，血清総タンパク濃度低値，血清アルブミン濃度低値），尿検査（尿タンパク陽性）に基づいて診断されます．

3）肝疾患による全身性浮腫

　肝硬変では，タンパク合成能の低下から低タンパク血症をきたすとともに門脈圧が亢進し，腹水や全身性の浮腫を呈するようになります．食道静脈瘤や高アンモニア血症による肝性脳症を合併することもしばしばです．血液検査（汎血球減少，血清アルブミン濃度低値，ビリルビン高値，コリンエステラーゼ低値），腹部超音波検査・CT検査（肝臓表面の凹凸，萎縮，再生結節の出現）によって診断

することができます．

4）内分泌疾患による全身性浮腫

　甲状腺機能低下症では，主症状として全身性浮腫，皮膚乾燥，発汗減少，体重増加，低体温などがみられます．身体所見，血液検査（甲状腺ホルモン濃度高値，甲状腺刺激ホルモン低値）から診断が確定されますが，高齢者の場合には症状が顕性化しにくく潜在的に罹患している場合も少なくありません．

　Cushing症候群は，副腎腺腫，下垂体腺腫を原因として全身性の浮腫および肥満，満月様顔貌，高血圧，高血糖などを呈する疾患です．共通の所見として血清コルチゾール濃度高値が確認されます．

　成年女性では，月経前緊張症として，一時的な浮腫が出現することもあります．

5）栄養障害による全身性浮腫

　なんらかの原因により栄養摂取が減少すると，負の窒素平衡から低タンパク血症を呈するようになり，結果的に血漿膠質浸透圧が低下して全身性の浮腫が出現します．これは，最近における栄養摂取状況の聴取，血液検査（血清総タンパク濃度および血清アルブミン濃度低値）から診断することができます．ただし，栄養摂取状況が良好であるにもかかわらず血清総タンパク濃度が低値の場合は，タンパク漏出性胃腸症と吸収不良症候群の可能性を考慮する必要があります．末期がん患者では，悪液質による浮腫がみられることもあります（114頁，「第Ⅶ章③乳がん終末期における病態とリンパ浮腫治療への影響」参照）．

6）薬剤性の全身性浮腫

　非ステロイド系抗炎症剤など，副作用として浮腫を起こし得る薬剤は数多く知られています．特筆すべきものとして，上肢リンパ浮腫の主たる原因である乳がんに対して使用されるパクリタキセル（タキソール®），ドセタキセル（タキソテール®）などのタキサン系の抗がん剤は，投与量蓄積に伴って全身性の浮腫を比較的高頻度に起こし得ることが報告されています．

7）慢性静脈機能不全症による浮腫

　慢性静脈機能不全症（CVI：chronic venous insufficiency）は，静脈性リンパ浮腫とほぼ同義であり，根本的な原因は静脈の機能障害ですが，続発性リンパ浮腫として扱われることが多いです．毛細血管にいたった水分の大部分を処理する静脈系に閉塞や逆流が生じると，組織間液の処理はリンパ管系だけが担うことになります．しかしながら，静脈障害によって生じた組織間液の増加がリンパ管

系の処理能力を越えてしまった場合，その過剰な組織間液はいかなる系によっても処理されないこととなり，結果的に組織間隙に貯留してしまうことになります．

CVIの原因としては，深部静脈血栓症，静脈瘤，静脈弁機能不全が主たるものです．深部静脈血栓症は，Virchowの3徴（血流の停滞，血液の過凝固状態，血管内皮細胞障害）がその成因として重要であり，不動を原因とする廃用症候群の一つとみなされることもあります．上肢に発生することは決して多くはなく，長期臥床患者や下肢手術患者（大腿骨頸部骨折後など）の下肢でみられることが多いです．血液検査におけるDダイマー高値が有用なスクリーニング検査として広まりつつありますが，確定診断は，超音波検査，静脈シンチグラフィ，静脈造影によって下されます．

8）肩手症候群による浮腫

主に片麻痺を呈する脳卒中患者の患側上肢にみられるものであり，複合性局所疼痛症候群とも称されます．原因として交感神経不全による血管透過性の亢進，細動脈の拡張などが指摘されており，手指・手背の熱感を伴った発赤・腫脹，痛みが主症状となります．病歴（片麻痺を呈する脳卒中の発症数週後に，麻痺側上肢の遠位優位に症状が出現します）の確認が，その診断に重要です．

〈引用文献〉
1) Unno N, Nishiyama M, et al : Quantitative lymph imaging for assessment of lymph function using indocyanine green fluorescence lymphography. Eur J Vasc Endovasc Surg 36: 230-236, 2008.
2) Lohrmann C, Foeldi E, et al : High-resolution MR lymphangiography in patients with primary and secondary lymphedema. AJR 187: 556-561, 2006.

3 リハビリテーションの適応・禁忌とチェックポイント

　リンパ浮腫に対するリハビリテーションとしての，用手的リンパドレナージ（MLD），弾性包帯や弾性着衣などを用いた圧迫療法は，その症状緩和に有効な介入手段として確立されつつあります．これら介入手段の治療効果が期待できるリンパ浮腫症例に対しては，積極的なリハビリテーション介入が望まれますが，症例の中には，リハビリテーションの施行が功を奏さず，場合によってはむしろ悪影響を与えてしまう場合もあります．よって，リンパ浮腫患者を担当した際には，リハビリテーションの施行に先立って，リスク管理にも十分配慮して患者の全身状態・局所状態を的確に把握し，リハビリテーションの適応の有無を正確に判断しなければなりません．ここではまず最初に，MLD，圧迫療法に代表されるリハビリテーションを施行する前にチェックすべきポイントを，全身身体所見，局所所見，血液検査所見，使用薬剤の順に述べて，最後にそのまとめとしてリハビリテーションの適応と禁忌について記載することとします．

1）全身身体所見のチェックポイント

　いわゆるバイタルサインが不安定な場合には，リハビリテーションの施行に慎重になる必要があります．微熱の場合には，原則的にリハビリテーションの施行を控える必要はありませんが，体温が38.0度以上となり体力の消耗が激しい場合には，リハビリテーションはひとたび中止として，回復を待つことが望ましいです．

　心不全や呼吸不全を原因とする低酸素血症の合併が示唆される場合には，パルスオキシメーターで動脈血酸素飽和度を随時モニターし，必要があれば酸素投与下でリハビリテーションを行うようにします（酸素飽和度が95％以下の場合は，酸素投与を行うことが望ましいでしょう）．ただし，MLDは上肢遠位部から水分を急激に中枢側へと移動させ，全身の循環血液量を増加させるため，心臓への負荷も小さくはありません．したがって，一般的に，重度の心不全に対してはMLDは禁忌と考えられています[1]．心不全の重症度の診断は，身体所見（息切れ，呼吸困難，チアノーゼ，頻脈，両側下肢の浮腫などの存在）や胸部単純Ｘ線撮影で心胸郭比（cardiothoracic ratio：CTR）を測定することである程度は可能ですが，施行可能であれば心臓超音波検査を行い，心拡大の程度を示す左室拡張末期径（left ventricular diastolic dimension：LVDd），心収縮力を示す左室駆出率（ejection fraction：EF）を測定するのがよいでしょう．

高血圧もしくは低血圧がみられる場合，それが高度（収縮期血圧が200mmHg以上，顕著な起立性低血圧など）でなければリハビリテーションは禁忌とはなりませんが（特に臥位で行う場合），リハビリテーション施行中も随時に血圧測定を行い，十分に配慮・監視することが安全につながります．

リンパ浮腫患者の多くは，乳がん，子宮がんなどに代表される悪性疾患に罹患しているものと思われますが，悪性疾患が存在するという理由でリハビリテーションを控える必要性はまったくありません．たとえ進行度が高く回復の見込みがないと判断されている患者であっても，別項（99頁，「③病期別リハビリテーションの介入目的と実際」参照）で記すように，リハビリテーションの介入によって緩和的効果が期待できるのであれば，その施行は推奨されます[2]．しかしながら，すでに昏睡状態にあるなど緩和医療の適応もない状態となった患者にはリハビリテーションを行う必要性はなく，禁忌に相当するものと判断されます．

2）局所身体所見のチェックポイント

局所的な皮膚・皮下組織の急性炎症・感染が存在する場合，特に，皮下組織の急性炎症をさす蜂窩織炎の存在が示唆された場合には，積極的なリハビリテーション介入は禁忌です．リンパ浮腫の発生によってリンパ液の流れがうっ滞すると，局所的な免疫機能が低下して細菌増殖の温床となるため，蜂窩織炎がリンパ浮腫に合併することは珍しくなく，再発することも十分に考えられます．蜂窩織炎を合併した場合，典型的には熱感をもって皮膚が発赤，局所の疼痛および圧痛を呈するようになります．

深部静脈血栓症が存在する場合は，血栓形成部位に外的な圧を加えることで血栓が飛遊する可能性が高く，肺血栓塞栓症の危険性が高まるため，リハビリテーションの施行は禁忌と考えられます．

末梢動脈硬化が示唆される場合（触診で触れる動脈拍動が弱い，皮膚が蒼白，動脈硬化危険因子の存在）には，十分な配慮のうえでリハビリテーションを行ってもよいですが，すでに安静時疼痛や潰瘍・壊死といった進行した閉塞性動脈硬化症の症状が認められる場合には，その症状悪化をきたさないためにもリハビリテーションの介入は禁忌と考えたほうがよいです．ただし，閉塞性動脈硬化症は下肢に多く，上肢に見られることは稀です．

関節リウマチなどによる上肢の骨関節変形やそれに伴う局所疼痛が存在する場合，脳卒中や末梢神経障害の既往による感覚障害が存在する場合もリハビリテーションの施行に際しては，患者の自覚症状への影響に留意する必要があります．

3）血液検査所見のチェックポイント

　血液検査において血小板数の減少（10万/μl 以下），プロトロンビン時間（PT）の延長（International Normalized Ratio = INR 値の上昇），活性化部分トロンボプラスチン時間（APTT）の延長が確認された場合，肝硬変などの肝疾患，特発性血小板減少性紫斑病や再生不良性貧血などの血液疾患の存在が示唆されます．このような出血傾向が危惧される状況下では，リハビリテーションとしての外的な加圧が皮下出血・血腫を，場合によっては関節内出血を生じさせる可能性が高くなるため，適切な圧の調整やリハビリテーション後の出血の有無の確認などの注意を要します．

　また，化学療法施行中の患者においては，抗がん剤の副作用として白血球減少がみられることがあります．特に白血球のうちの好中球が 1,500/μl 以下になっている場合には，リハビリテーション施行者が清潔手袋やマスクを用いるなどして，感染症の合併予防に細心の注意を払わなければなりません．

4）使用薬剤のチェックポイント

　心筋梗塞や脳梗塞の既往がある患者では，アスピリンやクロピドグレルなどの抗血小板剤もしくは抗凝固剤であるワーファリンが再発予防目的で投与されていることが多いです．これらを内服している場合も，出血性合併症の危険性が高くなるためリハビリテーションの施行には血液疾患と同様に注意を要します．ワーファリンの効果は前述した INR 値を測定することで判定できるため，ワーファリン内服患者に対して MLD や圧迫療法を開始する前には，INR 値を確認しておくことが望ましいといえます．例えば脳塞栓症の予防目的でワーファリンを投与する場合，INR 値 2.0～3.0 を目標値とすることが多いのですが，INR 値が 4.0 以上となっている場合はビタミン K 製剤の投与による補正を考慮すべきで，リハビリテーションの施行は控えます．

5）リハビリテーションの適応と禁忌

　以上に記したチェックポイントを考慮して，上肢リンパ浮腫に対するリハビリテーションの適応と禁忌・その施行に注意する病態をまとめると，**表1-3-a** および **1-3-b** のようになります．原則的に，「浮腫の原因がリンパ浮腫と診断されており，**表1-3-b** に記した禁忌・注意を要する病態がみられない」場合には，原発性リンパ浮腫も続発性リンパ浮腫も，MLD，圧迫療法などのリハビリテーションが適応となります．ただし，深部静脈血栓症を原因とする静脈性リンパ浮腫に対しては，リハビリテーションは勧められません．**表1-3-b** に挙げた注意を要する病態がみられた場合には，リンパ浮腫の程度や患者の QOL などを含めた総合的な

表1-3-a　上肢リンパ浮腫のリハビリテーションの適応

♯原則的に，浮腫の原因が「リンパ浮腫」と診断されており，表1-3-bに記した禁忌・注意を要する病態がない場合に，MLD，圧迫療法に代表されるリハビリテーションが適応となる．
- 原発性リンパ浮腫*
- 続発性リンパ浮腫（深部静脈血栓症を合併した静脈性リンパ浮腫を除く）*

♯以下の病態に対しても，リンパ浮腫の場合と同様のリハビリテーションを行う場合がある．
- 脂肪性浮腫（脂肪細胞の周囲に代謝産物などが貯留して生じる）
- 廃用性浮腫（肢の下垂と筋力低下を原因として静脈灌流が障害されて生じる）
- ズデック症候群（外傷後に浮腫と疼痛を伴って急性に発症する骨萎縮）
- 外傷後・手術後の浮腫

*表1-1Kinmonthによるリンパ浮腫の分類（3頁）参照．

表1-3-b　上肢リンパ浮腫に対するリハビリテーションの禁忌と注意を要する病態

1. 全身性	**禁忌** ・重度の心不全 ・昏睡状態（末期がんなど） **注意を要する病態** ・発熱 ・低酸素血症（心不全，呼吸不全などによる） ・出血傾向（薬剤性も含む） ・免疫機能低下（薬剤性）
2. 局所性	**禁忌** ・皮膚・皮下組織の炎症（蜂窩織炎など） ・深部静脈血栓症 ・閉塞性動脈硬化症 **注意を要する病態** ・骨関節変形 ・感覚障害（脳卒中，末梢神経障害などによる） ・末梢動脈硬化 ・放射線照射による皮膚変性・硬化・線維化 ・皮膚移植部位 ・伝染性皮膚疾患（白癬など）

見地からリハビリテーションを行うべきか否かを検討（リハビリテーションを行うことによる利益と不利益を検討）して，患者各人に応じた治療方針を立てるのがよいでしょう．ひとたび禁忌項目がみられた場合でも，これが改善した場合には，リハビリテーションの適応を再度検討する必要があります．

　なお，**表1-3-a**に示したように，施設によっては，脂肪性浮腫，廃用性浮腫，ズデック症候群，外傷後・手術後の浮腫に対しても，リンパ浮腫の場合と同様のリハビリテーションが試みられています．

〈引用文献〉
1) 小川佳宏：リンパ浮腫の内科的治療の最近の進歩．脈管学　48：167-172, 2008.
2) 吉澤いづみ，日下真里，他：終末期乳癌によるリンパ浮腫に対して緩和的作業療法を施行した1症例．慈恵医会誌　122：313-317, 2007.

第Ⅱ章 上肢リンパ浮腫と生活機能障害

　乳がんなどの術後の二次的後遺症として発症する上肢リンパ浮腫は，症状が重症化するほど重篤な後遺症となり，日常生活動作（ADL）のみならずQOL低下をもたらします．また，いったん発症すると，残念ながら完治することはほとんどなく，継続的な治療が必要となります．

　北村[1]による調査では，乳がん術後の上肢リンパ浮腫発症率は50.9％に及ぶとの報告がされており，リンパ浮腫は決して稀な症状ではなく，見逃すことのできない後遺症の一つです．

　上肢リンパ浮腫を発症し，適切な治療が行われないとその患側上肢は徐々にむくみ，上肢の重だるさや皮膚の緊満感などの症状を伴います．さらに症状が進行すると，関節可動域制限を伴い，患側上肢を使用することが困難となり，しだいにさまざまなADL・IADLに支障をきたします．

　上肢リンパ浮腫の特徴として，98％は乳がんが原因であり患者のほとんどが女性です．そのため，患者は家事・子育て・介護など家庭における役割を担っていることが多く，そのライフスタイルは仕事・趣味に至るまで多岐にわたっています．特に上肢リンパ浮腫は，上肢動作の多い家事動作の生活場面に直結し，日常生活にも深刻な影響を及ぼします．

　そのほかにも，リンパ浮腫は健側と比較しその患側上肢は著しく太くなるため，以前着ていた洋服が着られず，患肢の目立たない洋服を選ばざるを得なくなり，おしゃれを楽しむことができなくなるなど，身体的にも心理的にも苦痛を感じながら，日々を過ごさなければならない患者も多くみられます．

　したがって，リンパ浮腫のある患者では生活障害に加えボディイメージの変化などによる美容面のQOL低下も大きな問題となるので，心理的側面への配慮も必要となってきます．

　しかしながら，現在，わが国ではリンパ浮腫に関する専門知識を有するセラピストは少なく，患者にとって十分な治療を行える環境が整っておりません．医療者側もリンパ浮腫治療についての知識が乏しく，患者が診察時に相談しても「後

遺症だから仕方がない」「治療法はない」「命が助かったのだから，これくらいは仕方がない」などと放置されることが多いのです．このような現状の中，リンパ浮腫患者の多くが手術により「乳房を失う悲しみ」を体験するだけでなく，「がん再発への恐怖」や「リンパ浮腫への不安」を持ちながら，日常生活を送ることを余儀なくされています．

　最近の報告では，リンパ浮腫は早期の介入により重症化を防ぎ治療効果を高めることができるといわれています[1]．また，日頃よりセルフケアを行うことで発症を予防することも可能です．がん治療後，患者のすべてがリンパ浮腫を発症するわけではありませんが，初期のリンパ浮腫は痛みを伴うことが少ないため，発症初期では見逃されやすい側面を持っています．自覚症状のない浮腫症例も48.8％に及ぶとの調査報告もされており[2]，日頃より患肢に目を向け，発症予防や早期発見のためのセルフケアや周径の確認などの習慣づけ，発症時の対処についてなど，患者本人が十分に理解しておくことが大切です．

　まずは予防することが大切ですが，リンパ浮腫を発症した場合でも，治療を継続する中で，いかに増悪させずに生活するかについての具体的な生活指導を行うことにより，症状を悪化させず生活の中で上手にリンパ浮腫と向き合い，その人らしい生活を送ってもらうことができるようになります．適切な対処により症状が安定すれば，旅行やガーデニング，スポーツ，温泉などの趣味活動も楽しむことができます．

　これらのことからリンパ浮腫患者への対応の際には，身体機能面だけでなくADL・QOLおよび心理面も含めた包括的なアプローチが必要といえます．ライフスタイルに焦点をあて生活を捉えたうえで，個々の患者に適したテーラーメイド的介入を行い，その人らしい生活が送れるように支援していくことが大切と考えます．

　2008年4月の診療報酬改定により，リンパ浮腫指導管理料および弾性着衣の療養費が認められました．このことは，リンパ浮腫に悩む患者にとって有意義なことですが，いまだ医療関係者をはじめ多くの方に周知されるには至っていません．

　今後はリンパ浮腫に関わる医療従事者の知識を高めていくことが，リンパ浮腫患者の生活障害を支えるうえで早急に対応すべき課題といえます．

〈引用文献〉
1) 北村　薫：リンパ浮腫の実態調査と治療・予防ガイドライン作成最終報告．第16回日本乳癌学会学術総会，2008.
2) 平井正文：イラストでみるリンパ浮腫の予防と治療．へるす出版，2009.

〈参考文献〉
1) 吉澤いづみ：がんの作業療法―「生活を支援するため」にOTができること．リンパ浮腫に対するアプローチ．作業療法の役割．OTジャーナル　44：114-118, 2010.
2) 吉原宏和：がんの理学療法の現場から―2．リハビリテーションとしてのリンパ浮腫対応―今後の役割と課題．PTジャーナル　42：949-954, 2008.
3) Ganz PA, Coscarelli A, et al：Breast cancer survivors: psychosocial concerns and quality of life. Breast Cancer Res Treat　38:183-199, 1996.

第III章 上肢リンパ浮腫の評価

1 評価項目

　上肢リンパ浮腫の評価（**図3-1**）では，問診や他職種・カルテからの情報収集，視診，触診，計測などを行い，浮腫の重症度や全身状態を判定し，その結果をもとにリンパ浮腫に対する治療方針を決定します．また浮腫が見られなくても病歴・治療歴を確認し，発症する可能性がある場合は予防・セルフケアの方法を指導します[1]．

　安全な治療を提供するためには，患者の病態や症状について的確に把握しておくことが前提であり，絶対的禁忌，相対的禁忌，局所性禁忌の鑑別を行い，治療の適応か否かの確認をします．

1. 情報収集

1）一般情報

　①**性別**：上肢リンパ浮腫患者の98％は乳がんが原因といわれており，女性が圧倒的多数ですが，稀に男性でも発症する場合があります．

　②**年齢**：上肢リンパ浮腫の原因疾患として最も多い乳がんは，がん研究振興財団から発行されている『がんの統計'09』によると，がん罹患の部位内訳では40歳代の女性で約4割を占めており，年齢階級別では中高年，特に40歳代後半〜50歳代前半で罹患率が大きく増加しています[2]．この働き盛りの年齢では仕事や子育て，家事など多岐にわたるライフスタイルを考慮したかかわりが求められます．また高齢者であれば理解力の問題を生じる場合があるため，認知機能面にも考慮する必要があります．

1 評価項目

【一般情報】
評価日：　　年　　月　　日

ID：　　　　　　氏名：　　　　　　年齢：　　　歳
身長：　　　cm　体重：　　　kg
手術日：　　　年　　月　　日
浮腫発症時期：　　年　　月　　日
リンパ節郭清：　無　　有　　部位＿＿＿＿＿＿　時期＿＿＿＿＿＿
放射線照射：　　無　　有　　部位＿＿＿＿＿＿　時期＿＿＿＿＿＿
化学療法：　　　無　　有　　薬剤名＿＿＿＿＿＿＿＿＿＿＿＿＿
蜂窩織炎の経験：無　　有
皮膚疾患：　　　無　　有　（アトピー　アレルギー　白癬　その他　　　）

【リハビリテーション評価】

視診
表在静脈の確認：可　不可
　（部位：　　　　　　　　　）
リンパ節の腫脹：無　　有
　（部位：　　　　　　　　　）
挙上による改善：無　　有
皮膚温の左右差：無　　有
皮膚の肌色：＿＿＿＿＿＿＿＿＿＿＿

触診
皮膚肥厚チェック：陰性　陽性
　（部位：　　　　　　　　　）
圧痕性テスト：　陰性　陽性
　（部位：　　　　　　　　　）
Stemmer's test：陰性　陽性
　（部位：　　　　　　　　　）

病期　＿＿＿＿＿＿期

周径		
右	部位	左
上肢		
	肘上10cm	
	肘下5cm	
	肘下10cm	
	手関節	
	手MP関節	
	中指PIP関節	

注）肘関節を90°屈曲した際に生じるしわから上部10cmを「肘上10cm」，下部5cm，10cmをそれぞれ「肘下5cm」「肘下10cm」とする．

【写真】

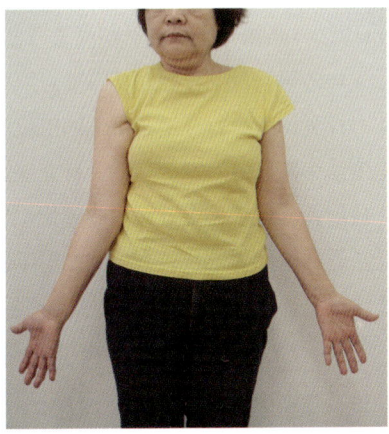 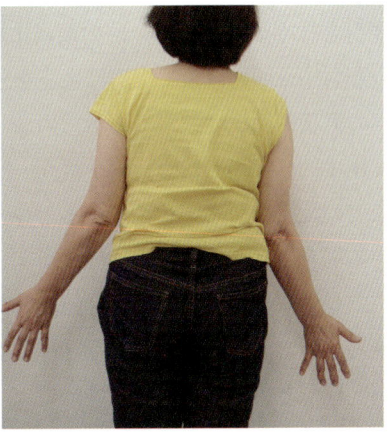

図3-1　リンパ浮腫評価表

③**身長・体重**：リンパ浮腫に対する適正体重の維持の役割は確立されていませんが，リンパ浮腫は肥満と深く関連しており，肥満は乳がん治療後のリンパ浮腫の危険因子であることが報告されています．body mass index（BMI）は患者の身長と体重により算出され，肥満の程度を評価することが可能です．肥満とみなされる患者はBMIの値を25以下に減少させることが推奨され，BMIが30以上の患者にはダイエットプログラムの提供もしくは指導を行います[3]．定期的な体重チェックを心がけ，肥満に対する意識づけをすることも大切です．また，場合によっては栄養士による栄養指導などを検討します．

2）現病歴

処方箋やカルテから診断名，がん転移の有無，再発部位，病期などを確認し，リンパ浮腫発症につながった病歴情報を収集します．また，リンパ浮腫の治療と並行してがんの治療が行われている場合も多いので，その際には下記のリンパ浮腫発症リスクとなる治療歴に留意します．

3）治療歴

①**リンパ節郭清**：乳がんの外科的治療にて腋窩リンパ節郭清が行われた場合，リンパ浮腫発症リスクが高まります．乳がん術後では低侵襲のセンチネルリンパ節生検にて転移の有無を確認し，転移がなければリンパ節郭清は行われません．センチネルリンパ節生検のみの場合，上肢リンパ浮腫は生じにくいとされていますが，頻度は低いながらも上肢リンパ浮腫を発症するリスクはあるため，センチネルリンパ節生検も含め，リンパ節郭清の部位や範囲を確認します（141頁，「Q1 乳がんの外科的手術法にはどのようなものがありますか？」参照）．

②**放射線療法**[4]：がん治療の根治的治療，あるいは症状緩和的治療として放射線照射を行うことがあり，照射後は上肢のリンパ浮腫発症リスクが高まります．また照射中や照射直後で皮膚に炎症を生じている場合は，浮腫があっても照射部位への直接的治療は禁忌であるため，リンパ浮腫治療を行う場合は，同部位を避けて用手的リンパドレナージを行う，圧迫療法の際にはパッティング材で保護するなどの配慮をします．炎症が落ちつき，放射線線維症のような皮膚硬化が生じている場合には，皮膚の柔軟性を向上させるため，照射部位に直接的に用手的リンパドレナージを行うことが可能となります．このように放射線療法の時期，照射後の状態によりリンパ浮腫治療の内容が変わってくるため，照射の線量や期間，照射範囲などの把握が大切です．また，稀に外科的治療を実施していない場合であっても放射線療法単独で，リンパ浮腫を発症する場合もあるということも留意しておくべき点です．

③化学療法：がん治療に使用される薬剤の中には浮腫発症リスクが高まるものがあり，適切な対応が行われないと，リンパ浮腫発症の要因となる場合があります．特にタキサン系抗がん剤（タキソール®，タキソテール®）は副作用として浮腫が生じることが知られており[5]，薬剤の種類，使用期間などの確認を行います．

4）既往歴・合併症

①心疾患：心不全や胸水，狭心症，不整脈などの心疾患を有している場合は，用手的リンパドレナージ・圧迫療法の禁忌，あるいは相対的禁忌となります．したがって血液生化学データ，胸部X線写真，CT・MRIなどの画像評価，心電図モニターなどから心機能を把握することが必要です．

②感染症：蜂窩織炎のような感染による急性炎症はリンパ浮腫治療の絶対的禁忌なのですが，外観的には蜂窩織炎のように見える皮膚炎症（急性皮膚炎）を生じている場合があります．急性皮膚炎の場合は，リンパ浮腫治療は施行可能なため，両者の鑑別が重要です．血液生化学データのCRP，WBCなどから炎症反応の有無をチェックし，CRP・WBCが異常値の場合，蜂窩織炎である可能性が高いと考えられます（図3-2）．

③静脈性疾患：急性深部静脈血栓症，急性静脈炎，下肢静脈瘤などはリンパ浮腫治療の禁忌です．しかし，静脈性疾患でも浮腫は生じるため鑑別が重要です（12

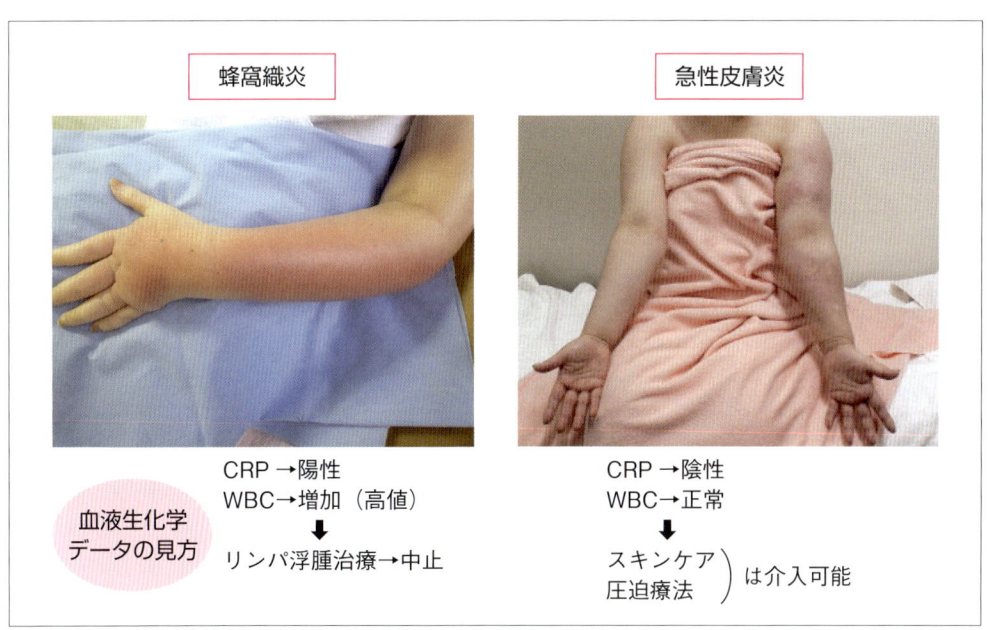

図3-2 蜂窩織炎と急性皮膚炎の鑑別
※ 一般的に炎症反応は，①発熱➡②WBC↑➡③CRP↑の順で血液データとして示される．

頁,「7）慢性静脈機能不全症による浮腫」参照).また,リンパ浮腫に静脈の閉塞が合併している場合があります.特にがんのリンパ節転移により静脈も閉塞する場合があるため注意が必要ですが,一般的にリンパ浮腫の場合,皮下静脈は観察しにくくなる場合が多いので,表在にクモ膜状の静脈拡張が観察されたり,皮下静脈の怒張を認める場合は静脈性疾患の可能性を考慮します.ただし,深部静脈血栓症の予防を目的に適切な圧での圧迫療法を使用することは効果的といえます.

④高血圧：リンパ浮腫治療の相対的禁忌となります.血圧測定やがんの治療による血圧コントロール状態を把握したうえで,圧迫療法を行う際は緩やかな圧から実施し,症状に応じたアプローチを施行します.

⑤腎機能障害：腎不全による全身性浮腫との鑑別のため,血液生化学データのBUN,Cre,電解質の乱れ（特にNa・Caの低下,Kの上昇）などのチェック,CT・MRIでの画像評価,また体水分のin out balanceのチェックをし,腎機能を評価します[6].

⑥肝機能障害：肝機能障害による全身性浮腫との鑑別のため,血液生化学データ（GOT〔AST〕,GPT〔ALT〕,γ-GPT,ALP,TP,Alb,Hb,LDHなど）のチェック,CT・MRIでの画像評価により,肝機能を評価します.特にTP（血清総タンパク濃度）,Alb（血清アルブミン濃度）が低値の場合,栄養障害の一つである低タンパク症による浮腫を念頭に置きます[6].

⑦糖尿病：糖尿病により,易感染性,皮膚の脆弱性を生じている場合はリンパ浮腫治療を行うにあたり,感染症の有無や予防,皮膚状態などに十分な注意が必要です.また,糖尿病性腎症の場合は全身性浮腫を生じる可能性があります.さらに,糖尿病性末梢神経障害を生じている場合は圧迫療法の圧に注意を要し,セルフケアの際の患者指導が重要となります.血液生化学データの血糖値,HbA_1cのチェックや血糖コントロール状態の把握を行います.

⑧甲状腺機能低下症：甲状腺機能低下による全身性浮腫との鑑別のため,血液検査（甲状腺ホルモン濃度,甲状腺刺激ホルモン濃度,血清コルチゾール濃度）のチェック,皮膚乾燥,発汗減少,体重増加,低体温などの身体所見から評価します.

5) 社会的背景

上肢リンパ浮腫患者のほとんどが女性であるため,ライフスタイルは仕事,家事,子育て,趣味など多岐にわたります[7].家族構成や家族内での役割,家族の協力体制,家事・子育ての必要性などの情報収集がポイントとなります.また,仕事の内容や趣味などの余暇活動についても具体的に聴取します.

6）心理的側面[8]

　リンパ浮腫患者は，がんの罹患による「いのちの不確かさ」「再発の恐怖」といった不安や自信喪失はもちろんのこと，浮腫により太くなった上肢の見た目や，おしゃれができないこと，手術による乳房切除などの身体部位の喪失，放射線療法や化学療法後の副作用による外見上の喪失も心に大きな苦痛を与えます．また，一度リンパ浮腫になったら一生付き合わなければならないことに悲観することもあります．さらに，職業上の困難，家庭生活や心理・社会的問題，性生活上の問題なども抱えています．

　それでも患者の多くはそれに向き合い，乗り越え，主体的に生きる生活を取り戻されていきます．そして，リハビリテーションは患者に具体的な参加を通じた「達成感」を提供し，「自己効力感」や「自己コントロール感」を回復させるという重要な役割を担っています．また，病状によりADL向上が望めない場合であっても，用手的リンパドレナージによる「快刺激の提供」や「気分転換」を提供することで，それが患者にとって楽しみな活動の一つとなります．このように，患者の心の動きを理解することはリンパ浮腫治療を行ううえで，とても大切です．

7）認知機能

　高齢者であれば年齢的な認知機能低下を認める場合があります．また，治療中にせん妄状態（脳転移，オピオイド使用，抗がん剤，電解質異常，感染症，代謝性脳症，低酸素脳症，薬物からの離脱，ビタミンB_1欠乏，貧血，播種性血管内凝固症候群；DICなどによる）を生じる場合もあります．そのような場合，リンパ浮腫の把握や治療に対する理解，意欲に問題を生じる場合があります．このような患者では家族指導も重要なポイントとなります．

8）血液生化学データ

　前述したように，血液生化学データはリンパ浮腫治療の絶対的禁忌，相対的禁忌疾患との鑑別の際に欠かせないものです．また全身状態の把握や，がんの活動性の評価，治療に使用されている薬剤の血中濃度のチェックなども行うことができ，これらの評価はがん治療の経過を理解するうえで重要です．

9）画像評価

　リンパ浮腫治療を開始するにあたり，患者の全身状態把握のために胸部X線写真，CT，MRI，超音波検査などの画像評価からの情報収集も必要です（7頁，「②リンパ浮腫の正しい診断」参照）．

10) モニター類

　がんの治療期に介入する際は，リスク管理のためにモニタリングが必要な場合があります．介入開始前，あるいは介入中に患者の状態を心電図モニター，血中酸素飽和度計（パルスオキシメーター）などで常にチェックしながら進めます．

11) ルート類

　がんの治療期や終末期に介入する場合，がんに対する治療や緩和的治療のために点滴やドレーンなどのルート類，モニター類などが挿入・装着されていることが多いです．可能であれば事前にどこにどのようなルート類が挿入されているか，どのような姿勢はとれるかを確認し，リンパ浮腫治療開始にあたっての準備を行っていきます．

2. 視診

1) ルート類・モニター類

　点滴やドレーンなどのルート類，モニター類などが挿入・装着されている場合，用手的リンパドレナージの際に同部位を避ける，圧迫療法（弾性包帯）の巻き方を検討する，治療を行う際に可能な姿勢を検討するなどの配慮が必要となるので，ルート類の確認を行います．また，治療後もルート類の位置が変わっていないかなど確認します．

2) 姿勢

　上記のようにルート類やモニター類の配置，全身状態や疼痛などにより可能な姿勢が限られてくる場合があります．できるかぎり安楽に治療を受けられる姿勢についての検討を行います．

3) 浮腫の部位・状態

　現在生じている浮腫の部位や状態について，全体像を大まかに把握するために，可能であれば写真を撮り，リンパ浮腫評価表（図3-1，21頁）に貼り付けます．
　撮影肢位は統一し，経時的変化を捉えられるようにします．

4) 挙上による改善

　リンパ浮腫の発症初期は挙上による改善を認めますが，リンパ浮腫が重症化し，組織が線維化すると挙上しても浮腫が改善しづらくなります．挙上による改善の有無および進行度に合わせた経過観察を行っていきます．

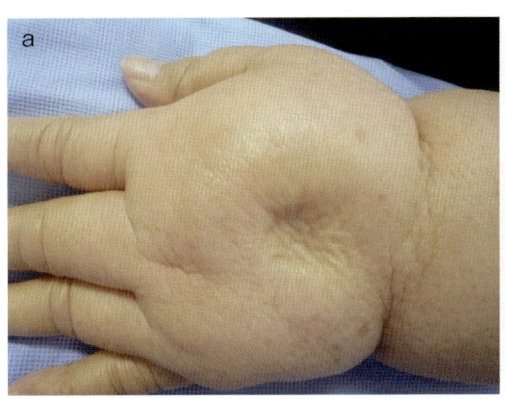

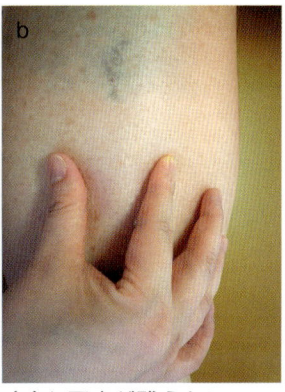

図3-3 　圧痕が残るpitting edema（圧痕性浮腫）(a)と圧痕が残らないnon-pitting edema（非圧痕性浮腫）(b)の分類について

5）皮膚の状態[1)9)]

　皮膚障害はリンパ浮腫患者に多く認める症状です．感染症や慢性炎症は浮腫の増悪を惹起させ，皮膚肥厚や組織硬化をもたらし，リンパの流れを阻害します．それによりさらに感染傾向に拍車をかけ，悪循環に陥る可能性があります．適切なスキンケア指導のためにも皮膚状態の把握は非常に重要です．

　①乾燥：リンパ浮腫が続き，重症化すると皮膚の線維化が進み次第に硬くなってきます．わずかに乾燥しているものから皮膚薄片剝離をきたしているもの，粗ぞう鱗屑性の症状を示すなど皮膚乾燥にはさまざまな症状があります．また，患者が搔痒感を訴えることもよくあります．

　②皺の有無：発症初期の軟らかい圧痕の残るような浮腫（pitting edema，**図3-3**）の場合は，皮膚の皺が少なくなりますが，重症化した場合は圧痕が残らないような硬い浮腫（non-pitting edema）となり，深い皺が生じる場合があります．このような場合，皮膚の清潔を保ちにくく，真菌感染や細菌感染を起こす場合があるため，丁寧なスキンケアを心がけること，また感染の兆候がないかなどに注意を払います．

　③過角化：ケラチン層が過剰に増殖することによって，褐色ないし灰色の斑を生じます．

　④毛包炎：毛包の炎症が原因で挫創や膿疱を伴う赤色発疹を生じるものです．四肢有毛部に認められることがほとんどです．原因菌は通常 *Staphylococcus aureus*（黄色ブドウ球菌）であり，蜂窩織炎の前に現れることが多いです．

　⑤真菌感染：皮線や接触皮膚表面に認め，湿った白っぽい落屑を生じ，搔痒感をもたらします．指間に特に多く認めます．蜂窩織炎の前に出現する場合があります．

図3-4　リンパ漏　　　　　　　　　図3-5　多毛症

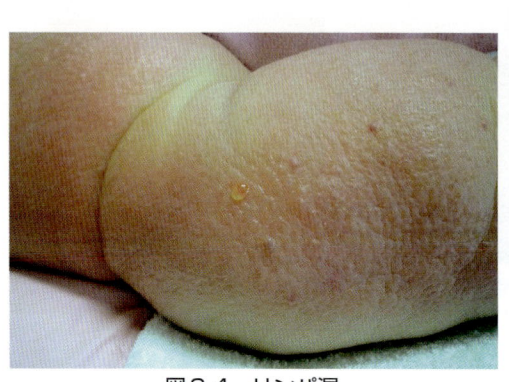

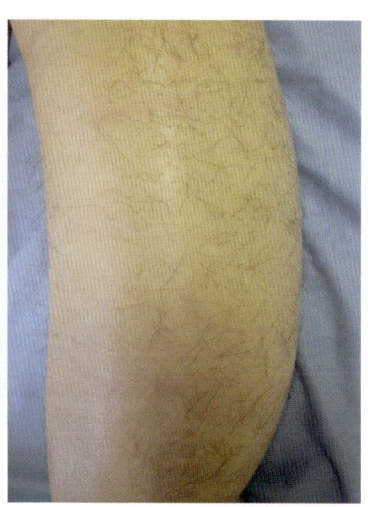

⑥リンパ管拡張症：リンパ管が拡張することによって液体が貯留した軟らかい突起が生じます．リンパ管拡張がきわめて大きい場合や乳び貯留やリンパ漏がある場合は，直ちに医師に報告します．

⑦乳頭腫：硬い隆起物が皮膚に生じるもので，リンパ管拡張や皮膚線維化が原因です．過角化を併発することが多いです．

⑧リンパ漏：リンパ液が皮膚表面から漏出したもので（図3-4），うっ血性心不全増悪など原疾患を明らかにする医学的検査が必要となります．

⑨潰瘍：皮膚潰瘍の根本原因が，治療法や圧迫療法適応の有無を左右することから，これを明らかにすることが重要です．

⑩静脈性湿疹：通常，下肢，なかでも足関節周辺に認められ，静脈瘤を併発することが多いです．皮膚に色素沈着，炎症，鱗屑，搔痒感を認めます．

⑪接触性皮膚炎：アレルギー反応や刺激反応の結果生じます．通常，原因物質と接触する部位に発症しますが，拡がることもあります．皮膚は赤くなり，搔痒感，鱗屑を生じます．浸出液，痂皮を生じることもあります．

⑫リンパ管肉腫：リンパ浮腫の最重症例に，リンパ管肉腫（Stewart-Treves症候群）をみることがあります．これは，リンパ腺がんのなかでも特殊なもので，乳がんのために乳房切除術ないし放射線療法を受けた患者に認められることが多いです．最初に，赤や紫を帯びる変色部分やあざのような部分が現れます．このような部位の色は変化することはなく，これが痂皮を伴う潰瘍に進行し，ついには皮膚と皮下組織が広範囲にわたって壊死に至り，広く転移する場合があります．

⑬蜂窩織炎：リンパ浮腫の患者は，皮膚と皮下組織の炎症である急性蜂窩織炎のリスクが高いです．このほとんどがA群β溶血性連鎖球菌が原因菌であると考

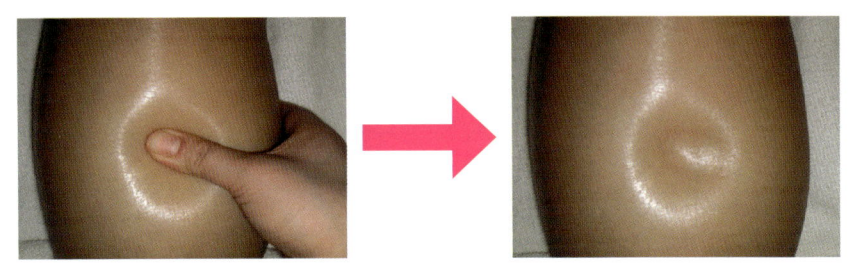

図3-6 圧痕性テスト

えられます．ブドウ球菌などが原因菌となることもあります．
　⑭多毛症：浮腫肢は多毛症（**図3-5**）となりやすいですが，カミソリや除毛剤などでの無理な除毛は肌を傷つけ，蜂窩織炎の原因になり得ます．除毛には電気カミソリを使用するなど皮膚に負担の少ない方法の指導も大切です．

7）表在静脈の観察
　リンパ浮腫（リンパ液が組織間質内に貯留した状態）では，表在静脈の走行が観察されにくいことが特徴なので，静脈疾患との鑑別の参考にします．

8）リンパ節の腫脹
　リンパ節が腫脹している場合は，がんの転移・再発・炎症の可能性があるため，必ず医師の指示を確認します．

～皮膚症状のチェックポイント～
- 皮膚の肥厚 → 透けて見えていた血管・腱が見えにくい
- 静脈性疾患 → 紫色・褐色
- 炎症 → 患部に赤み
---

3. 触診[1]

1）圧痕性テスト
　皮膚面に垂直に指腹を約10秒間かけて圧迫することにより，圧迫した痕が残るかどうかを確認します（pitting edema，**図3-6**）．ただし，リンパ浮腫が重症化し，組織が線維化すると圧痕が残らなくなります（non-pitting edema）．

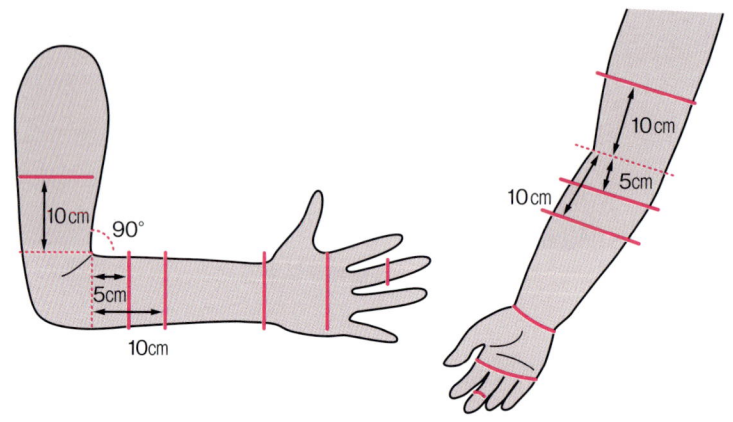

図3-7 上肢の計測部位の例

2) Stemmer's test

末端部の皮膚をつまみあげられるかどうかを確認します．上肢では中指の基部背側を，下肢では第2趾の基部背側をつまみあげられない場合がStemmer's test陽性となります．

3) 皮膚肥厚チェック

患肢に続く体幹の浮腫の範囲を確認します．母指と示指で左右同部位の皮膚を同時につまみ寄せます．上肢では後腋窩部，胸部・背部，下肢では恥骨丘，下腹部・腰・殿部を確認します．陽性の場合は浮腫部分が厚くなっています．

4. 計測

1) 周径

最も簡便で経済的な計測方法は周径の測定で，上肢では中指PIP関節，MP関節，手関節，肘関節皮線から上部10cm，下部5cm，下部10cmを両側とも計測します（測定方法は図3-7参照）．

経過観察の指標となるため，測定時刻，測定部位，測定肢位を統一することが重要です．一般的に朝は最も浮腫が少なく，測定に適しているといわれています．『リンパ浮腫診療ガイドライン2008年度版』によれば，日本人の場合，上下肢とも平均1cm以上の左右差を認める部位はないので，いずれも測定結果で2cm以上の左右差が出れば，臨床的に有意と判断されます．しかしながら，乳がん症例の約10%が両側性浮腫であり，術後の左右差のみでの評価は無意味です．予防教育を浸透させ，早期発見・早期診断の機会を増やして重症化を防ぐためには，術後生じる左右差ではなく，術前後の同部位における経時的な比較が重要です．

2）知覚・運動麻痺

　触覚・痛覚が保たれているか，自動運動が可能かを確認します．知覚障害がある場合は，症状の変化への対応ができず自動運動によってかえって症状を悪化させてしまうこともあるので，圧迫療法では圧を調整する，患者に対し視覚での代償による症状への気づき方を指導する，こまめにスキンケアのチェックポイントの指導を行うなどの対応をします．運動麻痺がある場合はセルフケアが不十分となり，圧迫下での運動が困難になるなど，十分な効果が得られにくい場合があります．そのような場合は自助具・福祉用具の導入を検討します．また，運動時の動かし方の工夫や日常生活動作（ADL）への介入および家族指導も不可欠です．

3）関節可動域制限

　関節可動域制限を生じている場合はセルフケアが不十分となったり，ADLでの支障を生じる場合があります．治療方法の工夫や，自助具・福祉用具使用の検討，家族指導などを行います．

4）認知機能

　治療に対する理解力，意欲などを判断するため，状況に応じてMMSE（Mini Mental State Examination）やDRS（Delirium Rating Scale）などの認知機能評価バッテリーを使用します．

5）日常生活動作（ADL）

　浮腫そのものや弾性包帯・弾性着衣の装着による関節可動域制限や巧緻性の低下，水仕事ができないなどの動作の「やりにくさ」を訴えますが，リンパ浮腫があってもADLは自立している場合が多いです．

　日常生活ではリンパ浮腫を起こす「きっかけ」を作らないことが重要であり，具体的には「浮腫の増悪を防ぎ，軽減をはかる」ことと，「炎症（蜂窩織炎）を起こさせない」ことを意識した生活が送れているかを評価します．そのため一般的に使用されているFunctional Independence Measure（FIM）やBarthel Index（BI）といった評価尺度では，リンパ浮腫患者のADL障害を捉えるには不十分です．現在，リンパ浮腫に対する疾患特異的な評価方法は開発されていませんが，仕事や家事などのIADLも含めての評価が必要です．

　石川らが考案した，脳卒中後上肢麻痺に対する主観的評価スケールJASMID（Jikei Assessment Scale for Motor Impairment in Daily living）[10)11)]，図3-8）は，上肢が関与するADL障害の主観的評価を可能にすることを目的として考案され，日本の生活様式に合わせた共通動作項目20項目と各個人動作の2項目を加

第Ⅲ章　上肢リンパ浮腫の評価

氏名：　　　　　　評価日：　　　　　　浮腫のある側：右・左　　利き手：右・左

この質問紙は、あなたが生活の中で浮腫のある側の手をどのくらい使用しているか、またどのくらい困難さを感じているかを問うものです。
各動作項目において、右の表を参考にしながら、「使用頻度」と「動作の質」について数字でお答えください。
また、下の二つの項目は、各自趣味・仕事を記入し、「使用頻度」「動作の質」についてお答えください。
なお、以前から行わない動作、浮腫のある側の手で元々行わない動作がある場合は、使用頻度「0」と記入し、動作の質は空欄にしてください。
（例：元々右利きで右手にて書字を行っていたが、左側の腕が浮腫となった場合など）

動作項目	使用頻度	動作の質
1. ペンで字を書く		
2. 箸で食事をする（おかずをつかむ）		
3. 歯ブラシで歯を磨く		
4. 手の爪を切る		
5. 傘を開き、さす		
6. 化粧／髭剃りをする		
7. 顔を洗う		
8. 髪をくしでとかす		
9. シャツのボタンをはめる		
10. 新聞・雑誌をめくって読む		
11. ペットボトルの蓋の開閉をする		
12. トイレットペーパーをちぎる		
13. 缶ジュースを開ける		
14. ベルトを締める／ブラジャーをつける		
15. 靴下をはく（両足）		
16. 雑巾・タオルを絞る		
17. ハンガーに上着をかける		
18. 財布から小銭を出す		
19. 靴紐を結ぶ		
20. ネクタイを結ぶ／ネックレスをつける		
合　計		
趣味活動（　　　　　）を行う		
仕事／家事（　　　　　）を行う		

使用頻度
0：全く使わない（使う気がない）
1：全く使えない（使いたいが使えない）
2：少し使う（ごくまれにしか使わない）
3：時々使う（病前の半分くらいしか使わない）
4：しばしば使う（病前よりは使う頻度が減った）
5：いつも使う（病前と比べて変わりない）

動作の質
1：（使おうとしても）ほとんどできない
2：非常に困難さを感じる（病前よりかなり困難）
3：中等度の困難さを感じる（病前と比べ半分くらい）
4：やや困難さを感じる（病前と比べて少し困難）
5：全く困難さを感じない（病前と同じである）

※電動歯ブラシ・柄付き箸などの自助具の有無は問わない。
※動作項目1・2は、支え手としての動作は対象外
　動作項目3・6は、準備動作は評価対象外
　動作項目9〜14においては、「支え手」としての動作も対象
〈採点方法〉
使用頻度＝使用頻度の合計÷（「0」の回答以外の動作項目数×5）×100
動作の質＝動作の質の合計÷（回答のあった動作項目数×5）×100

Jikei Assessment Scale for Motor Impairment in Daily living（JASMID）

図3-8　主観的評価スケール（JASMID）

浮腫（むくみ）のあるほうの腕、または脚について質問します。

あなたの自覚症状がどれくらい良いか悪いかを表現してもらうため、目盛りのないものさしを書きました。あなたが想像できる**最も悪い状態を0（左端）**、あなたが想像できる**最も良い状態を100（右端）**とします。それぞれの時点でのあなた自身の症状がどれくらい良いか悪いか、ものさしの上に縦線（↓）で示してください。

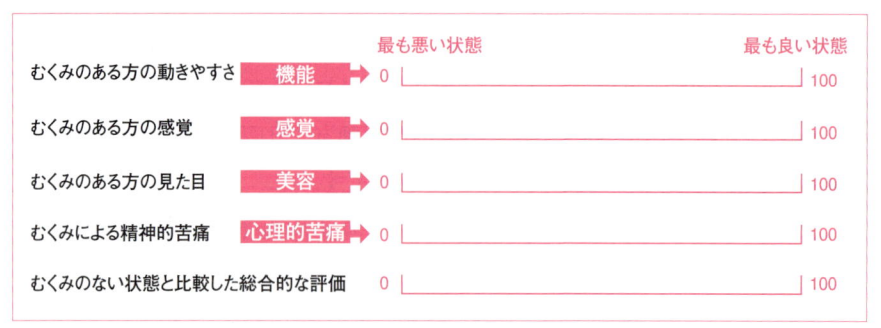

	最も悪い状態	最も良い状態
むくみのある方の動きやすさ　機能→	0	100
むくみのある方の感覚　感覚→	0	100
むくみのある方の見た目　美容→	0	100
むくみによる精神的苦痛　心理的苦痛→	0	100
むくみのない状態と比較した総合的な評価	0	100

Jikei Lymphedema Assessment Scale（JLA-Se）

図3-9　当院におけるQOL評価（JLA-Se）

えた計22項目のADL動作に関し，使用頻度について6段階，動作の質について5段階で患者自身で評価し，点数化されるものです．既存のADL評価表とは異なり，「片手動作」や「両手動作」に着目し項目を設定してあるため，利き手・非利き手のどちらに浮腫が出現した場合においても，的確に評価することが可能です．上肢リンパ浮腫のADL障害を捉える，有用なADL評価スケールとして使用することも可能です．

6) Quality Of Life (QOL)

上肢リンパ浮腫は，女性に多い疾患であること，また美容の観点からも，QOLの改善効果を正確に評価する必要があります．

そこで当院ではリンパ浮腫による肉体的・心理的苦痛を総合的に包括して判断するスケールとして，当院独自に開発した慈恵リンパ浮腫評価スケール：JLA-Se (Jikei Lymphedema Assessment Scale, 図3-9) を使用しています．

これはVAS (Visual Analogue Scale = 視覚評価法) の形式をとっており，機能，感覚，美容，心理的苦痛の4つの項目と，総合的な評価を加えた計5項目からなっています．物差しスケールの右端を最高の状態，左端を最低の状態として自覚的な状態をスケール上に矢印(↓)で記入してもらいます．

これらを経時的に用いることで随時，治療改善の効果を判断しながら，患者の状況を把握し治療を行うことができます．また患者自身も治療の効果を自覚的に捉える必要性があるため，再評価時には初回評価時の用紙上に，ペンの色を変えるなどして矢印(↓)を再記入してもらいます．

〈引用文献〉
1) 田尻寿子，北上美貴：よくわかるがん患者の症状コントロール16　リンパ浮腫．Expert Nurse　22 (4)：98-103，2006．
2) がんの統計'09：国立がん研究センターがん対策情報センター「がん情報サービス」ホームページより【http://ganjoho.jp/public/statistics/backnumber/2009_jp.html】
3) リンパ浮腫治療ガイドライン作成委員会編：リンパ浮腫治療ガイドライン2008年度版．金原出版，2009．
4) 辻　哲也，里宇明元，他編：癌のリハビリテーション．27-33，金原出版，2006．
5) 奈良林至，佐々木康綱：看護ケアに活かすシリーズ　がん化学療法．看護技術　52 (9)：82-83，2006．
6) 蜃川　元　編著：実践！早期離床完全マニュアル．慧文社，2007．
7) 吉澤いづみ：リンパ浮腫に対するアプローチ　作業療法士の役割．OTジャーナル　44 (2)：114-118，2010．
8) 辻　哲也，里宇明元，他編：癌のリハビリテーション．p411，金原出版，2006．
9) Lymphoedema framework：best practice for the management of lymphoedema：international consensus. MEP Ltd, 2006.
10) 安保雅博，角田　亘　編著：rTMSと集中的作業療法による手指機能回復へのアプローチ．pp60-61，三輪書店，2010．
11) 石川　篤，角田　亘，他：本邦の生活に即した脳卒中上肢麻痺に対する主観的評価スケール作成の試み．慈恵医大誌　125：159-167，2010．

2 リンパ浮腫におけるQOL評価の重要性

　近年の乳がん早期診断と，治療の進歩による生命予後の延長は，治療関連後遺症への注目を高めました[1)2)]．治療関連後遺症の中でも，リンパ浮腫は上肢の機能障害や感覚異常のみならず，美容面や心理面にわたる自覚的苦痛を引き起こし，患者のquality of life（QOL）を大きく損ないます[3)]．現在までにリンパ浮腫に対するリハビリテーションの有効性の検討は多くの研究によりなされ，その効果も示されていますが[1)]，その主な興味対象は浮腫軽減への効果でした．その一方で，浮腫軽減とこれらの自覚症状の改善との関連性については，まだ十分な検討が行われておらず，当事者のニーズと医療者の興味の乖離が問題であったといえます．

　その最たる背景として，リンパ浮腫のためのQOL評価が確立していないことがあります[4)]．これに対し，近年健康関連QOL評価を応用した検討や，ADL評価を用いた検討が散見されるようになってきています．例えば，包括的な健康関連QOL評価としてSF-36を用いた検討では，リンパ浮腫患者では身体面・精神面ともに対象群に比して低下していることが示され[5)]，介入に伴いこれらが改善することも示されています[6)]．一方で，このQOL低下はリンパ浮腫よりも，手術関連の上肢機能の低下に伴うADL低下に強く影響されているという報告[7)]もあり，たしかに包括的評価を用いた検討であればあり得る結果です．しかしADL低下を伴わず，美容的問題や心理的問題を最も悩む症例が多く経験される現状を説明できる結果ではありません．これに対する方策として，当院では乳がん術後リンパ浮腫に特化させた独自のQOL評価スケール（Jikei Lymphedema Assessment Scale；以下JLA-Se）[8)]（32頁，「図3-9」）を用いることで，ADL低下や包括的QOL評価の成績低下を伴わずに，美容的問題や心理的問題を最も悩む症例のQOL低下を検出し，治療効果を判定することに役立てています[3)]．JLA-Seは，リンパ浮腫患者が日常口にする悩みである「使いやすさ・感覚・見た目・心理的苦痛・総合評価」をVisual Analog Scale（VAS）で評価できるよう開発されたものです．ただし，本当にリンパ浮腫患者のQOLとして注目する点はこれだけなのか，包括的QOL評価との結果の乖離をどのように解釈するのか，これらの点に関してはさらなる検討が必要であると考えています．

　これまで述べてきたように，現在検討されているいずれのQOL評価方法も，今後さらなる検討が必要です．どうやら現状ではリンパ浮腫によるQOL低下は，既存のQOL評価やADL評価では見落とし得るものであると考えるほうがよいよう

です.そしていずれの検討においても,浮腫の重症度とQOL低下は必ずしも関連が示されていないことも注目すべき点です.

以上のように,リンパ浮腫のQOLへの影響は注目され始めたばかりであり,まずその評価方法に対して試行錯誤が行われている段階です.よって,現状はリンパ浮腫患者のQOLを正確に評価することはできず,どのような介入がQOL改善に効果をもたらすのかに関しては不明であると言わざるを得ません.ここでもう一度強調したいのは,既存のADL評価やQOL評価ではすべてのリンパ浮腫に伴うQOL低下は捉えきれず,見落とし得るであろうことです.まずは,浮腫軽減のみに注目することをやめ,広くQOL,ADLに関して視野を広げ,その訴えを傾聴した介入を行っていくことが重要であると思われます.

〈引用文献〉
1) Erickson VS, Pearson ML, et al: Arm edema in breast cancer patients. J Natl Cancer Inst 9:96-111, 2001.
2) Ganz PA: The quality of life after breast cancer: solving the problem of lymphedema. N Engl J Med 340:383-385, 1999.
3) 粳間 剛, 安保雅博: MLD (Manual Lymphatic Drainage). 臨床リハ 18:753-754, 2009.
4) Keeley V: Quality of life assessment tools in chronic oedema. Br J Community Nurs 13:S22-27, 2008.
5) Pereira de Godoy JM, Braile DM, et al: Quality of life and peripheral lymphedema. Lymphology 35:72-75, 2002.
6) Lee ES, Kim SH, et al: Effects of educational program of manual lymph massage on the arm functioning and the quality of life in breast cancer patients. Taehan Kanho Hakhoe Chi 35:1390-1400, 2005.
7) Nesvold IL, Fosså SD, et al: Arm/shoulder problems in breast cancer survivors are associated with reduced health and poorer physical quality of life. Acta Oncol Epub ahead of print, 2009.
8) 吉澤いづみ, 日下真里, 他: 終末期乳癌によるリンパ浮腫に対して緩和的作業療法を施行した一例. 東京慈恵会医科大学雑誌 122:313-317, 2007.

第Ⅳ章 上肢リンパ浮腫治療の概要

1. 複合的理学療法の概要

　現在，欧米においてリンパ浮腫治療の中心となり，その有効性が報告されている保存的治療として，欧州で確立された複合的理学療法（complex decongestive therapy；CDT）が挙げられます．これは，1950年代に提唱されはじめたリンパ浮腫の治療概念であり，国際リンパ学会（ISL）においても標準治療として認められており，日本においても多く用いられている治療法の一つです．

　CDTの適応は，主に続発性リンパ浮腫などの局所性浮腫になります（「第Ⅰ章　表1-1　Kinmonthによるリンパ浮腫の分類」を参照）．

　CDTの基本となる治療内容は，スキンケア・用手的リンパドレナージ（manual lymph drainage：MLD）・圧迫療法・圧迫下での運動の4本柱であり，これらの治療を併用することによりはじめて大きな効果を得ることができます．

　治療内容は，症状に応じて2段階の治療ステップにより構成されています．第1段階は，集中的排出期で主に入院治療で行われます．第2段階は，維持期で主に外来治療で行われます（**図4-1**）．ただし，後述しますが日本では入院治療を行う環境は保険上も，また現場としても整っていないため，外来で行うことが中心になります．当院では「第Ⅵ章　上肢リンパ浮腫に対するがん治療病期別のアプローチ」で紹介しているように，がん治療の病期に応じた独自のリンパ浮腫治療プロトコール（APPLAUSE）に沿って治療を行っています．

　なお，終末期における対応は相対的禁忌に位置づけられているため，治療を安全に行うためには治療背景を十分に考慮し，治療の選択を行うことが重要です．一般にリンパ浮腫治療では，皮下組織の変化が軽度な発症初期に治療を開始することが治療効果の面からも望ましいとされています．

1. 複合的理学療法の概要

第1段階：集中的排出期
（入院：集中的治療期）

― 治療の基本 ―
医師の診察
スキンケア
用手的リンパドレナージ
圧迫療法（多層包帯法）
圧迫下の運動

第2段階：現状維持・改善期
（外来・セルフケア：維持・改善期）

― 治療の基本 ―
医師の診察
スキンケア
用手的リンパドレナージ
（シンプルリンパドレナージ＋外来訓練）
弾性着衣および
セルフバンデージによる圧迫療法
圧迫下の運動

図4-1　症状に応じた2段階の治療ステップ

Column ― 世界のリンパ浮腫治療

　複合的理学療法の一つであるMLD（manual lymph drainage）は，MLDの名付け親であるVodder氏によって1930年代にはじめてリンパ系に施術され，治療法として体系化されました．その後，1970年代にFoeldi氏（ドイツ）がMLDに包帯法（圧迫療法），運動療法，スキンケアを加えて，リンパ浮腫に対する複合的理学療法としてまとめ，体系化しました．

　世界最大のリンパ浮腫治療病院であるFoeldi Clinicはドイツの黒い森地方（シュバルツバルト）に位置し，世界各地から年間約3,000人の外来患者が訪れ，約2,000人の入院患者の治療を行っています．140床に対し35人のリンパ浮腫セラピストが，医師・看護師と連携しチーム医療を実践しています．ドイツでは年間1,500人のリンパ浮腫専門セラピストが育成され，現在，2万人以上が治療にあたっています．

　その他のリンパ浮腫治療として，Vodder式（カナダ・オーストリア），Leduc方式DLM（ベルギー），DLM脈管療法（DVTM）（フランス）などが挙げられます．

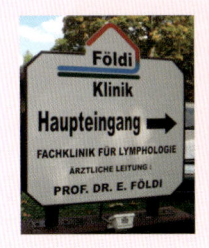

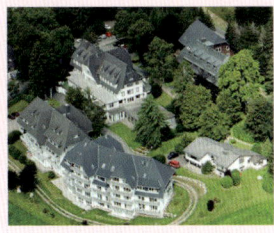

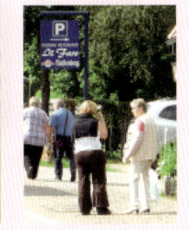

Foeldi Clinic

2. 日本におけるリンパ浮腫治療の現状

　日本においては，欧米と比べるとリンパ浮腫への取り組みは遅れていましたが，2008年4月の診療報酬の改定により，リンパ浮腫指導管理料および弾性着衣の療養費が認められるようになり，少しずつリンパ浮腫治療の必要性が注目されるようになっています．しかし，欧米におけるような入院治療を行う環境は整っておらず，外来（通院）での通院治療が中心となるため，治療時間・治療内容ともに十分に対応できていないのが現状です．したがって発症してしまったリンパ浮腫を増悪させないためのセルフケアの指導のみならず，発症していない段階からの，リンパ浮腫の発症のきっかけをつくらないための指導（日常生活指導）も必要です（第Ⅸ章「セルフケアを中心とした患者指導」参照）．そのため，複合的理学療法を中心として日常生活指導を加えた「複合的治療」が推奨されています（図4-2）．

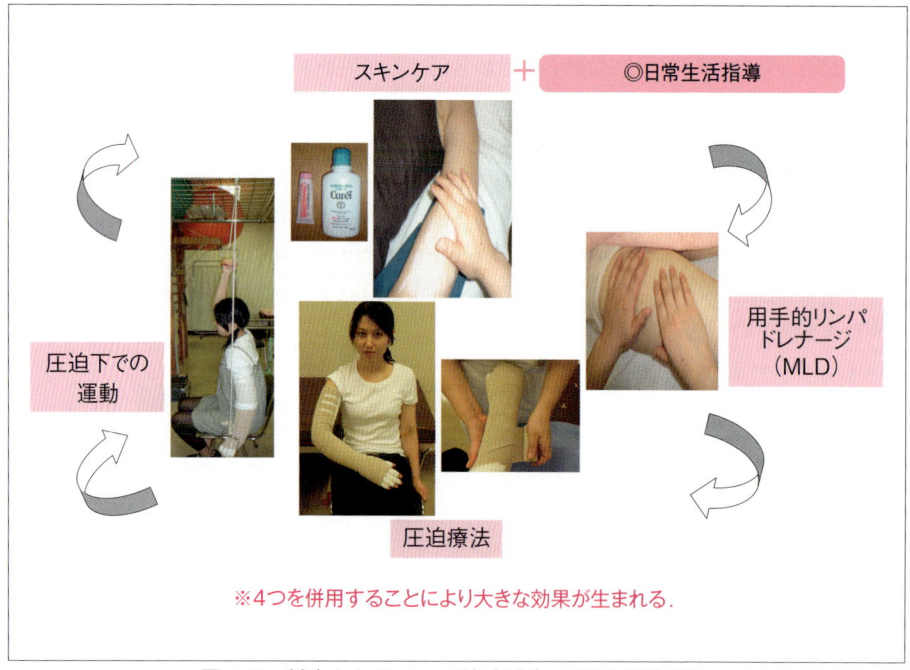

図4-2　基本となる4つの治療法（＋日常生活指導）

2. 日本におけるリンパ浮腫治療の現状

Column──リンパ浮腫治療における用語の統一について

厚生労働省委託事業リンパ浮腫研修委員会においてリンパ浮腫治療に関する用語について合意事項として以下のように統一されています（これまで用いられてきた単語に併記も可）．

一般的に用いられている用語	本研修で用いる用語
複合的理学療法，複合的治療，CDT，CDP，CPT	複合的治療　または 複合的理学療法を中心とする保存的治療 ※正確には「複合的理学療法」と同一の概念ではない
徒手リンパドレナージ，用手的リンパドレナージ，リンパ誘導マッサージ，マニュアルリンパドレナージ，MLD，DLM	用手的リンパドレナージ（MLDの和訳）
セルフマッサージ，セルフリンパドレナージ，セルフドレナージ	セルフリンパドレナージ
シンプルリンパドレナージ	シンプルリンパドレナージ（SLDの和訳）
圧迫療法，圧迫	圧迫療法
弾性着衣，圧迫着衣	弾性着衣
バンデージ，弾性包帯	弾性包帯
バンデージ療法，リンパバンデージ，バンデージ，bandaging	多層包帯法（MLLBの和訳），包帯法
圧迫下での運動，リンパエキササイズ	圧迫下での運動
間欠的空気圧迫ポンプ，空気波動型マッサージ器	間欠的空気圧迫装置
間欠的空気圧迫療法，IPC	間欠的空気圧迫法（IPCの和訳）

付記：「マッサージ」という用語は患者に誤解を招きやすいので，「ドレナージ」と表現する

第V章 上肢リンパ浮腫に対する具体的介入手技

1 スキンケア

　リンパ浮腫治療においてスキンケアは基本であり，患肢を常に清潔に保ち保湿を心がけることが重要です．リンパ管機能が損なわれている患肢では，白血球による免疫機能および殺菌機能が低下しており，感染を起こしやすく，リンパ浮腫増悪の要因となる場合があります．また，感染を繰り返すことでリンパ浮腫発症のきっかけとなるケースも多くみられます．そのため，皮膚損傷を避け清潔に保ち皮膚のバリア機能を高めるスキンケアが，リンパ浮腫治療にとって最も基本的な治療となります．

　また，毎日のスキンケアは患者自身が行うため，リンパ浮腫治療を開始する際には，まず最初に感染などの合併症を起こさないための患者教育とセルフケア指導を徹底して行うことが重要です．

【スキンケアの実際】
　スキンケアの基本は，保清・保湿です．
(1) 保清
　常に皮膚を清潔に保つことで，感染症を予防することが大切です．日常生活の中で，皮膚を傷つけないように心がけてもらうことが基本ですが，もし，怪我をしてしまったり，ペットにひっかかれたりかまれたりした場合は，必ず創部を消毒すること，また，創部から雑菌が入り感染症の原因となることを防ぐため，食器洗いやガーデニングなどを行う際には清潔なゴム手袋を着用することなど，日常生活の中での具体的対応も含めて指導しておくことが大切です．その他にも，汗をかいたときにはしっかりふき取る，日焼けによる刺激を避ける，ムダ毛処理

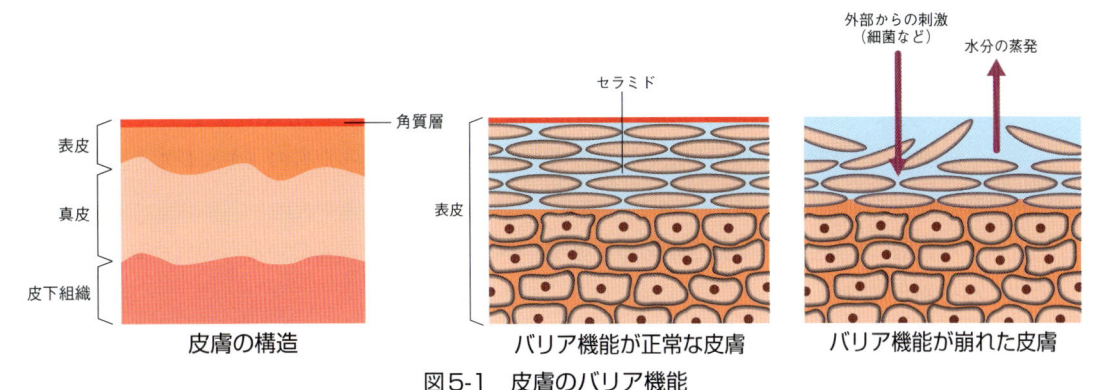

図5-1　皮膚のバリア機能
角質層には，バリア機能があり，保湿・水分保持・静菌および緩衝作用がある．正常な皮膚では，外的刺激からの侵入を防ぐことができるが，バリア機能が崩れた状態では，皮膚がひび割れ，皮膚障害の原因となる場合が多い．したがって，日頃のスキンケアにより，バリア機能を正常に保つことが重要である．

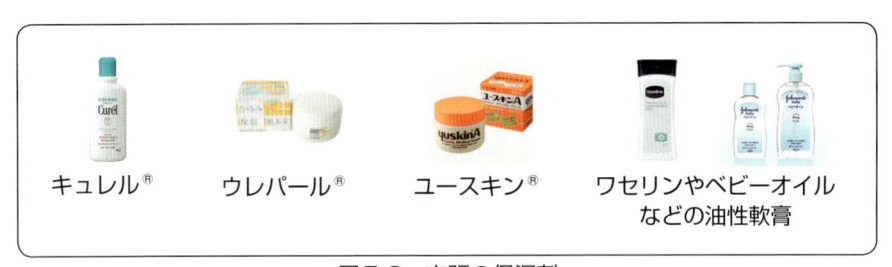

図5-2　市販の保湿剤

は行わない，などを指導することもセルフケア指導に含めます．

(2) 保湿

リンパ浮腫を発症すると，浮腫により皮膚が伸張されるため，傷つきやすく乾燥した状態が続きます．皮膚が乾燥すると，皮膚本来のバリア機能が低下し感染のリスクも高くなります（**図5-1**）．皮膚のバリア機能は，表皮の角質層にある「セラミド」の働きにより保たれていて，セラミドは主に外部からの刺激（細菌など）から体を守る免疫機能と水分が体外に蒸発してしまわないように防御する機能をもっています．セラミドが不足すると，皮膚の水分は蒸発しやすくなり乾燥します．またリンパ浮腫を発症している皮膚では，免疫力が低下しているため，乾燥した皮膚や傷口から細菌が侵入し，合併症を起こしやすい状態となります．

したがって，皮膚のバリア機能を高めるためにも常に清潔下での保湿を心がけるように指導することが重要です．保湿を行う際は，皮膚への刺激を避けるため添加物の少ない保湿剤を選択します．

(3) 市販の保湿剤（図5-2）

最初は医師から保湿剤が処方されることもありますが，市販のものを使うこともできます．使われることの多い市販の保湿剤には，以下のようなものがあります．

・皮膚のバリア機能を高めるために重要なセラミド成分の入ったもの（キュレル® など）．
・角質層に水分を与える働きがある尿素や，ヘパリン物質を含んでいるもの（ウレパール® など）．
・感染に対して抵抗力を高める働きがあるビタミンAや，血行促進作用のあるビタミンEなどを含んだもの（ユースキン®）．
・角質層の上に被膜を作り，水分を保持できる作用があるもの（ワセリンやベビーオイル）．

保湿剤を塗る際には，清潔な手で患肢に密着させ末梢部である手部から中枢部である上腕に向け，リンパの流れに合わせて行い，リンパ管の運搬機能を促通することを心がけます．

その他にもゲンタシン軟膏，ヒルドイドなどの皮膚外用薬が医師により処方される場合もありますが，患者自身が生活の中で常にスキンケアを行えるように，それぞれの症状に合わせたセルフケア指導を行うことが大切です．

スキンケアなどの日常で行うセルフケアは患者にとって身体的・心理的苦痛になることも多いものです．セルフケアを長く続けてもらうためには患者の生活に合わせたセルフケアであることが大事であり，そのためにもADL指導は重要です（具体的なADL指導内容については，第Ⅸ章「セルフケアを中心とした患者指導」を参照）．また指導の際にポジティブフィードバックを行うなど，患者自身がスキンケアの重要性を理解できるように心がけましょう．なお，発赤・熱感・発疹などの皮膚トラブルを認めた場合は，すみやかに医師に連絡をして適切な処置を受けるように指導します．

リンパ浮腫におけるスキンケアの重要性

リンパ浮腫を発症している皮膚
↓
免疫力低下，乾燥した皮膚や傷口から細菌が侵入
↓
合併症が生じやすい
急性炎症(蜂窩織炎etc…)の発症のリスク↑↑
↓
リンパ浮腫発症のきっかけやリンパ浮腫増悪の原因となる
※炎症反応により生じるサイトカイン・ヒスタミンは，炎症を引き起こし線維化を促す
↓
スキンケアの重要性
●リンパ浮腫治療では，スキンケアが基本

2 用手的リンパドレナージ（MLD）

　用手的リンパドレナージ（MLD）は，1936年にE. Vodder博士によって発表され，M. Foeldi博士により医療的に体系づけられた，ゆっくりと軟らかいタッチで皮膚を動かす手技です．皮膚全体の柔軟性を取り戻し，リンパ液の還流を促して，正常に機能したリンパ系に誘導（ドレナージ）します[1]．あくまでもMLDはリンパ系へのアプローチであり，筋肉・骨に対するマッサージとは異なることを十分に理解することが大切です．MLD（manual lymph drainage）のマニュアル（manual）は手動，ドレナージ（drainage）は排出を意味します．すなわち，マッサージを行うのではなく滞ったリンパ液を排液することを意識した手技であるということです．

　一般に，リンパ浮腫治療で行われる医療的MLDには，専門のセラピストにより行われるマニュアルリンパドレナージ（MLD）と，患者および家族が主体的に自宅で行うシンプルリンパドレナージ（SLD）があります．

●マニュアルリンパドレナージ（MLD）
専門のセラピストにより，障害のあるリンパ経路を活性化し，リンパ管の側副路（迂回路）に滞っているリンパ液を誘導し，排液することを目的に施行される手技
●シンプルリンパドレナージ（SLD）
患者および家族がセルフケアの一環として行うセルフリンパドレナージのことで，自己管理を行うことを目的に施行される手技

　MLDの禁忌および注意が必要な症例については表5-1にまとめたとおりです．

1. MLDを行うための基礎知識

　MLDを正確に行うためには，脈管系の解剖・生理の基礎知識が必要不可欠です．これらを理解することで，MLDの目的・手技などについて理解することができます．

第Ⅴ章　上肢リンパ浮腫に対する具体的介入手技

表5-1　MLDの禁忌および注意が必要な症例

①感染症による急性炎症（蜂窩織炎など）
②心性浮腫（心不全）
③急性期の深部静脈血栓症
④動脈血行障害
⑤再発・転移などの活動性のがん

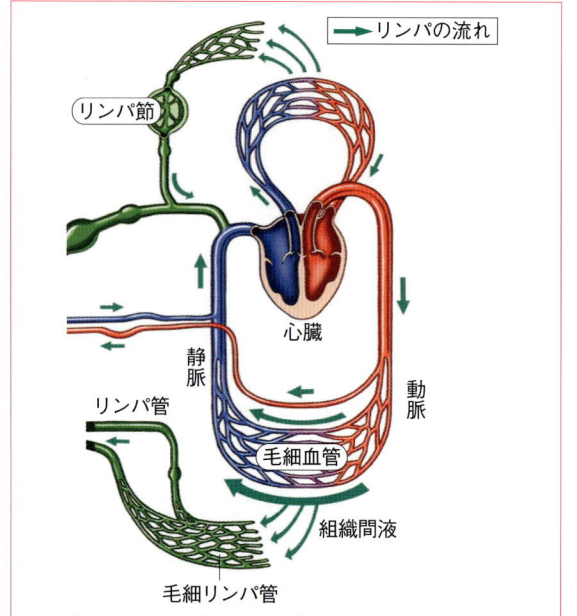

・組織間液（リンパ液）：毛細血管から組織に滲出した血液の一部（リンパ管に吸収されるとリンパ液となる）．
・リンパ管：栄養を供給した老廃物を受け取り，リンパ液を輸送する．
・リンパ節：リンパ液の濾過装置．

図5-3　リンパドレナージシステム（BSN Jobstおよびテルモ・ビーエスエヌより許諾引用，一部改変）

1）脈管系の解剖と働き

　脈管系は，動脈・静脈・毛細血管からなる心血管系と，リンパ管やリンパ節・脾臓・胸線などの器官からなるリンパ系により構成されます．

　心血管系は，体循環と肺循環から構成され，心臓のポンプ作用によって動脈から排出された血液は，全身を循環し，毛細血管で物質交換を経たのち，約90％が静脈を経由して再び心臓へ戻ります．一方，リンパ系は，心血管系と異なり求心路のみの経路で，毛細血管（静脈）で再吸収されなかった残りの約10％の組織間液を吸収し（リンパ管に入るとリンパ液とよばれます），全身を巡るリンパ管によりリンパ液を経由させ，最終的に静脈に合流し，心臓に戻ります（**図5-3**）．

　この運搬機能のほかに，リンパ系の最も重要な役割として免疫機能が挙げられます．リンパ管につながるリンパ節により，体の中で不要になった物質（老廃物・細菌・ウイルス・脂肪など）を回収・分解し，血管系に入り込む前に食い止める働きをしており，人体にとって必要不可欠な役割を担っています．

　リンパ液は，血液の成分の一部である血漿が毛細血管から組織に浸出したもの（組織間液）で，無色のタンパク質とリンパ球に富み，脂肪を吸収する小腸をはじめとして全身の臓器，組織のすきま（組織間質）にあります．

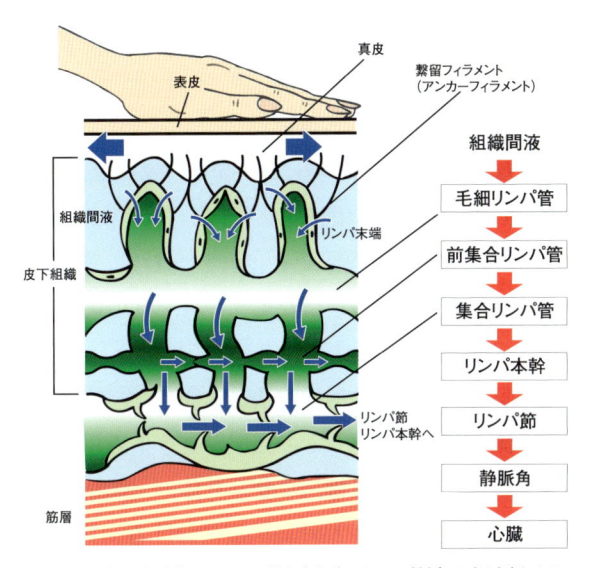

図5-4　皮下組織のリンパ管（表在リンパ管）の解剖とリンパ液の流れ

繋留フィラメントが引っ張られるとリンパ管末端の細胞のすきまが開き，組織間液がリンパ管から吸収される．MLDは手の平で皮膚をやさしくずらすように動かす手技で繋留フィラメントを刺激し，組織間液のリンパ管への吸収をうながす．

2) リンパ管の走行―リンパ液の流れ

　リンパ管の走行には，体の表面近くにある表在リンパ管と体の奥深いところにある深部リンパ管の2つがあり，静脈とはまったく異なった経路でリンパ液を運んでいます．表在リンパ管は，皮膚の直下に存在し，弁構造を持たない毛細リンパ管という細い管から始まっています．毛細リンパ管には，リンパ管の入口として組織間液を取り込んでいる繋留フィラメント（アンカーフィラメント）とよばれる細かい線維が存在し，これが組織間液の増加や筋肉の収縮などで引っ張られると，リンパ管末端の細胞のすきまが開き，リンパ管に組織間液が吸収されます（**図5-4**）．ここで吸収された組織間液はリンパ液となり，前集合リンパ管→集合リンパ管→リンパ本幹といった表在リンパ管を経由してリンパ節へ向かい，その後深部リンパ管に合流し，最終的に静脈角から静脈に合流して心臓に戻ります．毛細リンパ管につながる集合リンパ管とリンパ本幹には，静脈よりもはるかに多い弁構造が存在し，リンパ液の逆流を防ぎ（逆流防止弁），中枢方向に向かって一定の緩やかなリズムでリンパ液をリンパ節に運んでいきます．リンパ節は，表在リンパ管と深部リンパ管をつないでいる小さなソラマメ状のかたちをしたもので，ここにリンパ液が流れ込み，細菌やウイルスが体内に侵入した際に免疫反応機構として働いています．リンパ節は，全身に数百個存在し（600～800個），とくに

腋窩，頸部，鼠径部，腹部，骨盤部に集中して存在しています．

3）リンパの分水嶺

　表在リンパ管を流れるリンパ液の環流には一定のパターンがあり，その領域は，大きく4つに区分されています（図5-5）．これらの領域は，「リンパ分水嶺（watersheds）」または「体液区分線」とよばれています．通常リンパ液は分水嶺により定められた境界線を越えることはなく，それぞれの領域により決められたリンパ節（所属リンパ節）に流れます．しかし先天性のリンパ管障害があったり，がん手術におけるリンパ節郭清や放射線療法によりリンパ管障害が生じると，リンパ節へのリンパの流れが阻害され，その領域がせき止められて，リンパ浮腫を生じます．このメカニズムがわかれば，なぜ，身体の一部分だけに浮腫を認めるかを理解することができます．リンパ浮腫治療におけるMLDは，リンパ液の流れが阻害されている領域から，隣接している正常な領域内へと境界線を越えるようにドレナージしていきます．よって，MLDを行う際には，この分水嶺を意識して，どのリンパ節にリンパ液をドレナージするのかという基礎知識が重要となります．

4）リンパ吻合路

　リンパ分水嶺の区分線上には，毛細リンパ管が多く張り巡らされていて，特に主要リンパ節間で発達しています（図5-6）．毛細リンパ管は弁構造がないため，あらゆる方向にリンパ液をドレナージすることが可能であり，MLDではこの交通の発達した経路を利用して滞ったリンパ液を効率的にドレナージしていきます．この新しい経路のことを，リンパ吻合路またはリンパ連絡路と呼びます．主なリンパ吻合路は，①両腋窩部間リンパ吻合路（腋窩部間），②腋窩鼠径部間リンパ吻合路（腋窩-鼠径部間）③両鼠径部間リンパ吻合路（両鼠径部間）になります（図5-5）．このようにMLDでは，異なったリンパ領域をつなぐ経路としてリンパ吻合路を利用し，リンパ分水嶺を越えるように浮腫のない領域にリンパ液をドレナージし，リンパ経路の活性化と新しい経路となる側副路を促通していきます．MLDを行う際には，この新しい経路を作るようにイメージして行うことが大切です．

5）リンパ管の自動運動能

　リンパ管は，1分間に2～6回ほどの自動運動機能しか持っていないため，リンパ液は毛細リンパ管に取り込まれてから，約12～24時間かけてゆっくり静脈に戻ります．また，リンパ管は，非常に柔らかく圧迫に弱いという特徴も持っています．そのため基本的には，呼吸や筋ポンプ運動，毛細血管での血流の圧差などと

❷ 用手的リンパドレナージ（MLD）

頸部リンパ節群
腋窩リンパ節群
鼠径リンパ節群

リンパ分水嶺
❶ 上部横断線のリンパ分水嶺
❷ 下部横断線のリンパ分水嶺
❸ 正中矢状線のリンパ分水嶺

リンパ吻合路
❶ 両腋窩部間
❷ 腋窩-鼠径部間
❸ 両鼠径部間

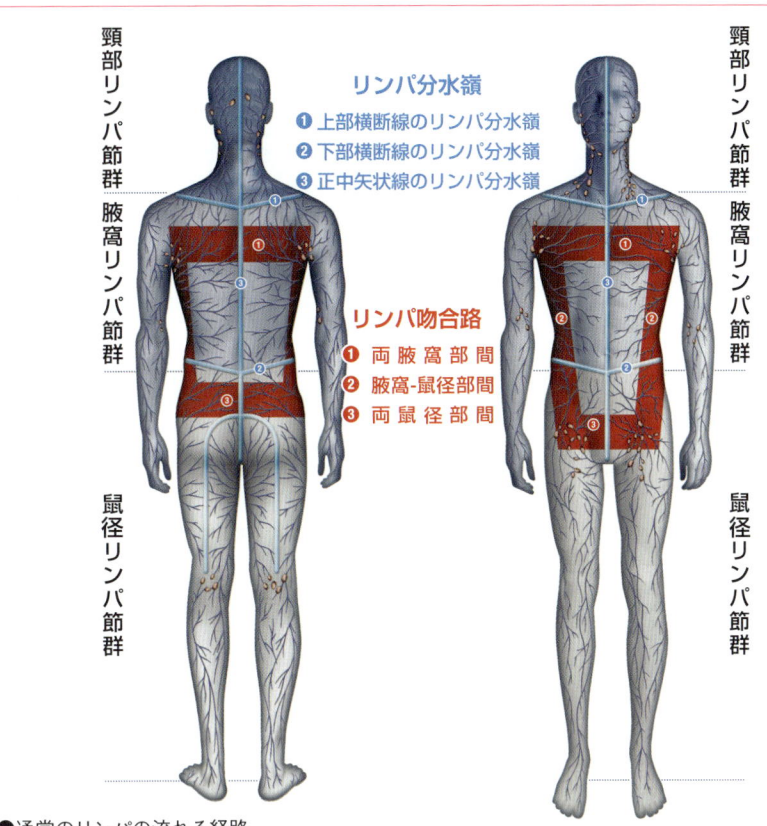

●通常のリンパの流れる経路
　リンパ管の流れは，静脈に伴走して流れているが，その分布は左右対称ではなく，各部位により異なる．特に下肢では，リンパ液の大部分は，左の静脈角から静脈，そして心臓に運ばれる．
　右腕：毛細リンパ管→リンパ管→腋窩リンパ節→静脈（右静脈角）→心臓
　左腕：毛細リンパ管→リンパ管→腋窩リンパ節→胸管→静脈（左静脈角）→心臓
　下肢：毛細リンパ管→リンパ管→左右鼠径リンパ節→腹部リンパ節→胸管→（左静脈角）静脈→心臓

●リンパ分水嶺
　リンパ液の流れる領域を区分する分水嶺（体液区分線）の存在により，リンパ液は定められた境界線を越えて流れていくことはなく，それぞれの領域より決められたリンパ節（所属リンパ節）に流れる．

●リンパ吻合路
　主要リンパ節（腋窩リンパ節，鼠径リンパ節など）間では毛細リンパ管が特に発達しており，これをリンパ吻合路という．MLDでは，リンパ吻合路にリンパ液をドレナージしていく．

●MLDへの応用
　MLDではリンパ分水嶺を越えてリンパ吻合路を利用し，他の正常に機能しているリンパ節にリンパ液をドレナージさせる．このように，通常とは違うルートにドレナージすることで，障害のあるリンパ経路の活性化と新しい経路となる側副路を促通し，滞っているリンパ液を排液していくことが，リンパ浮腫治療におけるMLDの目的になる．

リンパ分水嶺
リンパ吻合路

図5-5　表在リンパ系の流入領域，リンパ分水嶺とリンパ吻合路
（BSN　Jobstおよびテルモ・ビーエスエヌより許諾引用，一部改変）

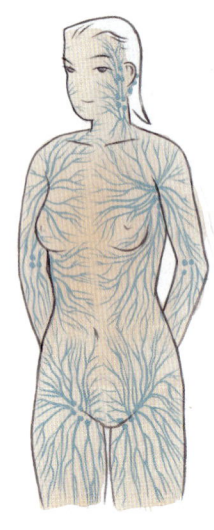

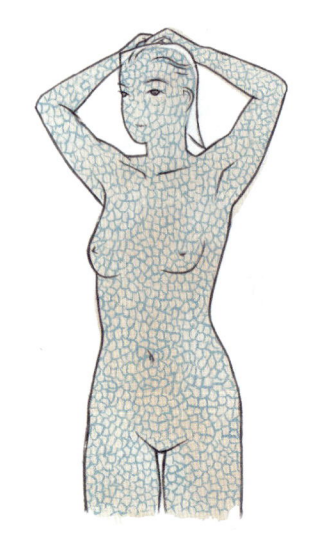

第Ⅴ章　上肢リンパ浮腫に対する具体的介入手技

　　　　集合リンパ管　　　　　　　リンパ毛細管
　　　　　　　図5-6　表在リンパ管

　いった，外部からの緩やかな働きかけ（圧作用）によりリンパ液の還流が促進されています．皮膚への刺激・腹式呼吸・消化管の動き・筋ポンプ運動・関節運動などにより，リンパ管の自動運動機能は通常の10～20倍まで活性化されます．MLDはこのリンパ管の特徴を利用しており，MLDによって緩やかな圧を皮膚の上からかけることで，リンパ管の自動運動機能を活性化させます．このように，MLDはリンパ液をドレナージするだけではなく，リンパ管の自動運動機能を高める効果もあります．

2. MLDの基本手技

1）基本手技における皮膚へのアプローチの仕方

　患肢の部位に合わせて手掌部を密着させ，直接，皮膚に伸張性（ストレッチ）を与えるように，リンパ液の流れに合わせてゆっくり動かします．MLDがゆっくりとした柔らかいタッチである理由は，皮下約0.3mmにある毛細リンパ管を潰さないように，リンパ管の弁の開きを促す程度のごく軽い圧により，リンパの流れる方向に沿って行うためです（図5-7）．毛細リンパ管は主に皮膚表面近くに多数存在するため，やさしくゆっくりとした刺激を行うだけでも，十分にリンパ液の流れを促通することができます．

　手指は力を抜いた状態で，軽く皮膚にそえるようにし，密着している手掌部に

❷ 用手的リンパドレナージ（MLD）

●皮膚の構造　　　　　　　　　　●リンパ浮腫になると…

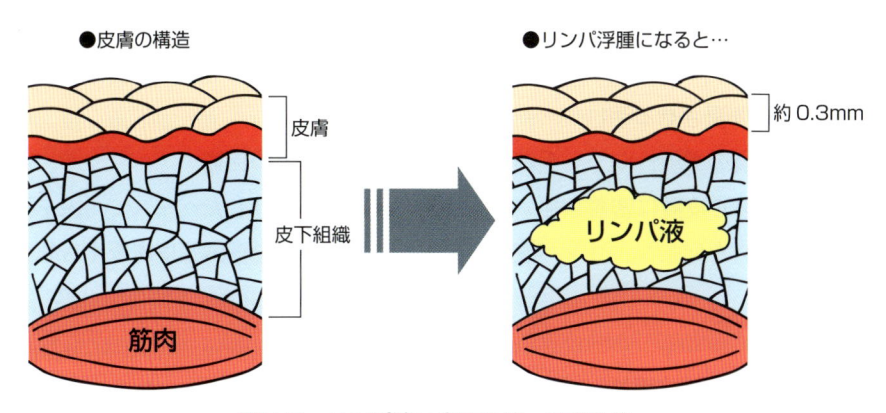

図5-7　リンパ液は皮下0.3mmに認める．

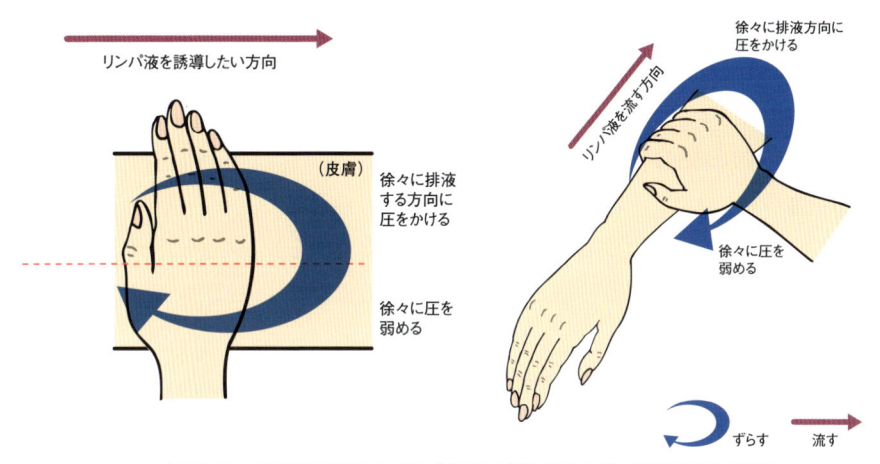

図5-8　皮膚を伸張させる（ずらす）手技とリンパ液を流す手技

　重心を移動させるようにして行います．筋肉マッサージで行われるような強く揉む・押す・擦る，または速く動かすといった方法は，MLDでは誤ったアプローチになります．
　MLDは常にリンパ液をドレナージする方向を意識して行うこと，すなわちリンパ液が分水嶺を越えるようにリンパ管の側副路を活性化させることが重要となります．

【基本手技】

　主体となる基本手技は，皮膚を伸張させる手技とリンパ液を流す手技です（図5-8）．
　これらの手技は，シンプルリンパドレナージ（SLD）で行う手技であり，MLD

においても基本となる手技になります．

(1) 皮膚を伸張させる手技
　目的：皮膚の柔軟性向上，毛細リンパ管への取り込みの促通

　手掌部全体を皮膚に密着させ，1～3秒くらいのゆっくりしたペースで，円を描くように皮膚を伸張し，リンパ液をドレナージする方向を意識し皮膚をずらします．

(2) リンパ液を流す手技
　目的：患肢に滞っている組織間液やリンパ液の誘導，リンパ管の自動運搬機能の促通

　手掌部全体で皮膚を優しく包むようにし，リンパ液をドレナージする方向に向けて，一定の圧で皮膚を動かすように行います．

【MLDでの手技の紹介】（図5-9）

Effleurage
　リンパ液の流れを活性化することを目的に，皮膚表面をリンパ液の流れに沿って，軽く刺激を与える手技で，各部位での開始時および終了時に用いられます．

Stationary circle
　部位に関係なくあらゆる部分で用いられる基本手技です．

Pump technique
　丸みのある部分に用いる手技です．

Rotary technique
　体幹や胸部などに用いる手技です．

Scoop technique
　四肢全般に用いる手技です．

　皮膚の伸張性を高めるためには，何もつけずに直接素手で行うことが基本ですが，皮膚乾燥が強い場合や快刺激やタッチケアとしてMLDを緩和的介入に用いる場合は，皮膚のすべりをよくするため，ローションやクリームを使用したほうがよいこともあります．それらを使用する場合は，皮膚へのストレスに配慮して，天然成分を主成分としたものを選ぶことがポイントになります．

【ほぐし手技】
　皮下に組織間液が貯留している場合，皮膚はしだいに弾力性を失い硬化してき

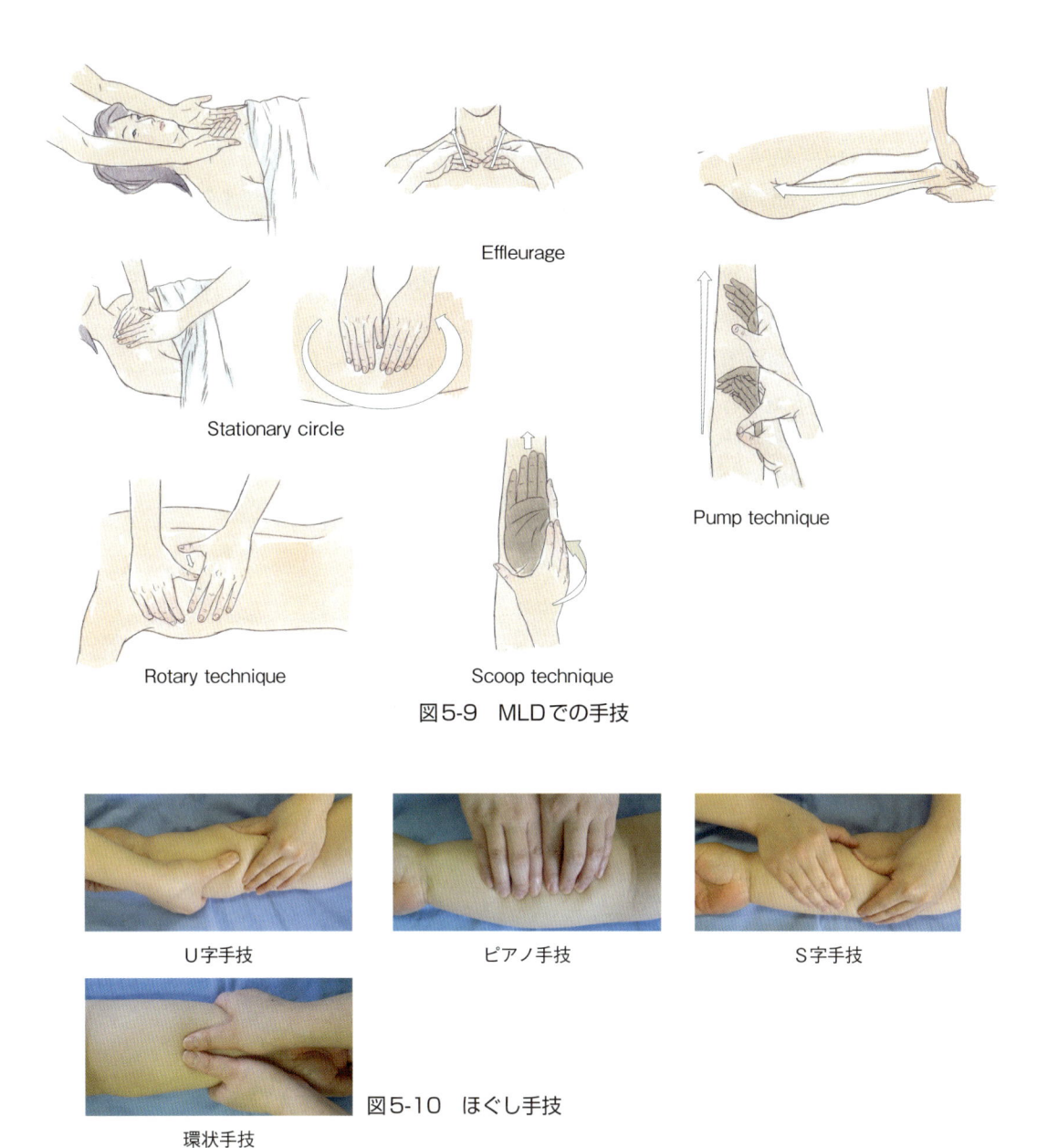

2 用手的リンパドレナージ（MLD）

Effleurage

Stationary circle

Pump technique

Rotary technique

Scoop technique

図5-9　MLDでの手技

U字手技

ピアノ手技

S字手技

環状手技

図5-10　ほぐし手技

　ます．このような状態となっている場合，上記の通常のMLD手技より少し強めのほぐし手技を行うこともあります（**図5-10**）．線維症（リンパうっ滞性・放射線性）を改善させるためにも，ほぐし手技を用います．このように症状に合わせたアプローチを行うことで，皮下の組織間液が減少し，皮膚の弾力性が回復し，柔軟性が向上します．

　MLDを行ってこのような状態まで改善すれば，安全に圧迫療法を行うことが可能となります．

3. MLDの手順

　MLDの手順は，前処置・患肢の処置・後処置に分類されます．
　MLDの手順で最も重要なことは，うっ滞しているリンパ液を排液するための新しい排液ルートとなるリンパ連絡路（側副路）を先に促通しておくことです．具体的にはリンパ液がうっ滞している患肢よりも先に静脈角・体幹部，また最終的目標となるリンパ節のリンパドレナージを行うことです．これを前処置といいます．この処置により患肢からのリンパ液が新しい排液ルートに誘導されやすくなります．したがってMLDを行うにあたっては，患者一人ひとりのリンパ浮腫の発症機序とそれに対応した新しいリンパドレナージの排液ルートを確認してから実施する必要があります．

1）新しい排液ルートの確認（図5-11）

①まず，MLDを行う前にリンパ浮腫発症の機序を確認します．
　例えば，左乳がん術後にリンパ浮腫を発症した場合で考えてみましょう．
　下の図のように左乳がん術後では左腋窩リンパ節からの流れが滞るため，左上肢に組織間液が貯留します．
　そのため，別ルートへの側副路の活性化を目的にMLDを行います．

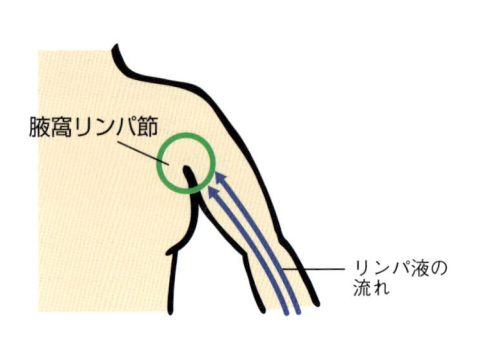

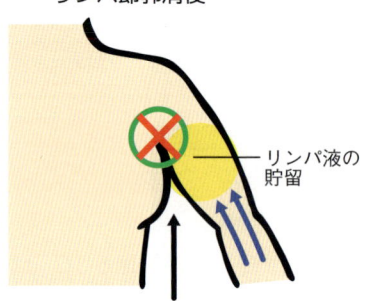

図5-11　リンパ管がリンパ液を吸収できなくなり患肢に溜まり浮腫となった状態

②新しいドレナージ先のルートを確認をします（図5-12）．
　左乳がん術により左上肢リンパ浮腫を発症している場合の新しいドレナージ先を考えてみましょう．
　新しいルートは図5-12の青矢印のようになります．

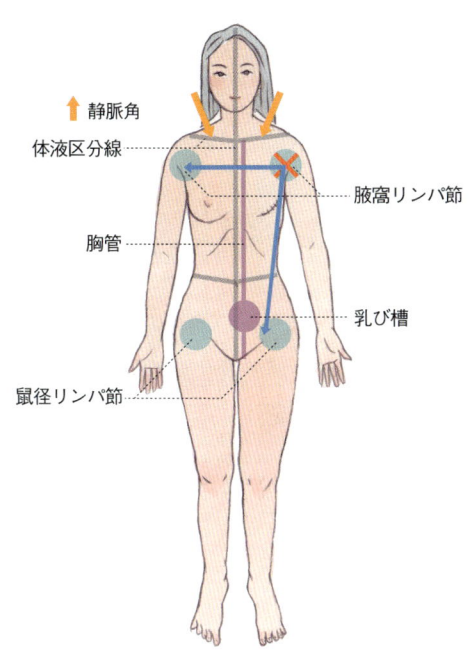

図5-12　新しいドレナージ先のルートの確認
※左乳がん術後に左上肢リンパ節を発症した場合

※重要なポイント
　MLDは，医療従事者が行う手技であり，SLDのように回数が決まっているわけではありません．手技の選択や回数などは，患者のそれぞれの症状に合わせて決まっています．ここで紹介するものは，あくまでも一例になります．MLDを実施する際には適切に評価を行い，個々の症状に合わせて手技や回数などのアプローチを検討し，治療を実施することが大切です．

2）上肢MLDの手順（図5-13）

　ここでは上記の左乳がん術後に左上肢リンパ浮腫を発症した例に対するMLDの手順を紹介します．

(1) 前処置—リラックスした状態

　前処置は深部リンパ管の流れを活性化し，患肢に貯留しているリンパ液を排液しやすい状態にすることが目的になります．　リラックスした状態で行います．

①深部リンパ管へのアプローチ

①頸部アプローチ
　　目的：静脈角（最終的リンパ液の流入先）へのリン
　　　　　パ液の流れの活性化
　　手技：Effleurage
　　回数：10回程度
　　方向：胸骨から肩峰へ（静脈角に流すように行う）

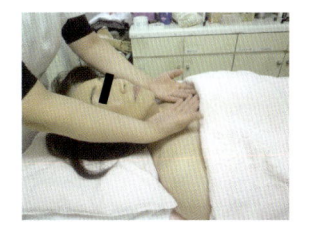

第Ⅴ章　上肢リンパ浮腫に対する具体的介入手技

②肩回し（後ろ回し）
　目的：鎖骨・腋窩リンパ節の促通
　手技：肩関節回旋（肩に手を触れ軽く介助する）
　回数：10回程度

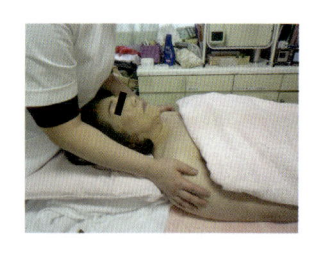

③鎖骨上リンパ節および耳介前・後リンパ節へのアプローチ
　目的：鎖骨上リンパ節および耳介前・後リンパ節の促通
　手技：Stationary circle
　回数：10回程度

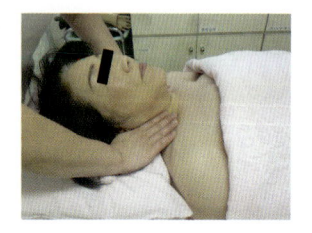

④腹部ドレナージ
　目的：乳び槽の促通
　手技：Effleurage・Stationary circle
　手順：右図参照
※禁忌
　●ブルンベルグ徴候
　　腹壁を圧迫した際に強い疼痛を認めた場合，炎症性刺激であるため，禁忌となる．
　●腹部の慢性・急性疾患，妊娠中，腹腔内の手術や放射線療法後など（例：放射線性腸炎，放射線性膀胱炎，大動脈瘤，腸閉塞および骨盤内静脈血栓の既往）．

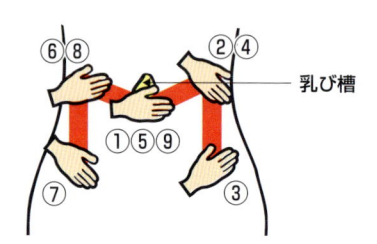

恥骨から胸骨⇒肋骨弓から恥骨へEffleurageし，腹式呼吸に合わせて①〜⑨の順に手をそえ，乳び槽に向けて腹部に軽く圧を加える．

⑤正常な腋窩リンパ節へのアプローチ
①目的：リンパ液の流れの活性化
　手技：Effleurage
　方向：図5-13の⑥→④の方向へ流す
　回数：5回程度

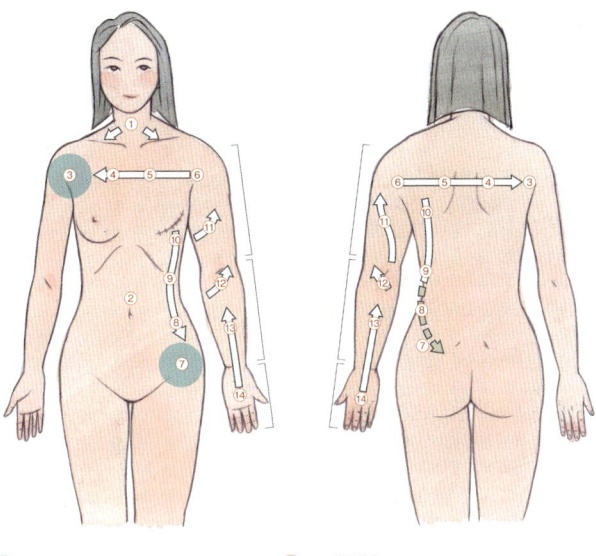

2 用手的リンパドレナージ（MLD）

●　リンパ節
］　手指・手部／前腕部／上腕部

① 　静脈角
② 　腹部（乳び槽）
③ 　腋窩リンパ節
◁④▭⑤▭⑥ 　リンパ吻合路（両腋窩部間）
⑦ 　鼠径リンパ節
▭⑧▭⑨▭⑩▷ 　リンパ吻合路（腋窩—鼠径部間）

図5-13　正常な腋窩リンパ節へのアプローチ
※左乳がん術後に左上肢リンパ浮腫を発症した場合

②目的：健側の腋窩リンパ節の促通（図5-13のように左上肢リンパ浮腫場合，右腋窩リンパ節（③）を促通する）
　手技：Stationary circle
　回数：10回程度

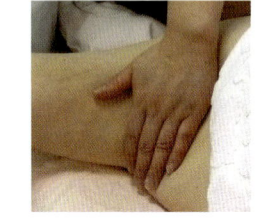

③両腋窩部間吻合路（連絡路）へのアプローチ
　目的：患側腋窩リンパ節から健側腋窩リンパ節への促通
　手技：Stationary circle
　回数：胸部を3パーツほどに分けて（図5-13の④，⑤，⑥），健側腋窩リンパ節に近い方（図5-13の④の方）から順に各10回程度

※リンパ分水嶺の体液区分線上（図5-13，⑤）は毛細リンパ管が多く発達しているため，丁寧にアプローチする．
※背部も同じ手順で行う．

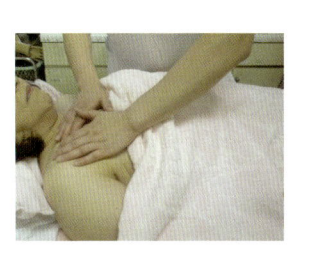

055

第Ⅴ章　上肢リンパ浮腫に対する具体的介入手技

⑥患肢と同側の鼠径リンパ節へのアプローチ
①目的：リンパ液の流れの活性化
　手技：Effleurage
　方向：**図5-13**の⑩→⑧の方向へ流す
　回数：3回程度

②目的：患側の鼠径リンパ節の促通（**図5-13**の場合，
　　　⑦の左鼠径リンパ節）
　手技：Stationary circle
　回数：10回程度

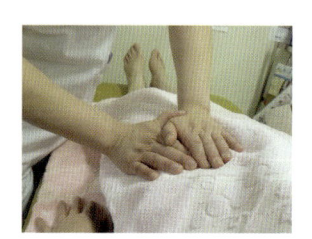

③腋窩—鼠径部間吻合路（連絡路）へのアプローチ
　目的：患側腋窩リンパ節から同側の鼠径リンパ節を
　　　　促通
　手技：Stationary circle
　回数：患側の腋窩から同側の鼠径部までを3～5パー
　　　　ツほどに分け（**図5-13**の場合⑧，⑨，⑩に分
　　　　けている），患側鼠径部リンパ節に近いほう
　　　　（**図5-13**の⑧のほうから）から順に各10回程
　　　　度．
※リンパ分水嶺の体液区分線上（**図5-13**，⑨）は，
毛細リンパ管が多く発達しているため，丁寧にアプ
ローチする．
※腹臥位でも，同じ手順で実施する．

(2) 患肢の処置
　前処置により，患肢に貯留したリンパ液をドレナージできる環境となったら患肢の処置に入ります．
　機能低下したリンパ節を迂回させるようにドレナージしていきます．
　※患肢を行う場合，背部からアプローチします．背部も以下に示す同じ手順で行います．

①患肢へのアプローチ
①目的：リンパ液の流れの活性化
　手技：Effleurage

方向：図5-13の⑭→⑪の方向へ流す
回数：3～5回程度

②目的：患肢のリンパ液の排液
　手技：Stationary circle およびほぐし手技
　方向：⑪→⑭（図5-13）
　患肢へのアプローチ：上腕部（⑪）・肘窩リンパ節（⑫）・前腕部（⑬）・手指・手部（⑭）に分け，上腕から手部にかけて順番にアプローチする．各10回程度（図5-13）．
　※前腕部（⑬）のドレナージを行う前には，肘窩リンパ節（⑫）の促通（下記）を行ってから実施する．

　目的：患肢の肘窩リンパ節（図5-13，⑫）の促通（肘関節の屈伸を行いながら，アプローチすることも可能）
　回数：10回程度

(3) 後処置

最後に流れやすい環境になったルートに再度，ドレナージしていきます．
〔前処置で作った新しいルート（図5-13の⑥→④に向かうルートおよび⑩→⑧の方向へ向かうルート）を流す．〕

①手技：Stationary circle
　回数：1か所につき1～3回程度．

②手技：Effleurage
　方向：（図5-13の⑭→⑪）
　回数：3回程度

【参考文献】
1) 粳間剛, 安保雅博：MLD（manual lymphatic drainage）. Jpn J Clin Rehabil 18: 753-754; 2009.
2) Foeldi M：Foeldi's textbook of lymphology：for physicians and lymphedema therapists. Mosby. 2007.

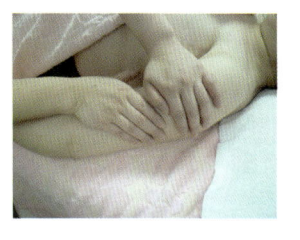

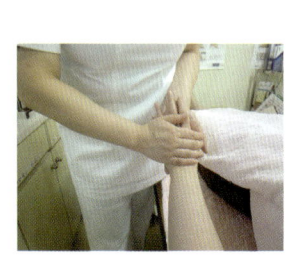

第Ⅴ章 上肢リンパ浮腫に対する具体的介入手技

3 圧迫療法

1. 圧迫療法の概要

　圧迫療法は，浮腫を軽減させる効果が高く最も重要な治療です．患肢を外部から圧迫することにより間質組織圧を高め，組織間液やリンパ液の再貯留を防ぐ効果があります．また用手的リンパドレナージ（MLD）の効果により改善された皮膚の状態を，より良好な状態で維持・改善するためにも必要不可欠な治療です（**表5-2**）．

1）圧迫療法の手段と用いる製品

　圧迫療法の手段として，弾性包帯（バンデージ）による多層包帯法と弾性着衣があります．第一段階の集中的排液期には弾性包帯（バンデージ）による多層包帯法を行い，第二段階の現状維持・改善期は弾性着衣で行いますが（**図5-14**），症状により単独で使用する場合と併用する場合があります．

表5-2　圧迫療法の効果

①外部の圧迫により皮下の組織間液の貯留を抑制する．
②重力の影響を改善し，浮腫増悪を防ぐ．
③外部の圧迫と内部の筋ポンプ作用により，リンパ還流を促通する．

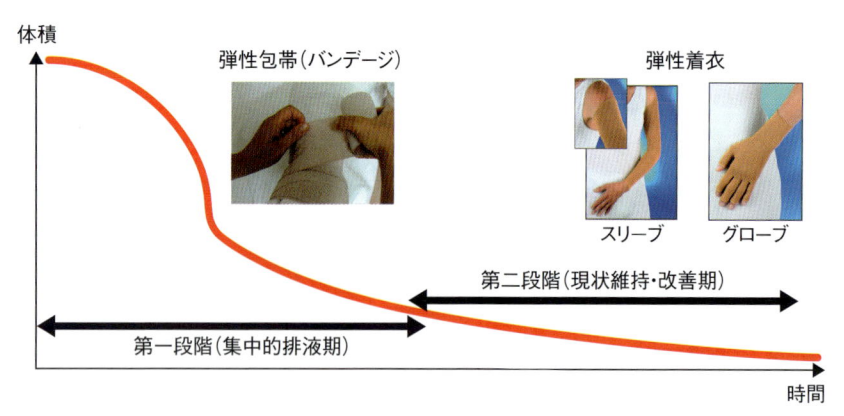

図5-14　段階に応じた圧迫療法
※症状により弾性包帯と弾性着衣を単独で実施する場合と併用する場合がある．

表5-3　国際リンパ学会(ISL)によるリンパ浮腫病期分類

ISL 0期
リンパ液の輸送に障害があるが，腫脹が明らかではなく，無症状の状態．浮腫を認めるようになるまで数か月から何年にもわたって続くことがある．

ISL I 期
疾患の発症初期にあたる．組織液の貯留は挙上により軽減する．圧痕を生じる．

ISL II 期
挙上のみにより腫脹が軽減することはほとんどない．圧痕が明らかである．

ISL II 後期
組織線維化が明らかになっているため，圧痕ができることもあれば，できないこともある．

ISL III 期
組織が硬くなり(線維性)，圧痕は生じない．肥厚，色素過剰，皮膚の皺襞の増生，脂肪沈着，疣贅過成長などの皮膚変化を認める．

2）圧迫療法の選択

リンパ浮腫では，初期治療のみならず長期的な管理を行っていくうえでも，適切な圧迫療法の選択が重要となります．

主に発症早期で症状が軽度の場合，弾性着衣を選択するだけで改善が可能な場合もあります．リンパ浮腫が重症化していて，すでに皮膚の線維化が見られる場合は，弾性包帯で症状を改善させてから，弾性着衣に変更するなどの工夫が必要です．

リンパ浮腫診療ガイドライン[1]によると，弾性包帯による多層包帯法は，ISLの分類（**表5-3**）のII-II後期では初期管理に適しているとしています．またpitting edemaがある場合は，弾性着衣を用いる前にいったん浮腫を減少させることを目的として，弾性包帯を用いることも多いです．その他にも，皮膚トラブルなどで弾性着衣が着用できない場合も弾性包帯の適応となります．皮膚の線維化などの症状を認めるような中等度以上の浮腫の場合，弾性包帯で症状が改善してから弾性着衣に変更するまたは併用しての管理も必要になります．弾性包帯による多層包帯法を安全で効果的に行うには，MLDによって皮膚組織を柔らかくした状態で包帯を巻いていくことがポイントです．

3）圧迫療法の圧バランス（段階的圧勾配）

圧迫療法における圧バランスは，ラプラスの法則に基づき段階的に調整していきます．これを段階的圧勾配といいます．ラプラスの法則を理解することは，非常に重要です．理解しないで行った場合，十分な効果が得られなかったり，患者にとって心地よい圧迫療法とならない場合も多いため，必ず理解したうえで行います．

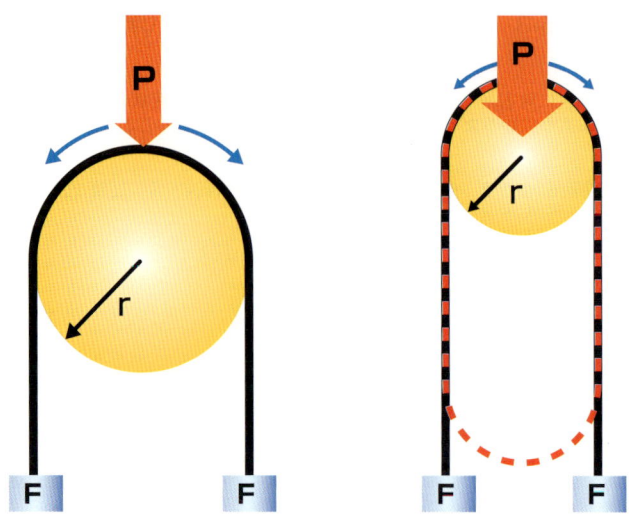

第Ⅴ章　上肢リンパ浮腫に対する具体的介入手技

図5-15　ラプラスの法則
半径の小さい円（右側）のほうが発生する圧力が高い．

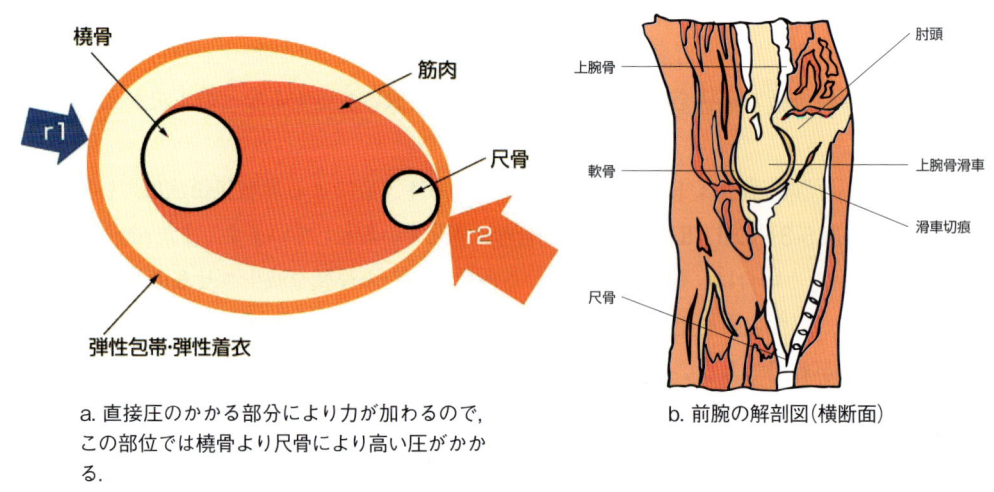

a. 直接圧のかかる部分により力が加わるので，この部位では橈骨より尺骨により高い圧がかかる．

b. 前腕の解剖図（横断面）

図5-16　骨格におけるラプラスの法則の影響イメージ図
患肢は円でないため，解剖を十分に理解しておくことが重要である．

・ラプラスの法則とは

　ラプラスの法則によれば，同じ圧でも，半径の大きいところでは圧迫力が弱く，半径の小さいところでは圧迫力は強くなります（**図5-15**）．

060

・段階的圧勾配とは

　ラプラスの法則より，円周半径の小さい上肢末梢部にかかる圧が最も強く，中枢部に向かって半径が大きくなるに従い圧が弱くなっていくことがわかります．この圧差により組織の中枢方向への流れが促されます．これを段階的圧勾配（段階的圧バランス）といい，圧迫療法を行う場合も，この原理を考慮して「末梢（手関節）」⇒「中枢（上腕）」に向かって圧が「高い」⇒「低い」となるように調整する必要があります．上肢の場合，圧比は 手関節10 前腕9 上腕7 が目安といわれています[2]．弾性包帯ではこれを参考にして圧を調整しながら患肢に巻いていきます．弾性着衣も同様の原理を考慮した設計となっています．ここで注意しなければならないのは，多層包帯法の場合，理論的には同一圧で巻き上げれば段階的圧勾配になるわけですが，実際に同じ圧で巻くには，患肢が円ではないことを理解して圧調整を図っていく必要があります．すなわち人の肢体は，骨や筋肉の走行があり，楕円形をしているので，ラプラスの法則により，同じ部位であっても楕円のより円周半径の小さい面のほうが高い圧がかかります（図5-16a）．例えば同じ圧で前腕部を巻いても，皮下脂肪が薄く，骨が皮膚の直下に当たるような半径の小さい前面部のほうが，側面部や後面部よりもより高い圧迫力がかかることになります（図5-16b）．圧が不均衡となってしまう部位では圧が分散するように綿包帯を厚くしたりスポンジを挿入するなど，症状に合わせて調整し，圧が患肢全体に均等になるように巻いていきます．したがって圧迫療法を実施するためには，図5-17のような身体の解剖学的特徴を十分に理解しておくことが必要です．

4）圧迫療法の禁忌および注意を要する場合

　圧迫療法の絶対禁忌にあたるのは以下の場合です．
①感染症による急性炎症（蜂窩織炎など）
②心性浮腫（心不全）
③急性期の深部静脈血栓症
④動脈血行障害（閉塞性動脈硬化症など）

　施行において，注意を要する場合は以下です．
　高血圧，狭心性，不整脈，強皮症，関節リウマチ，ズディック症候群，糖尿病および感覚障害がある場合，乳幼児・高齢者などでは，患者一人ひとりの全身状態や皮膚や浮腫の状態を判断しながら，症状に合わせて適応していきます．
①高血圧 ⇒ 血流に負担をかけないように弱圧で開始します．
②静脈瘤 ⇒ 血行障害に配慮して弱圧から開始します．
③麻痺 ⇒ 感覚障害や関節拘縮および筋緊張に留意し，弱圧で開始します．
④感覚障害（糖尿病性を含む）がある場合 ⇒ 弱圧より開始します．

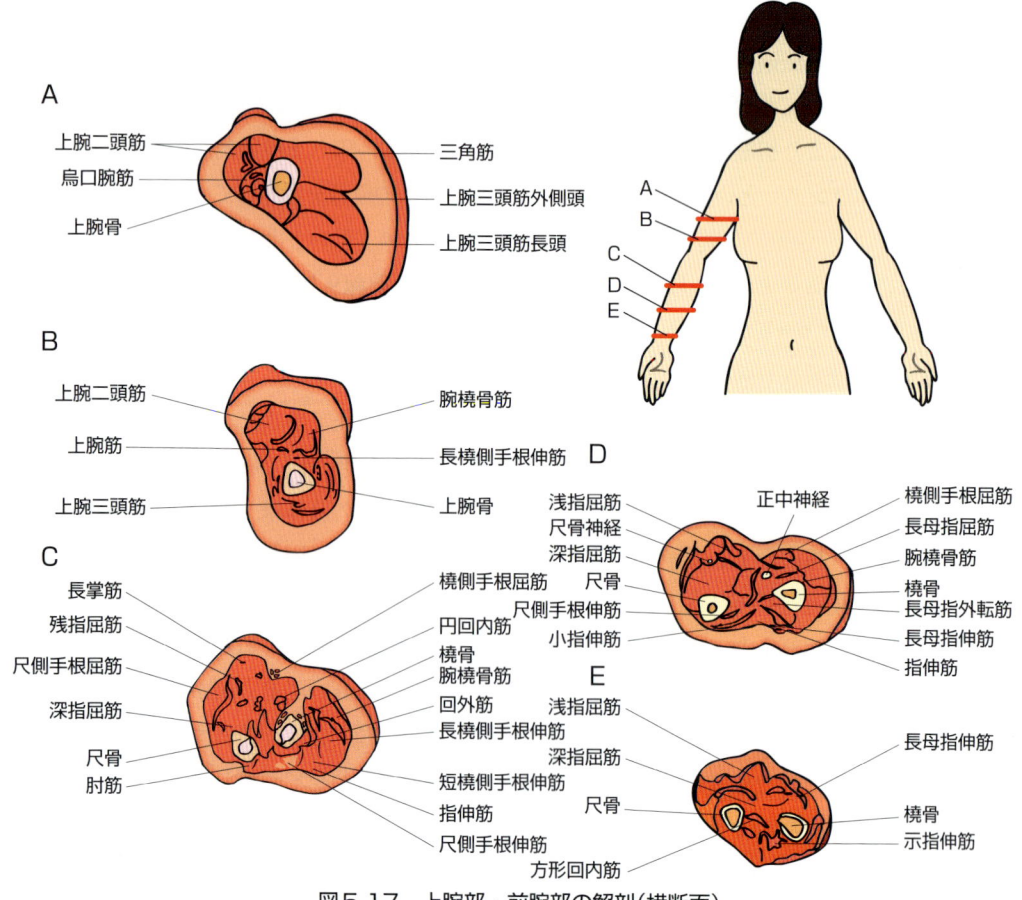

第V章　上肢リンパ浮腫に対する具体的介入手技

図5-17　上腕部・前腕部の解剖（横断面）
圧迫療法を行ううえで解剖学的知識は不可欠である．イラストのように部位により筋肉の形状や太さ，骨・関節の位置などが異なることを考慮しながら適切な圧を考えていく．

⑤着用時：血圧の上昇，心拍数の増加，疼痛，指先が冷たくなる，かゆみ・あせも・かぶれの出現などがある場合 ⇒ 圧を弱めるか圧迫療法を一時中止します．

2. 多層包帯法(MLLB)

　多層包帯法（MLLB）は，弾性包帯（バンデージ）を多重層に患肢に巻き上げることで組織間圧を高め，貯留液を患肢末梢端より中枢端へ向けて誘導する方法です．弾性着衣に比べ症状に合わせて圧迫を行えるため，皮膚変化の見られるリンパ浮腫では効果が高いです．

1）多層包帯法に用いる衛生材料・弾性包帯の種類

　弾性包帯（バンデージ）を巻く際に用いる衛生材料は通気性に長け，皮膚にやさしい素材を選択します．リンパ浮腫治療用に考案された特殊な編み方で作られています．

①筒状包帯

　ガーゼを筒状に編んだもので，直接皮膚に触れるので100％コットン素材でできています．患肢全体を包むのに用います．

・汗を吸収し皮膚を保護します．

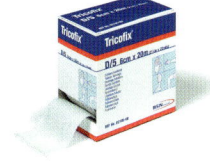

トリコフィックス®（テルモ・ビーエスエヌ(株)）

②指包帯（ガーゼ包帯）

　手指や足趾を巻く場合に用いるもので，主に包帯幅が4cm，6cmのものを使用します．

・汗を吸収し皮膚を保護します．
・手足の指に軽い圧迫をかけます．
・可動に対応できるように設計されています．
・耐久性は低いです．

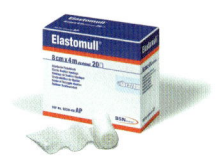

エラストムル®（同）

③パッティング包帯（綿包帯）

　弾性包帯を巻く際の基盤となるもので，必ず巻きます．

・クッションとして患肢の皮膚を保護します．
・食い込み部分に当てることで，圧を均等に配分する役割があります．
・強い固定力を必要とする際には適しています．

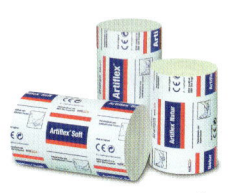

アーティフレックス®（同）

④弾性包帯（バンデージ）

　患肢を圧迫するために使用するもので，リンパ浮腫の治療に用いる弾性包帯は，ショートストレッチ包帯を選択します．ゴム繊維は含まれておらず，繊維自体の弾力性ではなく特殊な編み方により伸縮性が生み出されます．

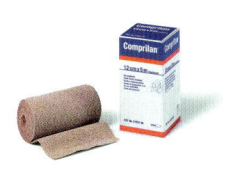

コンプリラン®（同）

・筋肉ポンプ作用を促進します．
・耐久性が高いです．

⑤固定用粘着テープ

包帯の固定に用います．粘着材が残りにくいものを選択します．

⑥ウレタンロール（スポンジロール包帯）

主にクッション材として用いたり，全体の圧調整のために使用します．

・皮膚を保護し，バンデージの圧力を均等に配分します．
・パッティング包帯より耐久性があります．

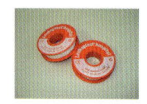

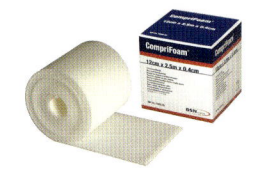

コンプリフォーム®
（同）

2) 上肢の弾性包帯（バンデージ）による多層包帯法のポイント

弾性包帯による多層包帯法を行ううえでの大事なポイントを以下にまとめます．

①スキンケアを行う

リンパ浮腫を発症している皮膚は，感染しやすい状態です．弾性包帯を直接巻くと皮膚に食い込み傷つきやすいので，実施前のスキンケアを忘れずに行い，弾性包帯を直接皮膚に巻くことは避け，筒状包帯，指包帯などを先に巻きます．

②きつく巻き過ぎない

多層包帯法では，スティッフネス（伸び硬度，後述）が重要です．循環を促通することが目的になるので，きつく巻きすぎると逆に血行障害を起こしてしまうので注意します．

③適切な圧バランスで安全に行う

前述したように，ラプラスの法則に基づき，段階的圧勾配を意識して行うことが重要です．患肢は円ではないので，骨や筋肉によりそれぞれの部位にかかる圧が異なるという解剖学的特徴を十分に考慮して，実践します．

圧を高めたい時は，弾性包帯を重ねることでスティッフネス（伸び硬度）を高めていきます．

④巻く本数の目安

弾性包帯を巻く範囲や浮腫症状の度合いや，皮膚の状態により必要とする本数は異なってくるので，個別に対応します．浮腫が進行して皮膚の線維化やリンパうっ滞を起こしているなど強い圧迫力を必要とする状態の場合は必要本数も増えます．目安としては6cm・8cm・10cmの3本を基準に，症状に応じて本数を増減させます．弾性包帯を巻く幅が狭まるほど圧が強くなります．

⑤装着時間について

弾性包帯は効果を出すためにできるだけ長く装着することが基本で，24時間の

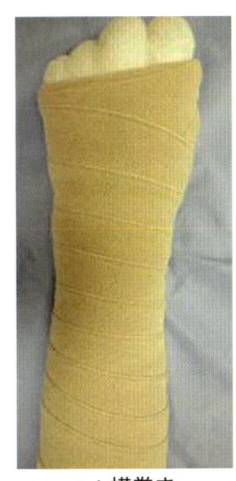

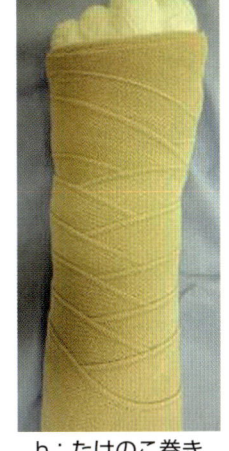

a：横巻き　　　　　　b：たけのこ巻き

a：土台をつくるのに適している．螺旋帯ともよばれる．
b：関節部などを巻くのに適している．巻いた外観が麦に似ていることから古く
　　から麦穂帯とよばれてきたが，最近ではたけのこ巻きとよばれていることも
　　ある．関節に巻く場合，数字の8を書くように巻くので8字帯ともよばれる．
図5-18　弾性包帯の主な巻き方

装着も可能となっていますが，症状・生活環境・気候などを考慮し，個別に調整・対応していきます．

なお弾性包帯を巻く際は皮膚に密着させるように巻き，緩まないように仕上げていきます．

⑥皮膚トラブルへの対応

かゆみ・赤み・痛みなどの症状を認めた場合は，包帯を外しアイシングなどの炎症症状への対応を行います（「付表：患者のためのリンパ浮腫パンフレット⑫アイシング」参照）．乾燥した状態での圧迫は，感染症や炎症の原因となることがあります．事前のスキンケアを行い，しっかり保湿した状態で行います．

3）上肢への弾性包帯（バンデージ）の巻き方の基本

上肢への圧迫療法（多層包帯法）で用いられる弾性包帯の主な巻き方として，横巻き（螺旋帯）とたけのこ巻き（麦穂帯）とがあります（**図5-18**）．巻き方により圧が異なります．患肢の形状に合わせて，いくつかの巻き方を組み合わせ，圧調整をしながら巻きます．

4) 上肢の多層包帯法の手順（ここでは右上肢を例に説明します．）

・物品の確認をします．
※下の備品のほかにハサミも用意します．
【多層包帯法に用いる弾性包帯・衛生材料】

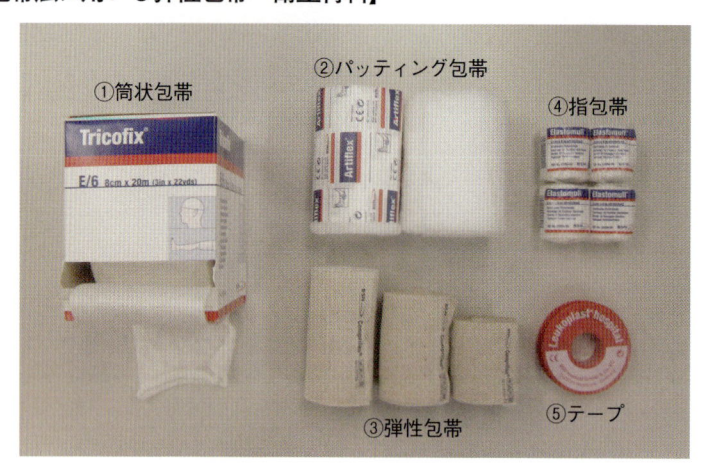

①筒状包帯 ②パッティング包帯 ④指包帯 ③弾性包帯 ⑤テープ

【多層包帯法：事前チェック項目】
①前処置：スキンチェックを行います．
②用手的リンパドレナージ（MLD）を行い，皮膚組織を軟らかくしてから実施します．
③心臓に向かい徐々に圧が低くなるように巻きます．

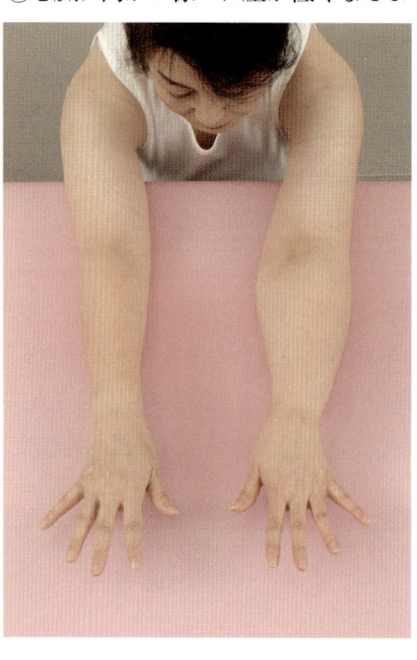

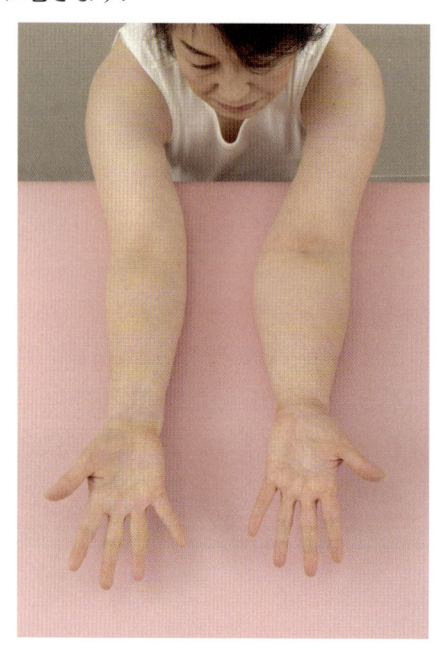

❸ 圧迫療法

①スキンケア

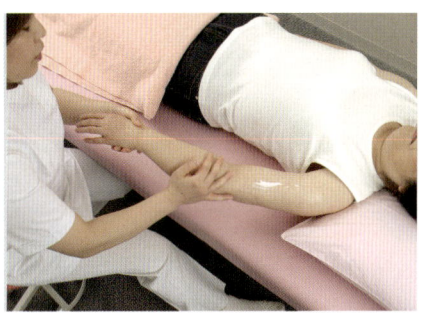

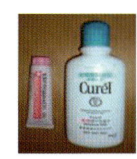

スキンチェックを行ってから，ローション等で保湿を行う．
リンパの流れを意識し，末梢から中枢部へ円を書くように保湿していく．

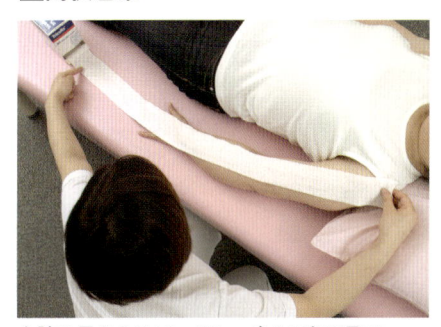

②筒状包帯

上肢の長さより10〜20cm多めに切り取る．

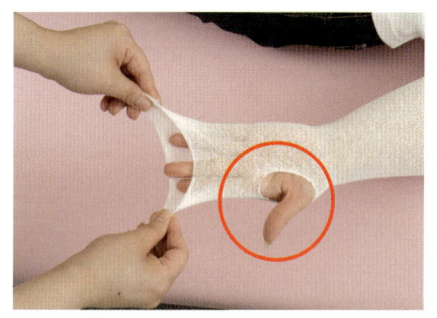

母指関節部に穴を空ける．
※ゆとりを持って穴を空ける．

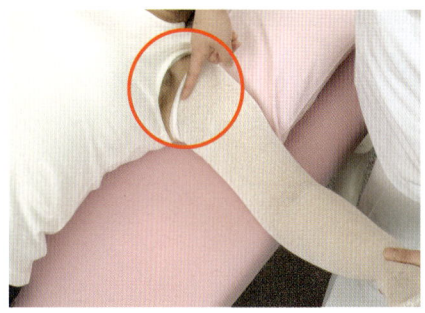

腋窩までしっかり伸ばす．

067

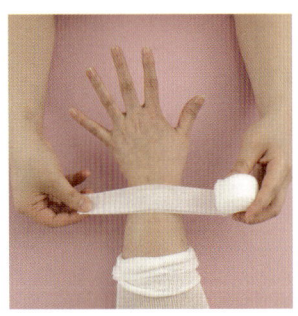

第Ⅴ章 上肢リンパ浮腫に対する具体的介入手技

3 指包帯

手は完全伸展した状態で行う．手関節に巻きすぎないように1周，固定巻きする．

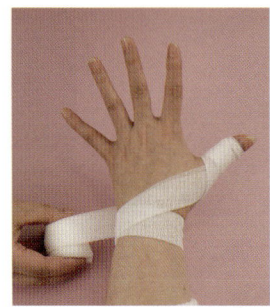

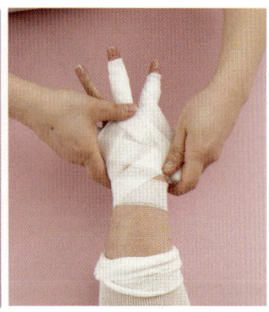

強く引きすぎないように注意し，各手指を3～5回ほど巻く．
母指から順番に指先から付け根まで巻く．
各指に移動するときは，手関節を一周巻いてから行う．
包帯を皮膚に密着させる．
締め付けないようにする．

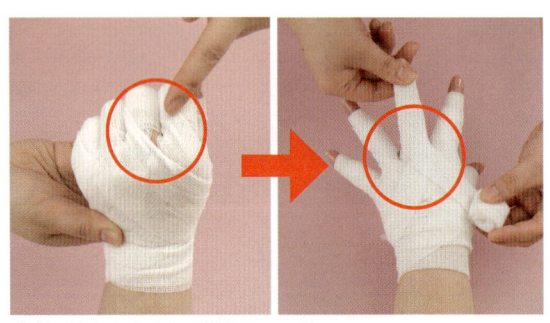

皮膚が見えないように補充していく．
MP関節は，皮膚の可動範囲が広いので補充していく．

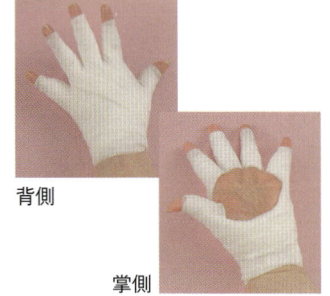

背側

掌側

④パッティング包帯

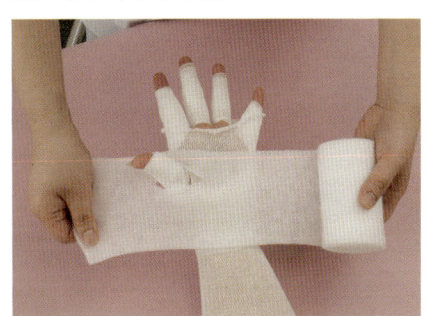

母指関節部に穴を空ける.

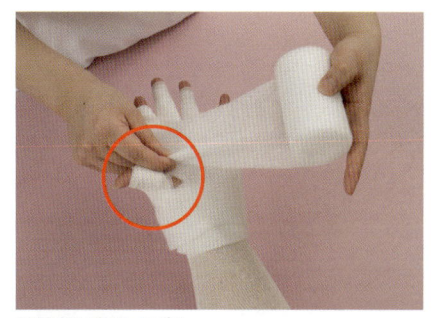

関節部は締めすぎない.

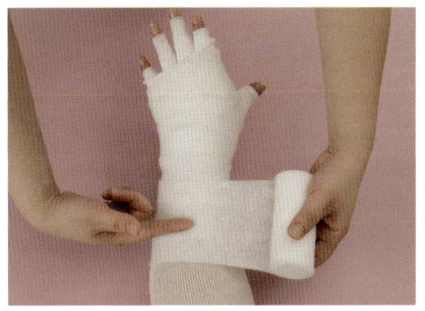

パッティング包帯の幅を半分ぐらい重ねて巻いていく.締めつけないように,動かしながら巻き上げる.

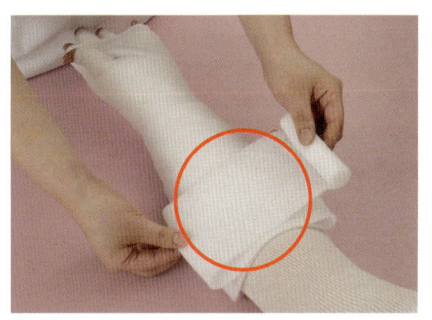

肘関節部は二重にする.

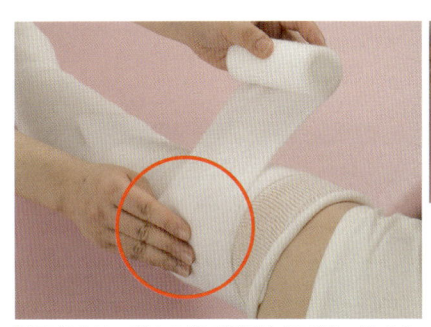

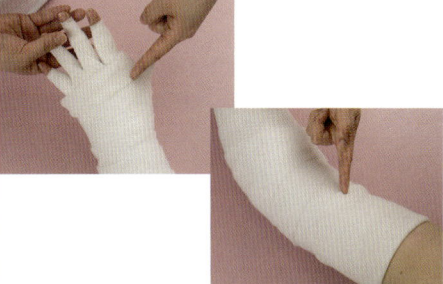

腋窩部分は,後から巻く弾性包帯が食い込まないように二重に巻き,筒状包帯を折り返す.

第Ⅴ章　上肢リンパ浮腫に対する具体的介入手技

5 弾性包帯：Hand bandage（手部）

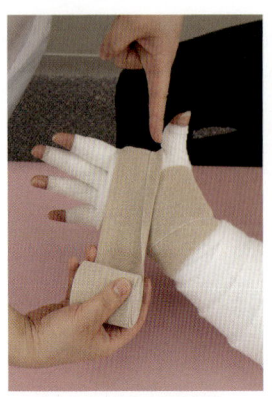

6cmのバンデージで手関節より，手を大きく開いた状態で開始．

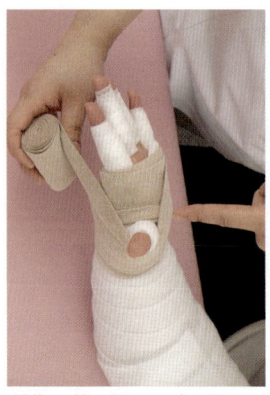

親指の付け根から手の甲へ．

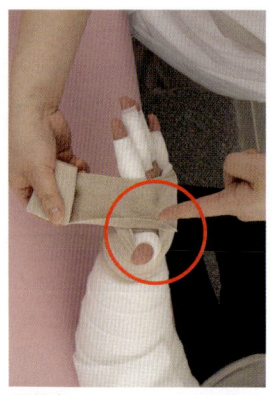

関節部・アライメントに留意し行う．

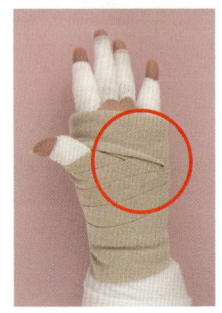

手掌部が覆われているか確認する．

6 弾性包帯：Forearm bandage（前腕部）

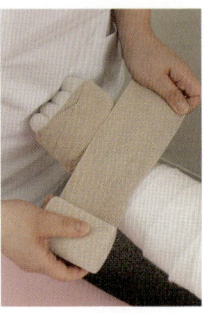

手を握った状態でセラピストのおなかを押すようにして，8cmのバンデージで手背部から中枢に向け巻いていく．

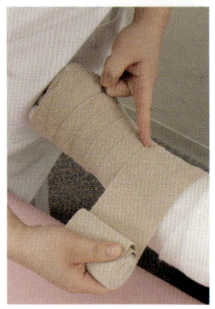

体の表面に沿わせ転がすように巻く．伸張をさせると圧迫力が高くなるため，段階的圧勾配を考慮しながら行う．

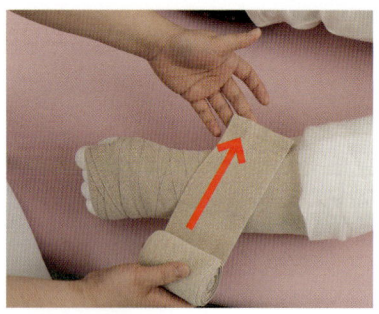

前腕の2本目の8cmのバンデージは，リンパ液の流れを意識し，逆方向に巻いていく．

⑦弾性包帯：Arm bandage（上腕部）

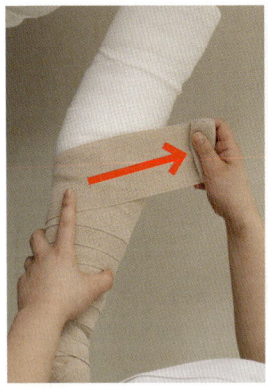

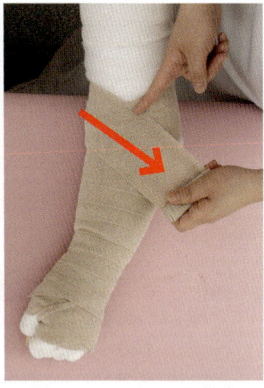

関節運動を確保するため，肘を屈曲した状態で関節部にバンデージを斜に交叉させて巻く．

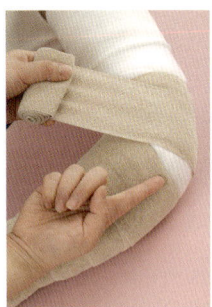

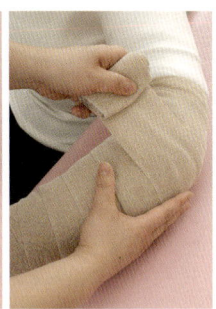

肘関節部を包むように巻く．

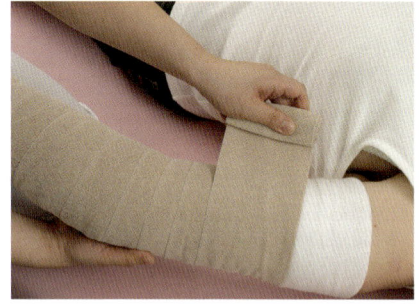

10cmのバンデージで上腕に向けて巻く．

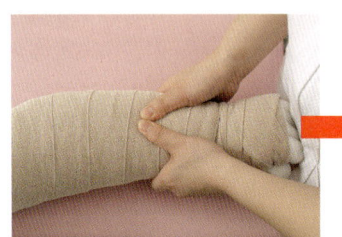

緩んでいる箇所がないか，圧チェックを行う．

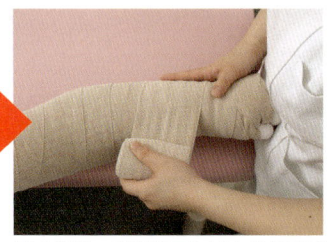

圧の均等・段階的圧勾配などを確認し，圧の弱いところを10cmのバンデージで補充していく．

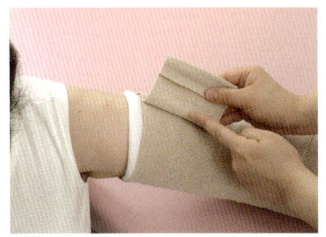

最後は二重に巻く．

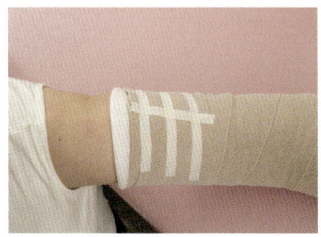

テープで固定する．

第Ⅴ章 上肢リンパ浮腫に対する具体的介入手技

8 仕上げ

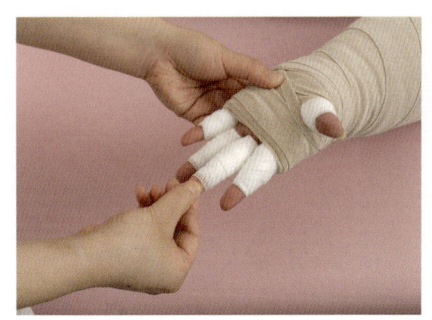

◎血行チェック.

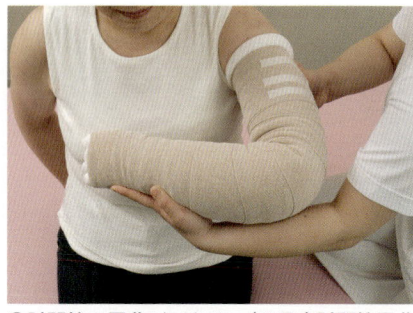

◎肘関節の屈曲ができる.（※目安肘関節屈曲110°）

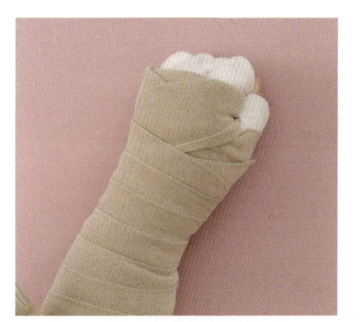

◎手指の屈曲ができる.

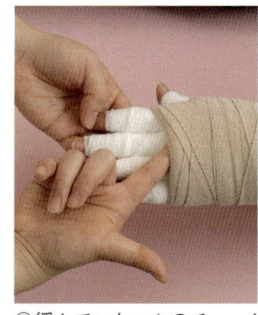

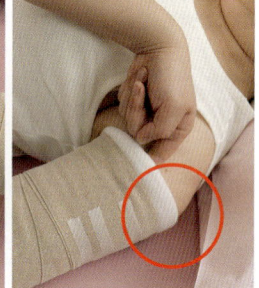

◎緩んでいないかのチェック.
◎脇にバンデージが食い込んでいないか確認（○部）.

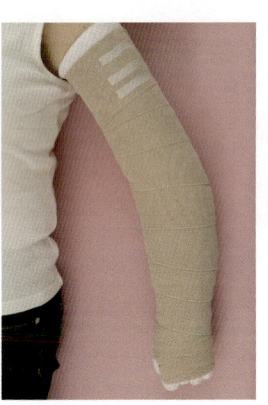

◎段階的圧勾配が保たれているかの確認.

【応用編（リンパパット・スポンジの使用）】

　リブ状やドット状のリンパパットは，その範囲内の細胞組織により高い圧迫圧を加え，弾性包帯や弾性着衣の圧迫効果と相乗し，組織内のミクロの循環を活発化して，リンパ還流を増進させます．特にリンパ浮腫の場合，皮膚線維症の症状を和らげる効果があります．リブ状やドット状の表面を皮膚に当て，その上から弾性包帯を巻いていきます．また，より均等に圧がかかることを目的（圧の拡散目的）に使用する場合もあります．

　スポンジやパットは必要な形状に合わせて切断して作製します．

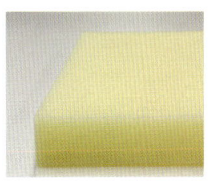

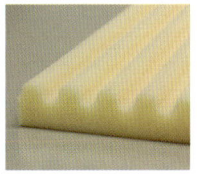

スポンジの種類：波型と平型（写真提供：ワコー（株））
波型と平型のシートがあり，必要な形状に合わせて切り取って作製します．

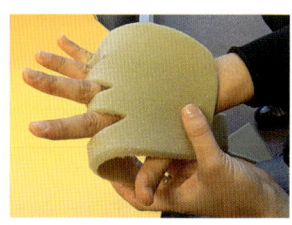

スポンジの使用例

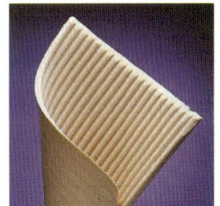

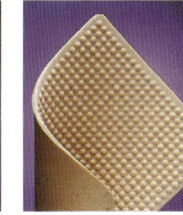

リブ状　　ドット状
リンパパット（ナック商会）

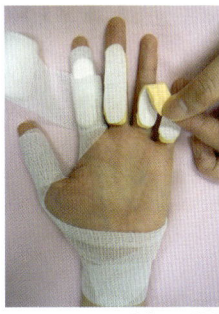

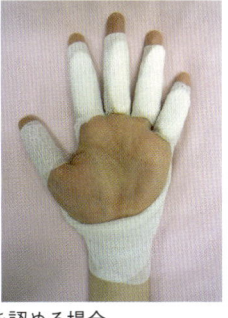

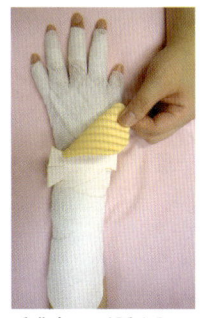

手指の浮腫を認める場合　　手背部に浮腫を認める場合

リンパパットの使用例

3. 弾性着衣

　弾性着衣は，弾性スリーブや弾性ストッキングなど，さまざまな形状のものがあります．2005年4月に医療機器に指定され，2008年4月よりリンパ浮腫治療における弾性着衣が保険適応となりました（「X章：弾性着衣等の療養費の支給について」参照）．しかし，不適切な弾性着衣の選択が行われると治療効果は得られず，かえって合併症を引き起こす可能性があります．そのため，リンパ浮腫治療においては，弾性着衣に関する知識と経験が必要不可欠となります．

1）弾性着衣の治療効果

　弾性着衣による圧迫は組織間圧の向上，血管径の縮小等によって組織間液を減少させ，浮腫を軽減する．さらに筋のポンプ作用の増強により，リンパ還流を促通する効果があります．また，治療により改善された患肢の状態を維持するためにも着用します．

2）弾性着衣の特徴

　弾性着衣はラプラスの法則に基づき，患肢の末梢部にかかる圧が最も強く，中枢（心臓）に向かい段階的に圧が弱くなっていく段階的圧勾配の設計となっています．このため，患肢に負担をかけずに自然にリンパや静脈の還流を促すことができます（図5-19）．上肢の場合，圧バランス比は手関節部10：前腕部9：上腕部7が目安といわれており[1]，既製品では手関節部の圧迫圧を基準にして選択します．オーダーメイドで注文，作製することもできます．

3）着用下での運動

　圧迫下での運動は，筋ポンプが効率的に働くため，浮腫を改善させる効果が高いです．このような日常動作時における弾性着衣の着用の意義を，患者自身にも十分理解してもらうことで，弾性着衣の装着率を高め，患肢の状態を良好に保つことができます（「V章：上肢リンパ浮腫に対する具体的介入手技．4．圧迫下での運動」参照）．

4）弾性着衣の選択のポイント

　弾性着衣は，患者一人ひとりの症状に合ったものを選択する必要があります．選択する際のポイントは，①圧迫圧，②伸び硬度（スティッフネス），③スタイル，④サイズです．

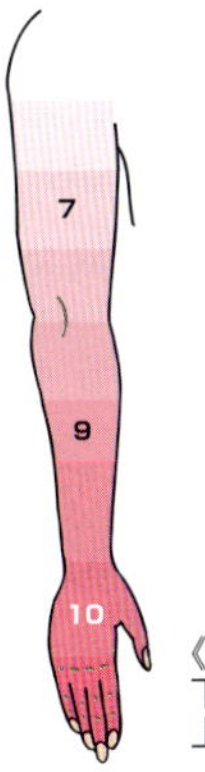

図5-19 圧迫療法における段階的圧勾配

《圧勾配》
下肢は，おおよそ 10：7：4
上肢は，おおよそ 10：9：7

末梢より中枢側に向かうほど，圧が緩くなる．

表5-4 病態に応じた弾性着衣の圧の選択

圧迫圧 ＊ヨーロッパ製の表記 （）内は相当するアメリカ製の表記	適応病態
20mmHg 未満	血栓症の予防（18mmHg） 静脈瘤の予防および他疾患による浮腫
15〜21mmHg （20〜30）	軽度静脈瘤および高齢者静脈瘤
23〜32mmHg （30〜40）	下肢静脈瘤，静脈血栓後遺症 上肢リンパ浮腫
34〜46mmHg （40〜50）	高度浮腫，皮膚栄養障害のある静脈瘤・静脈血栓後遺症 下肢リンパ浮腫
50mmHg 以上	高度リンパ浮腫

①圧迫圧の選択

　基本的に患肢の症状に合った圧の弾性着衣を個別に既製品の中から選択していきます．一般に下肢のリンパ浮腫では，ISLの分類のⅠ期およびⅡ期の早期では23〜32mmHg，Ⅱ期の後期およびⅢ期では34〜46mmHgを選択しますが，上肢リンパ浮腫の場合は，同じISL分類の病期でも下肢よりやや低い圧を選択します（下肢のほうが重力がかかりやすく，必要とする圧が強いため）．通常23〜32mmHgを選択しますが，初期の場合では，15〜21mmHgで改善が見られる場合もあります．日本では海外の製品を用いることが多いですが，圧迫圧の測定法の違いから圧迫圧の表記は国によって異なります．基本は15〜21mmHgを20〜30mmHg，23〜32mmHgを30〜40mmHg，34〜46mmHgを40〜50mmHgに相当するものとして選択します（**表5-4**）．前者は主にヨーロッパの製品に多く，後者はアメリカの製品に多い表示です．

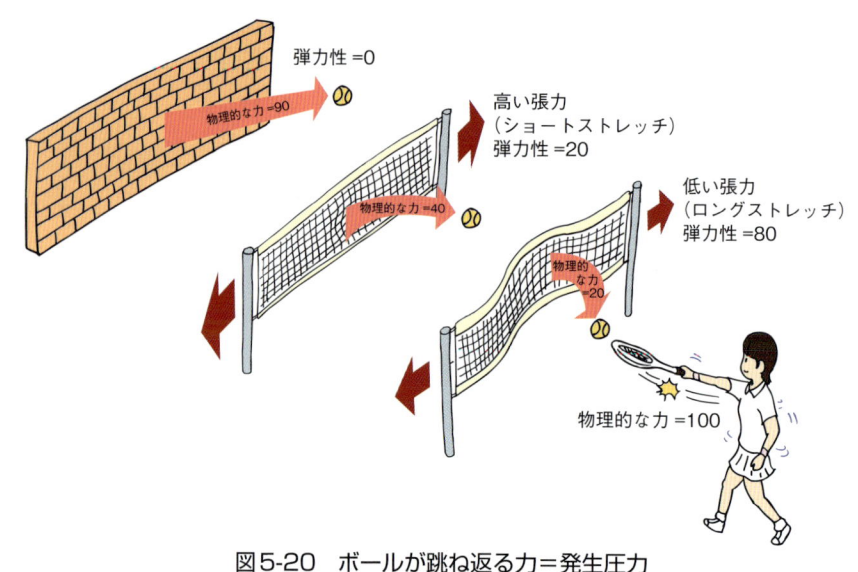

図5-20　ボールが跳ね返る力＝発生圧力
伸び硬度の大きい（硬く伸びにくい）ネットの場合，テニスボールが跳ね返る力が強い．同様に伸び硬度の大きい平編みの弾性着衣（硬く伸びにくい弾性着衣，ショートストレッチ）は圧迫圧が強く，筋肉のミルキング作用が大きいので，リンパ浮腫治療に適している．

②伸び硬度（スティッフネス）

弾性包帯や弾性着衣は素材となる材料を特殊な方法で編んで作製されますが，素材のもつ弾力性や編み方により，異なる伸張性が生み出されます．この伸張性の強さを伸び硬度といいます．伸び硬度はわかりやすくいうと，弾性包帯や弾性着衣を引き伸ばす時に必要な力，すなわち，弾性包帯や弾性着衣が引き伸ばされた時に抵抗する力のことを指します．伸び硬度が大きいほど伸びにくいということであり，装着して運動した際に患肢にかかる圧が強くなります．

弾性着衣の編み方には丸編みと平編みの2種類があり（**表5-5**），伸び硬度が小さく伸張性が高い柔らかい素材（よく伸びる）が丸編み（ロングストレッチともいう），伸び硬度が大きく伸張性が低い厚く硬い素材（伸びにくい）が平編み（ショートストレッチともいう）です（**図5-20**）．基本的に浮腫の軽減および線維化の悪化予防・改善というリンパ浮腫治療を目的として作られたものが平編みになります．生地が厚く筋肉のミルキング作用（筋ポンプ作用）が大きいという特徴があり，消耗が激しく，強い圧を必要とするリンパ浮腫に適しています．また，平編みは丸編みと比較すると，低い静止圧迫と高い活動圧迫（low resting pressure and high working pressure）を特徴としています．すなわち運動時には，筋肉の働きとそれに対する弾性着衣の抵抗により運動時圧迫（high working pressure）が生じますが，安静時は，弾性着衣自体は伸張しないため能動的な圧迫力は生じません．この特徴により，立位時や運動時には重力の影響や筋肉の働きにより組織内圧が上昇し（すなわち高い圧迫圧を必要とする），就寝などの安静時には組織

表5-5 弾性着衣の編み方の違いと特徴

《2種類の違い》〜伸び縮みする柔らかい丸編みとあまり伸び縮みしない平編み〜
⇒伸び硬度(スティッフネス⇔伸張性)＝抵抗する力の違いにより治療効果が異なる．

丸編み	平編み
・縫い目の数は同じ ・幅と高さを調整し圧力を設計．	・縫い目の大きさは同じ ・数を調整し圧力を設計

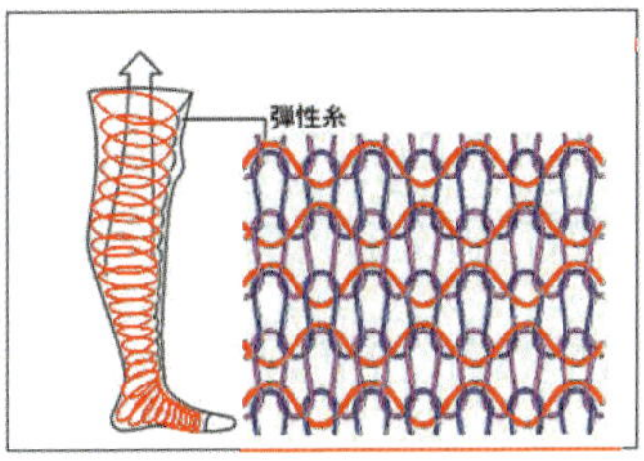

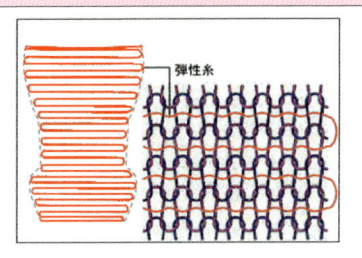

丸編みと平編みの違い

丸編み
- 伸縮：大(ロングストレッチ)
- フィットする範囲：大
- ファッション性に富む
- 筋ポンプ効果：小
- くい込みやすい
- ムレやすい(通気性能；低)
- 既製品向き(安価)

平編み
- 伸縮：小(ショートストレッチ)
- フィットする範囲：小
- ファッション性に欠ける
- 筋ポンプ効果：大
- くい込みにくい
- ムレにくい(通気性能；高い)
- オーダー品向き(高価)

適応例

丸編み
体型変化が少ない場合
全身性浮腫
リンパ浮腫(軽度な線維化)
慢性静脈不完全

平編み
体型変化が強く見られる場合
全身性浮腫
リンパ浮腫(高度な線維化)
脂肪浮腫，高度慢性静脈不全

直線になっている．
→弾性着衣に患肢を合わせて履く．

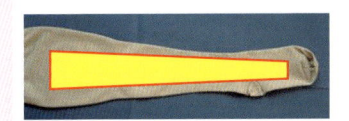

患肢の形状になっている．
→弾性着衣が患肢の形状となっている．

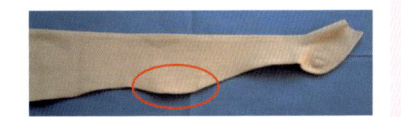

内圧が下がる（すなわち高い圧迫圧を必要としない），という身体の圧の変動に適応した圧迫圧を得ることができるわけです．安静時圧迫（low resting pressure）により，昼夜の着用が安全に可能となります（**図5-21**）．丸編みは静脈疾患の血栓予防目的に作られたもので，静脈血を滞りなく心臓に返すことを促します．

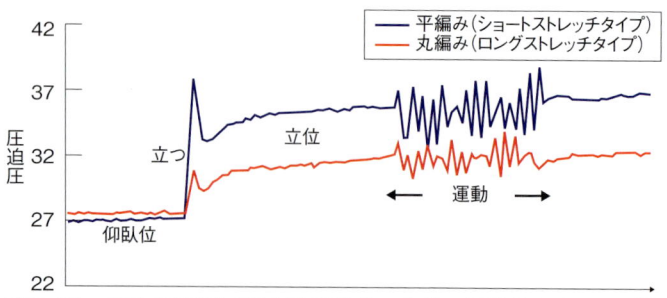

第Ⅴ章 上肢リンパ浮腫に対する具体的介入手技

図5-21　編み方の違いによる側臥位，立位，運動時における弾性着衣の圧迫圧の変化の比較
（文献1)より許諾引用，一部改変）
平編み（ショートストレッチ）は丸編み（ロングストレッチ）に比べて，動作や運動時の圧迫圧が強い．

③スタイル

上肢リンパ浮腫の弾性着衣のスタイルには，一体型（ミトン付スリーブ）と分離型（スリーブおよびグローブ（ミトン））があります（図5-22）．分離型を使用する場合，スリーブのみで使用すると手背の浮腫が増悪してしまい，かえって症状を悪化させてしまう場合もあるため，原則としてグローブ（ミトン）と合わせて使用することが基本となります．

④サイズ―採寸について

◎既製品の場合

患肢の手関節部の周径を計測し，サイズに合った弾性着衣をカタログから選択します．

弾性着衣は医療機器ですので，装着時に状態を必ず確認します．

《スリーブ》

手首の最も細いところを選択して測ります．

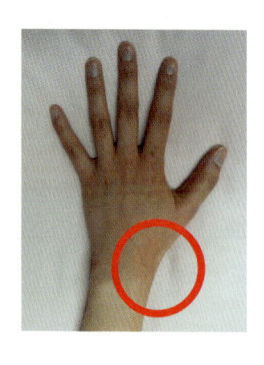

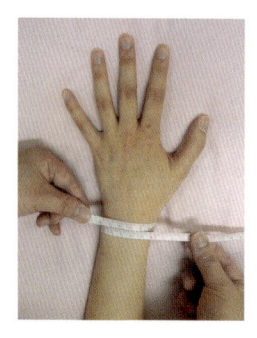

既製品スリーブの周径計測のポイント
- 2サイズにまたがる場合：大きいサイズを選択．
- 計測点の皮膚面に対し垂直にメジャーを当てる．
- 関節部は締め付けないように計測する．

※各商品の計測フォームに合わせて採寸する．

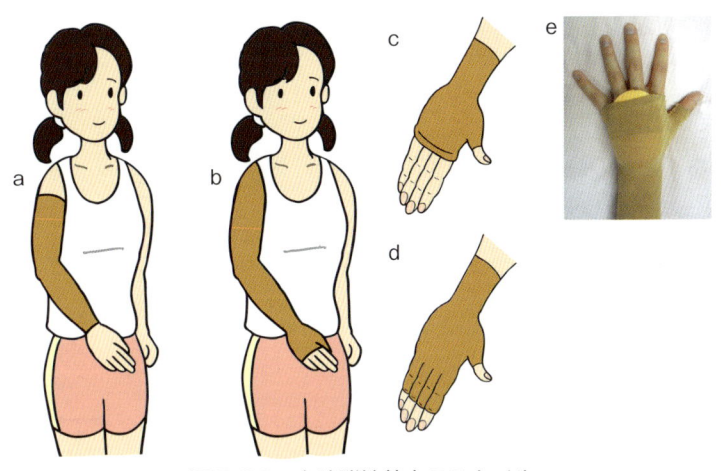

図5-22　上肢弾性着衣のスタイル
a：手首から腋窩部までのタイプ（スリーブ）
b：ミトン付きで腋窩部までのタイプ（ミトン付スリーブ）
c：ミトン
d：グローブ
e：ミトン付きグローブの装着時，手背・手指に浮腫を認める場合，リンパパッドを使用し，改善を図る．

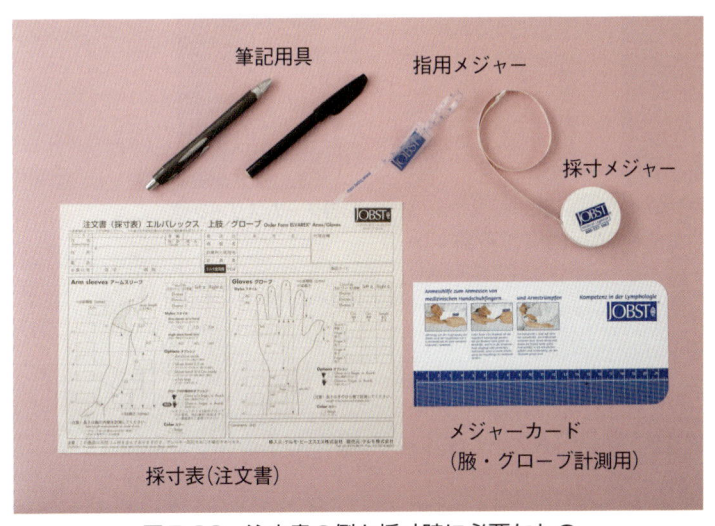

図5-23　注文書の例と採寸時に必要なもの

◎オーダーメイドの場合

　メーカーによる注文書（**図5-23**）（採寸表）に記載された計測点を計測し，サイズを記入します．注文書のフォームはメーカーによっても異なりますが，注文書のC（Circumference）には周径を1mm単位で，l（Length）には長さを5mm単位で記入します．

第Ⅴ章 上肢リンパ浮腫に対する具体的介入手技

5）採寸の実際

【採寸の実際】

1 各計測ポイントの説明

グローブ　　　　　　　　　　　　　　　アームスリーブ

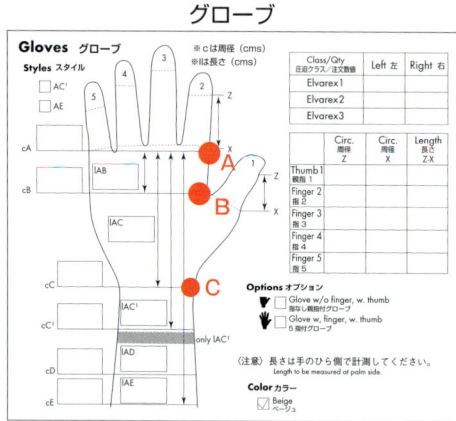

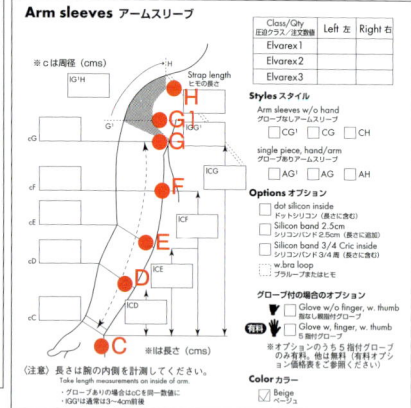

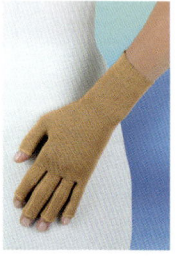

図❶グローブ：セパレイトタイプ（指つき）

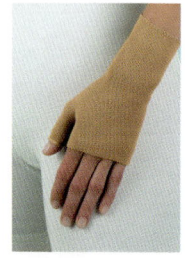

図❷グローブ：セパレイトタイプ（指なし）

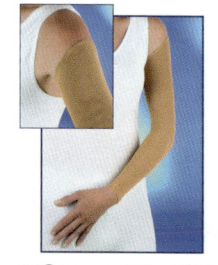

図❸アームスリーブ型

【グローブ】

A：示指と小指を結んだ線（基点）

B：母指の付け根からAと平行に引いた線

C：手首

C1：グローブの上端になる場所

X：各指の付け根

Z：グローブの先端

【アームスリーブ】

H：肩　ブラ紐外側〔CHタイプ（手関節から肩までのタイプ）の時のみ計測が必要〕

G1：Gポイントより3〜5cm上
G：腋下（脇に紙やメジャーカードをはさんで測定する）
F：GとEの間
E：肘（周径は軽く曲げた状態で計測する）
D：EとCの間
C：手首（基点）

◆グローブとスリーブの重層と周径補正
【グローブの周径"cC"】
アームスリーブとセパレイトタイプの場合（図❶〜❸参照），Cの周径は＋0.5cmにする（スリーブの厚み分）．⇒アームスリーブの数値に0.5〜1.0cm追加をします．
〈圧迫圧〉
Elvarex 1：14〜18mmHg
Elvarex 2：20〜25mmHg
Elvarex 3：25〜30mmHg

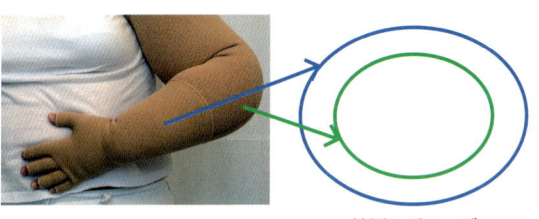

【アームスリーブの周径"cC"】
周径"cC"＜18cmの場合，0.5〜1.0cm追加します．

外側：グローブ
内側：スリーブ

第Ⅴ章 上肢リンパ浮腫に対する具体的介入手技

2 アームスリーブの計測

各ポイントをマーキングする（ペンシル，ボールペンなどを用いる）．

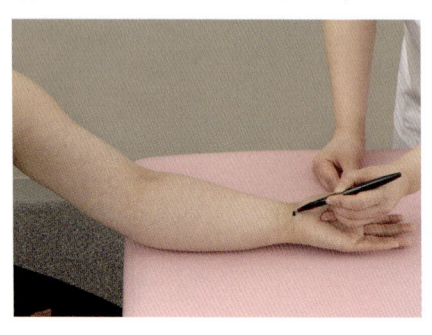

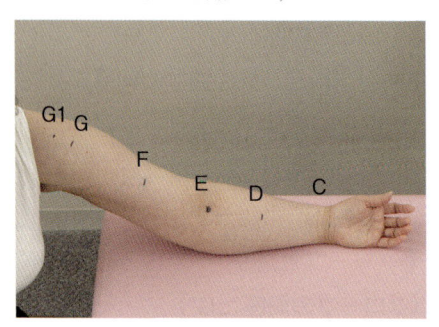

1. Cポイント：手関節部のため，食い込みなどを起こさないように，柔らかくテンションをかけずに測定する．

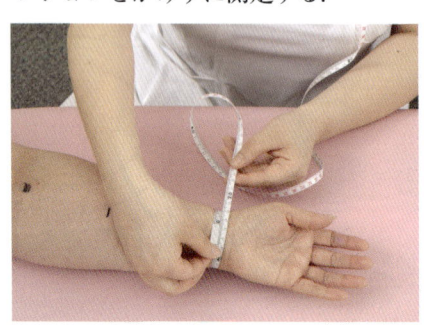

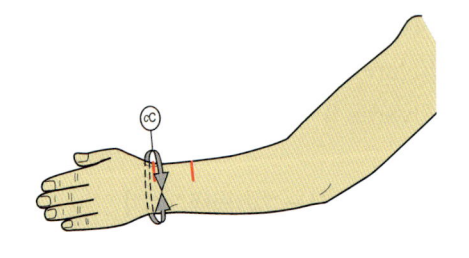

2. Dポイント：組織が柔らかい場合は，浮腫の状態に応じてテンションをかけて測定してもよい．

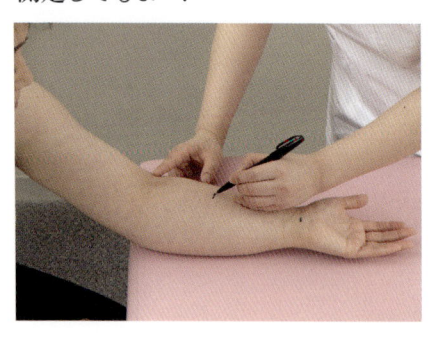

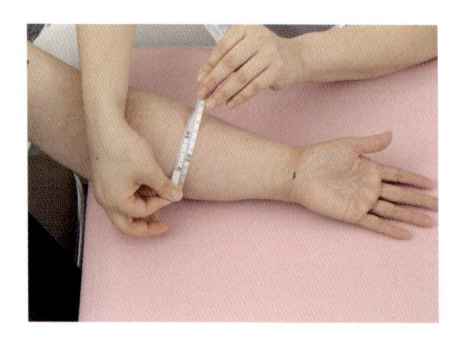

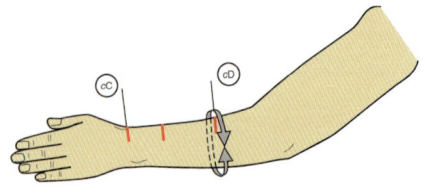

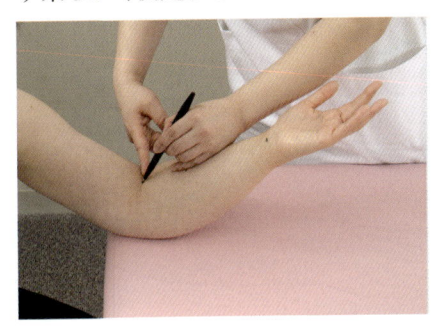

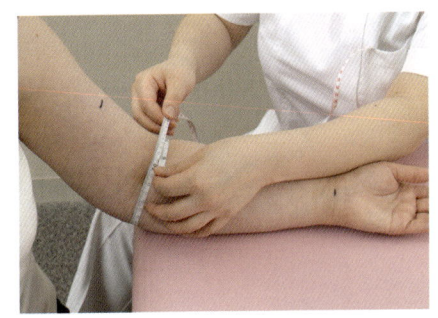

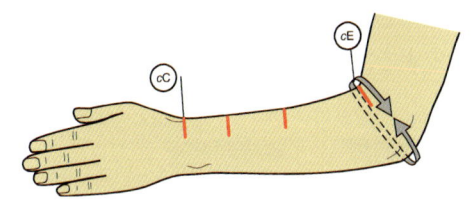

3. Eポイント：肘関節を120°程度屈曲させた状態で測定する．テンションをかけず柔らかく測定する．

【肘関節部が細くなっている場合】
※周径"cE"を近位へずらした場合でも，長さ"ℓCE"の長さは変更させない．

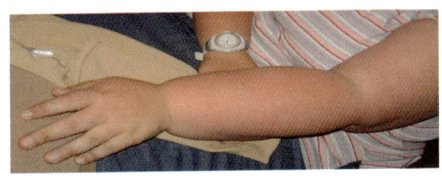

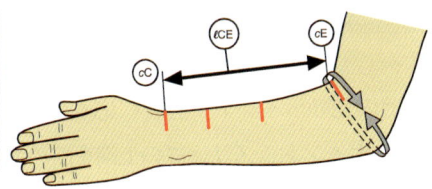

　肘部だけが細くなっている場合の採寸はEポイントを近位へ2cm程度ずらしてcE周計を測定する．

4. Fポイント：組織が柔らかい場合は，浮腫の状態に応じてテンションをかけて測定してもよい．

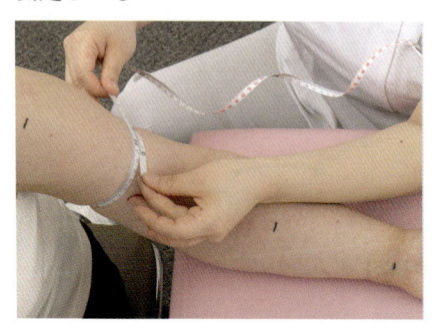

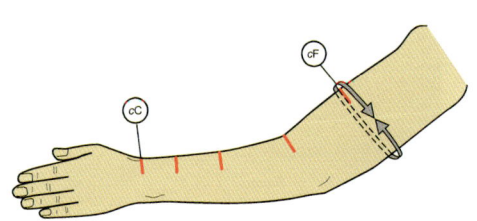

5. Gポイント：腋下に紙などをはさんで特定する．テンションをかけずに柔らかく測定する．

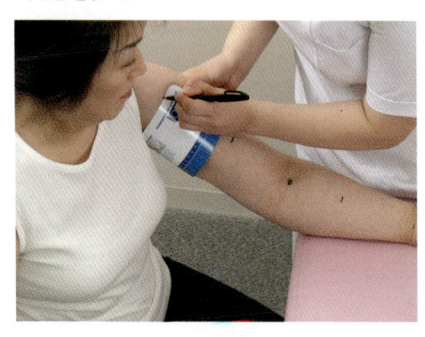

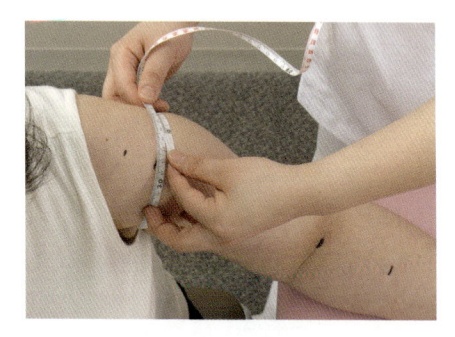

6. その他のポイント：必要に応じて以下のポイントを測る．
   G1ポイント：スリーブの上端を斜めカットにする場合にGポイントから3〜5cmで設定する．
   Hポイント：ブラループをつける場合，G1〜ブラ紐の外側の点までの長さを測定する．

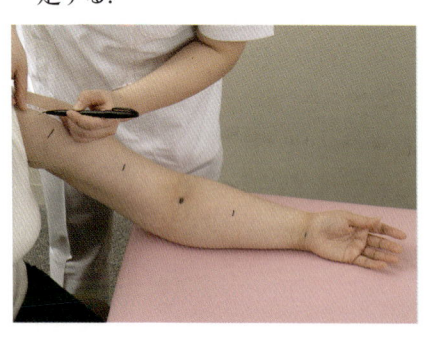

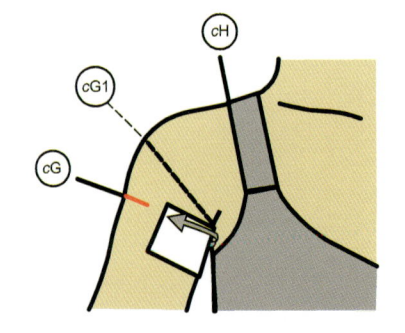

7. 各ポイントの長さ（ℓCD，ℓCE，ℓCF，ℓCGなど）を測定する．その際はメジャーを軽く皮膚面に押し込むようにあてて，測定する．

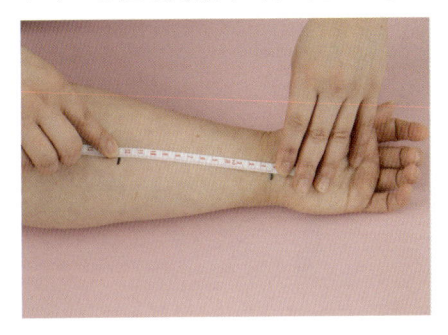

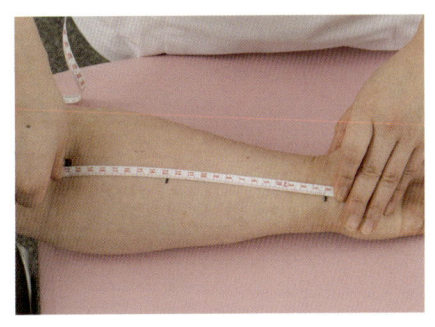

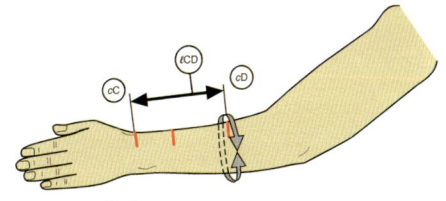

ℓCDの計測

ℓCEの計測

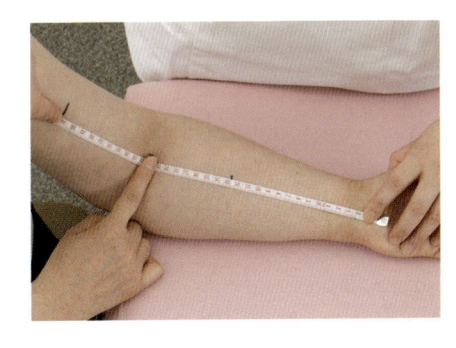

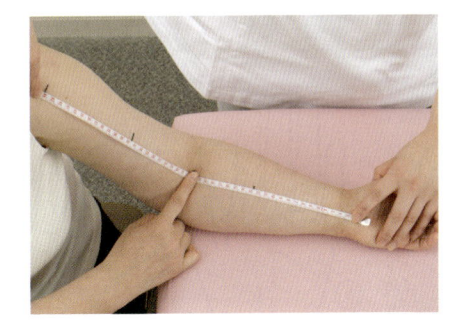

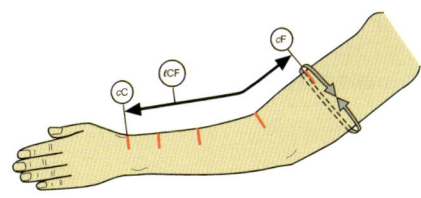

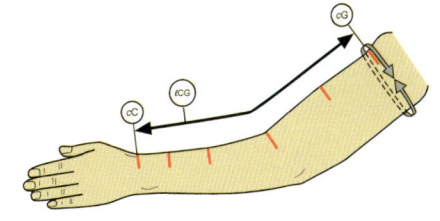

ℓCFの計測

ℓCGの計測

第Ⅴ章 上肢リンパ浮腫に対する具体的介入手技

③ グローブの計測

各ポイントをマーキングする

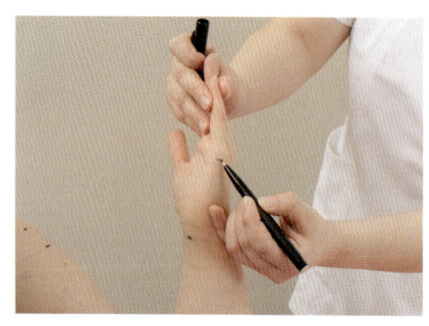

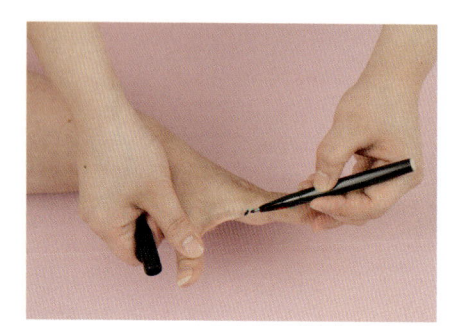

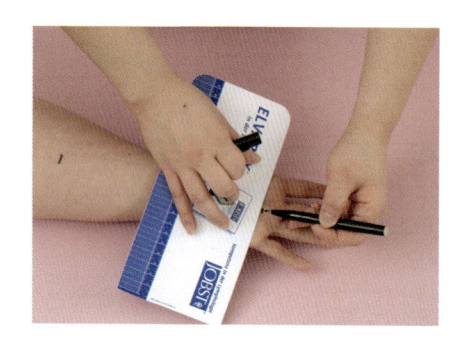

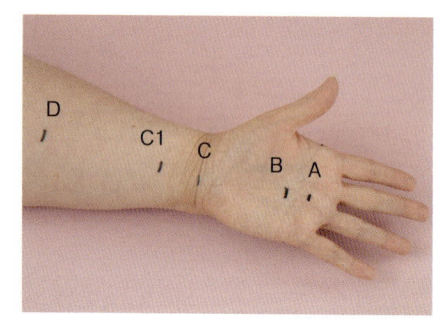

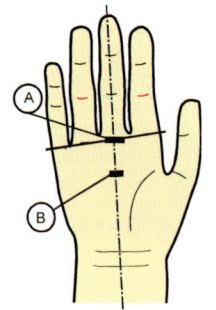

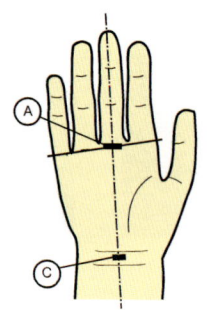

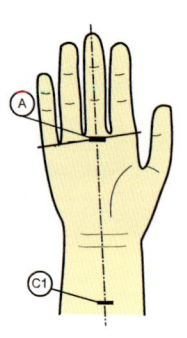

※C1ポイント：Cポイントから7cm前後の位置とする．

1. 各ポイントの周径を測定する．いずれのポイントもテンションをかけずに柔らかく測定する．

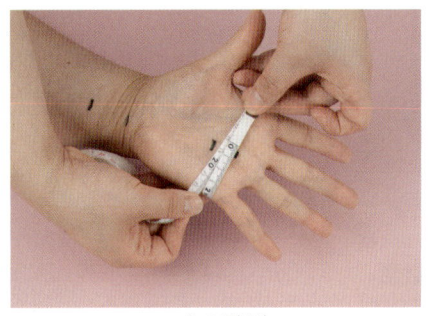

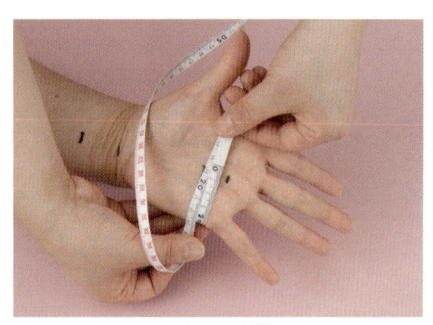

cAの計測

cBの計測

cA：手掌を軽く開いた状態で，示指の付け根，小指の付け根を通る最大径を測定する．
cB：手掌を軽く開いた状態で，cAと平行に母指の付け根の位置の周径を測定する．

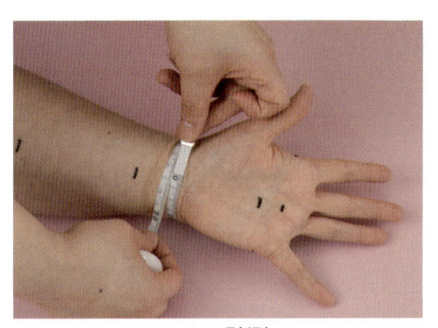

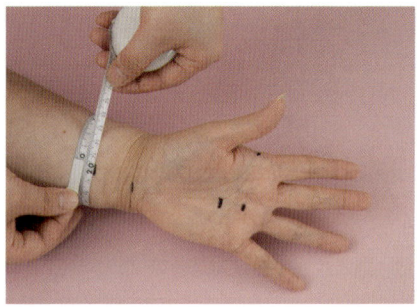

cCの計測

cC1の計測

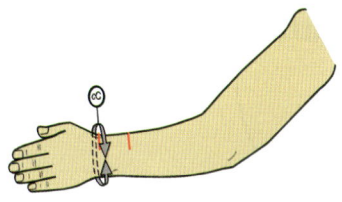

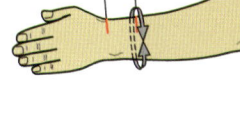

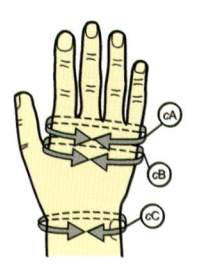

cC：テンションをかけずに柔らかく測定する．
cC_1：グローブの長さの位置を測定する．

第Ⅴ章 上肢リンパ浮腫に対する具体的介入手技

2. 各ポイントの長さを測定する．いずれのポイントもテンションをかけずに柔らかく測定する．

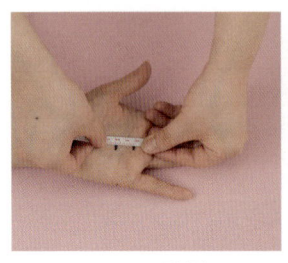

ℓABの計測 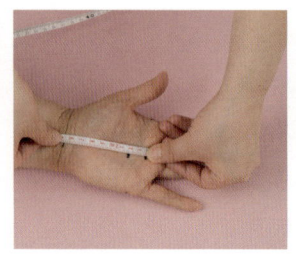　　　　　ℓACの計測 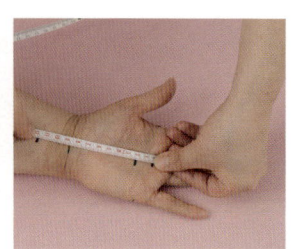　　　　　ℓAC1の計測

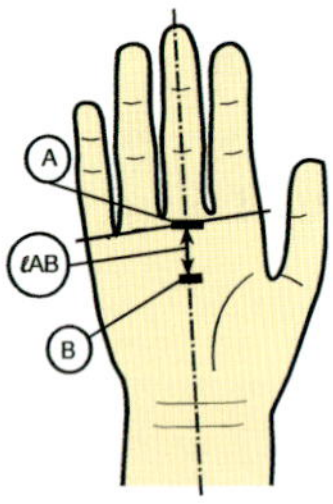

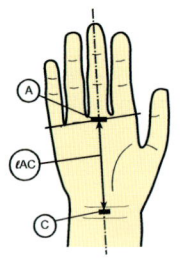

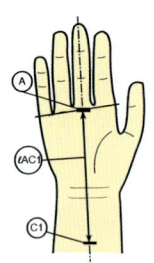

ℓAB ： 周径ポイントAとBの間の長さ
ℓAC ： 周径ポイントAとCの間の長さ
ℓAC1：周径ポイントAとC1の間の長さ

3. 各指の長さ（X-Z）を測定する．

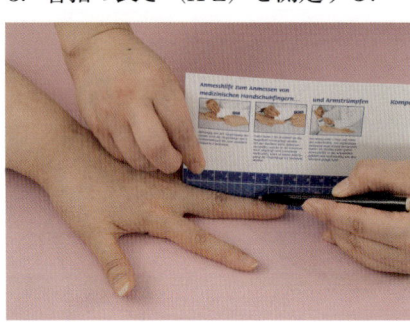

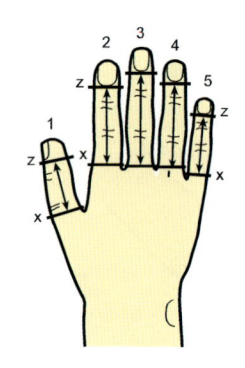

088

3 圧迫療法

4. 各指の付け根の周径（cX）とグローブ先端の周径（cZ）を測定する．

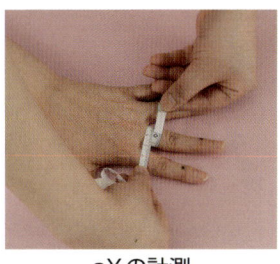

cXの計測 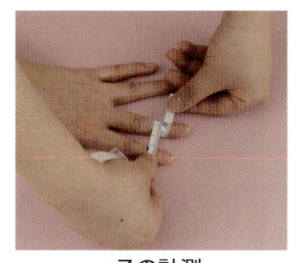　　　cZの計測 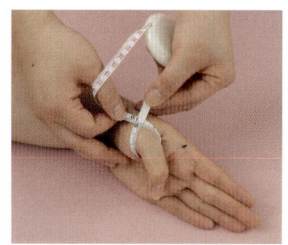　　　cXの計測（母指）

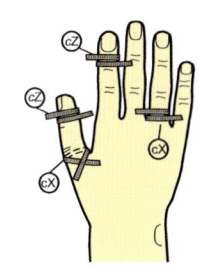

母指の付け根の周径（cX）はMP関節を屈曲した状態で測定する．
いずれのポイントもテンションをかけずに柔らかく測定する．

【手背に浮腫を認める場合】
　グローブにポケットを追加しパットを利用し，効率的に圧がかかることで症状を改善することができます．

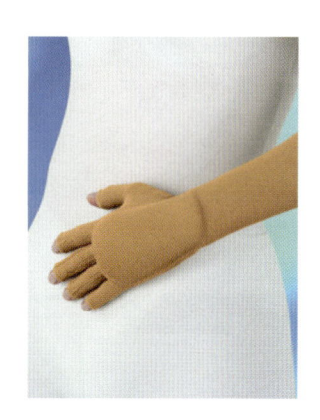

【麻痺などがあり装着が困難な場合】
　ジッパー付きで腕を通しやすくすることも可能です．

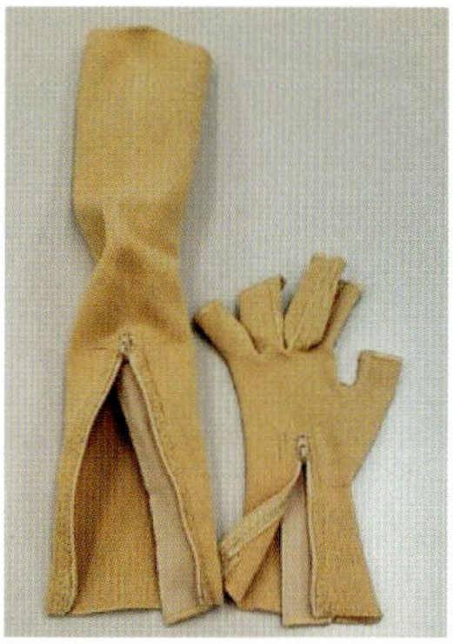

089

第Ⅴ章　上肢リンパ浮腫に対する具体的介入手技

【装着時の工夫】

・パウダーや筒状包帯の上からの装着，ゴム手袋などの使用

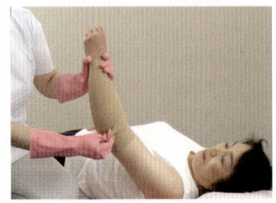

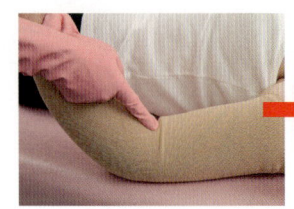

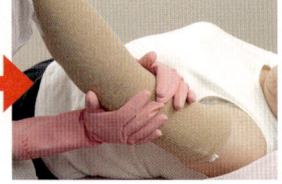

裏返して装着する．　　　　　食い込みやシワが残らないように気をつける．

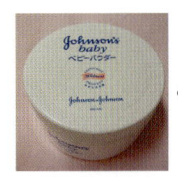

パウダーの使用は，汗による不快感を改善する．

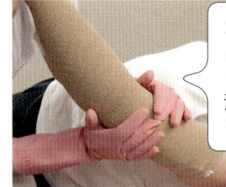

ゴム手袋の使用は，爪などによる伝線や劣化を防ぐだけでなく，指と弾性着衣との滑り止めの役割も担う．

・装着補助具の使用

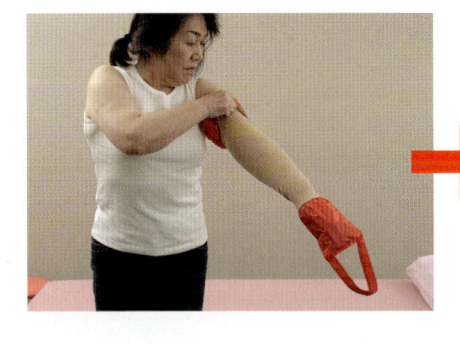

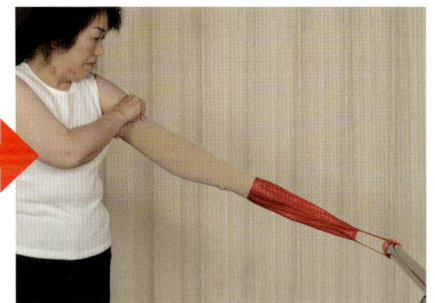

・指先カバーの使用

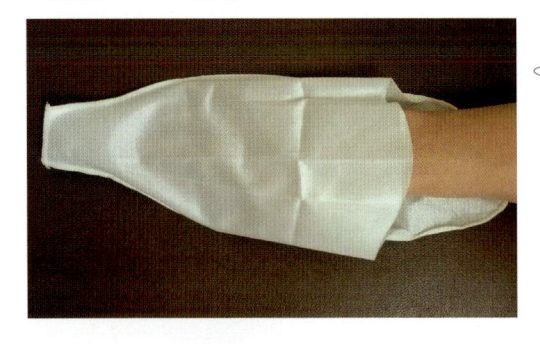

手指や爪にひっかからない．滑りがよくなる．

6）弾性包帯の手入れと保管の仕方

【洗濯方法】
・基本はぬるま湯での押し洗いですが，洗濯ネットに入れて，緩めに洗濯機で洗うことも可能です（**図**5-24）．弾性包帯は，1週間に1回くらいを目安に洗濯します．
・筒状包帯や弾性包帯は，直接皮膚に触れ汗を吸い込むので，こまめに洗い清潔を保つようにします．
・柔軟剤や塩素系漂白剤は，弾性包帯等の劣化の原因となるので使用しないようにします．
・直射日光を避け，風通しのよい場所で陰干しします（**図**5-25）．
・伸張性がなくなってきたら取り替え時期です．
・涼しい場所で保管します．

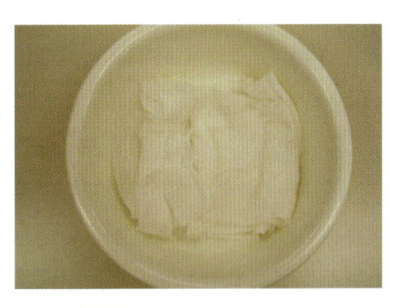

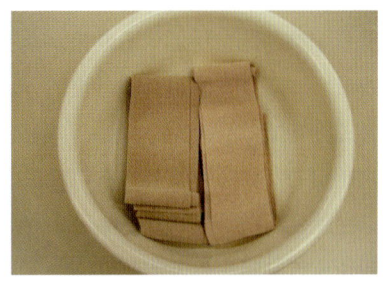

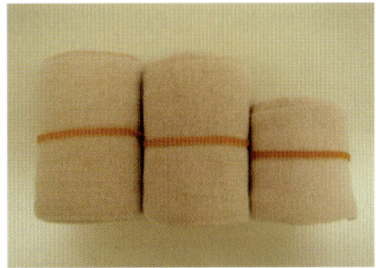

押し洗いか洗濯ネットにて洗濯機で洗います．陰干ししてください．

使用するときのためにヘアーゴムなどでまとめておきます

図5-24　弾性包帯の手入れの方法

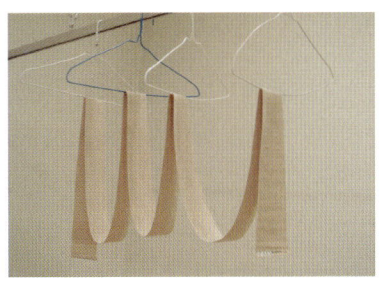

陰干しで蛇行させながら干します

図5-25　弾性包帯の干し方

【引用文献】
1) リンパ浮腫診療ガイドライン作成委員会：リンパ浮腫診療ガイドライン2008年度版．金原出版，2009．
2) 平井正文，岩井武尚（編）：新・弾性ストッキング・コンダクター．へるす出版，p.44，2010．

【参考文献】
1) 平井正文：リンパ浮腫と弾性ストッキング・弾性スリーブ．テルモBSN，2010．
2) Foeldi M：Foeldi's textbook of lymphology：for physicians and lymphedema therapists. Mosby. 2007.

4 圧迫下での運動

1. リンパ還流を促進する効果

　　弾性包帯や弾性着衣による圧迫下での運動を行うことで，筋ポンプを効率的に働かせ，リンパ還流を促通する効果があります（図5-27）．圧迫療法（弾性包帯や弾性着衣）により安静時では患肢に一定の低圧を持続的に与えられることになり，また運動時では筋収縮に対して高圧を与えることでリンパ管の運動が促進されます．圧迫力が浮腫を改善するのではなく，筋ポンプ作用によりリンパ還流が促進され浮腫症状が改善することを十分に理解し，運動を行うことが重要です．

　　弾性包帯や弾性着衣による摩擦は，ドレナージ効果をもたらすため，定期的な運動を行うことで相乗効果も期待できます．運動の基本は，圧迫した状態で行うことです．圧迫しない状態で行うと，外部より圧がかかることにより，リンパ液を押し上げるため，筋収縮による内部からの圧しかかからず，皮下組織内のリンパ液の流れも滞り症状をさらに悪化させてしまうため，必ず，圧迫下で行うように指導しましょう．また，過剰な運動により，かえって症状を悪化させる場合もあるため，患肢に負担のかからない程度の簡単な運動が推奨されています．

2. 乳がん術後のリンパ浮腫への運動療法

　　上肢リンパ浮腫の97％が乳がん治療後に生じる二次性リンパ浮腫です．そのため，術後の肩関節の関節可動域制限（ROM制限）や術創部や放射線療法後の皮膚に生じる線維症などの二次障害も，同時に認める場合があります．それらの症状が重症化するとリンパ浮腫の治療の妨げとなるだけでなく，浮腫が進行することで，重篤なROM制限や感覚障害をもたらすケースも見られます．その他にも，術後に行われる放射線療法の際，上腕挙上が不十分であると腋窩部分にも照射さ

4 圧迫下での運動

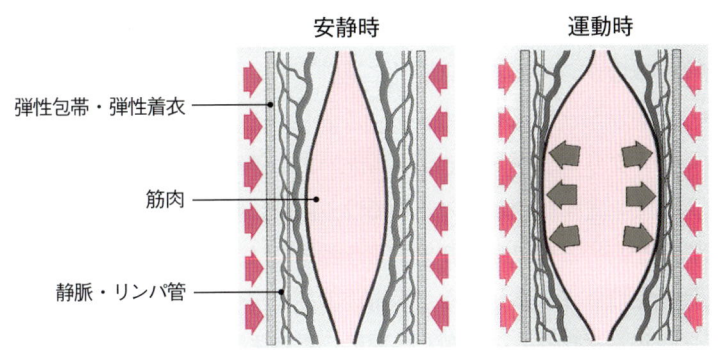

安静時　　　運動時

弾性包帯・弾性着衣

筋肉

静脈・リンパ管

圧迫下で運動をすると，弾性包帯による皮膚からの圧迫（➡）と運動時の筋収縮による圧迫（➡）の両方が静脈やリンパ管にかかり，筋ポンプが効率的に働く．

図5-27　圧迫と圧迫下での運動と筋ポンプ作用

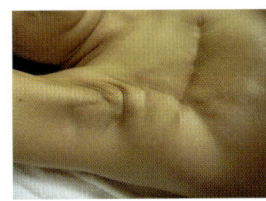

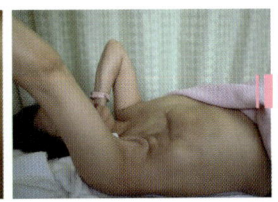

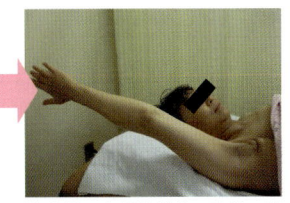

術後に生じる皮膚線維症　　皮膚線維症により生じるROM制限　　治療後，皮膚線維症の改善に伴いROMの可動域が改善した

図5-28　術後の皮膚線維症によるROM制限への介入

れてしまい，リンパ浮腫発症の原因となることもあります（「第XI章❺ 放射線療法に関する知識の整理Q2放射線療法の方法について教えてください」を参照）．そのため，リンパ浮腫治療と合わせて，乳がん術後に生じるこうした二次障害への介入を行うことも，患者のADLやQOLを高めるうえで，重要なポイントとなってきます．圧迫下の運動は浮腫の軽減やこのような二次障害の予防・軽減を目的に行います．

またMLDの手技を用いて，術後の創部のひきつれや放射線療法による皮膚線維症の改善を図ることでROMを改善させることも可能です（**図5-28**）．

3. 運動導入のポイント

日常のセルフケアとして行う圧迫下での運動について，本書末尾に掲載の「患者のためのリンパ浮腫パンフレット⑪圧迫下での運動について」で紹介していますので参照してください．

ただし，無理な運動を行うのではなく，家事動作や趣味活動などに上手に取り入れ，日常の中で習慣化できるように指導することがポイントです．例えば，日

第Ⅴ章　上肢リンパ浮腫に対する具体的介入手技

　頃の掃除機かけ・洗濯干しなどを利用し，簡単で大きな屈伸運動を行ったり，患者本人が楽しみながら行える趣味活動に運動を取り入れたりすることで，ストレス発散やリフレッシュ効果も望めます．ストレッチ・ヨガ・太極拳などは，ドイツのフェルディクリニック（Foeldi Clinic）でも運動療法プログラムの中で積極的に取り入れています．これらの運動では，同時に呼吸法も行うため，リンパの自動運搬機能を高める効果もあります．運動強度は，筋疲労の残らない範囲のシンプルな運動を取り入れましょう．手術後の損傷部へ負担がかからないように配慮し，過度な伸長を伴うものや激しい運動は避けます．患者は，がんばりすぎてしまう傾向があるため，患肢に負担のかからない範囲となるよう指導していきます．また，長時間同一肢位をとることの多いデスクワーク時や旅行など長時間の移動時は，定期的に関節運動を行うように指導することも，リンパ液の貯留を予防するうえで重要です．

　以上のように，患者の生活スタイルに合った運動療法を検討していきましょう．

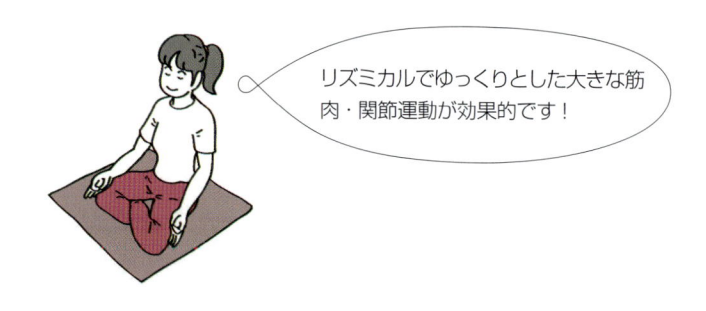

リズミカルでゆっくりとした大きな筋肉・関節運動が効果的です！

第Ⅵ章 上肢リンパ浮腫に対するがん治療病期別のアプローチ

1 上肢リンパ浮腫に対するリハビリテーションの新しい病期分類

　本邦における上肢リンパ浮腫は，乳がん治療関連後遺症がほとんどを占めます．従来，その多くが拡大リンパ節郭清を受け，その後数年を経て発症したものでした．したがって，現在までに示されているリンパ浮腫の治療根拠も，このような乳がんそのものが安定した時期を対象に検討されてきています．このような時期の患者に対しては，積極的な複合的理学療法（complex decongestive therapy，以下CDT）が安全に施行できると考えられてきました．乳がん治療における「安定期」といえます[1]．

　一方で，近年乳がんに対する治療は大きく変わってきています[1]．センチネルリンパ節切除法などの普及により，従来みられた典型的な手術操作に関連したいわゆる「術後リンパ浮腫」は減少し，代わりに化学療法や放射線療法に伴うリンパ管障害に関連した，続発性リンパ浮腫が増加する傾向があります．これらの治療はさらに進歩しつつあり，生命予後を延長させています．よって将来的には，これら新治療とリンパ浮腫治療（リハビリテーション）を，並行して行わなければならない状況が増加すると予想されます．このような「治療期」の患者に対しては，背景にリンパ管障害が存在しますが，いわゆるCDTが安全に施行できるかどうか，現状においては十分検討されているとはいえません．よって，「安定期」と同様の対応を盲目的に行うのではなく，背景の治療環境を考慮した対応が，個別に求められる病期といえます．

　加えて，乳がん終末期における緩和的介入に関しても，別のプロトコールが必要です．この時期には低アルブミン血症や非代償性の循環不全などによる全身性の浮腫をきたしている可能性があり，積極的リンパ排液が，胸腹水貯留や全身性

095

第Ⅵ章　上肢リンパ浮腫に対するがん治療病期別のアプローチ

浮腫を惹起するケースも考えられるためです．このような「終末期」には，全身状態を悪化させないような配慮も必要となります．

　以上より，上肢リンパ浮腫に対するリハビリテーションは，その背景で行われている治療や，がんそのものの活動性を考慮し，病期によってその対応を変化させる必要があるといえます．当院では2007年より，乳がんの治療時期を，「予防期」「安定期」「治療期」「終末期」に分け，それぞれの時期に対応したリンパ浮腫のリハビリテーションプロトコール（APPLAUSE：Aggressive Protocol for Patient with Lymphedem A Using SophisticatEd methods，表6-1，100頁）を用いています．これは従来行われてきたISL分類や重症度分類などのリンパ浮腫の分類とまったく異なる分類概念ですが，日進月歩で変化する乳がん治療事情に即したプロトコールといえます．分類方法も非常に簡便かつ明確です．加えて現在までに，このプロトコールでのリンパ浮腫への治療介入によって，浮腫そのものや原疾患，全身状態の悪化が認められた症例はありません．

　次項で，「予防期」「安定期」「治療期」「終末期」における特徴をそれぞれ述べます．

〈引用文献〉
1）粳間　剛，安保雅博：MLD（Manual Lymphatic Drainage）．臨床リハ　18：753-754，2009．

2　各病期における病態の特徴と対応

　各病期に共通するリンパ浮腫の背景は，「損傷したリンパ節を経由する経路が機能していない状態」であるということです．通常であれば側副路リンパ管の発達により代償されますが，なんらかの原因により側副路リンパ管が代償不全に陥ったときにリンパ浮腫が発症します．図6-1に，典型的な乳がん手術後の，安定期リンパ浮腫症例のリンパシンチグラフィ像（^{99m}Tc-HSA-DTPA）を示します．ここでは切除を受けた右腋窩リンパ節を経由する経路が描出されず，代わりに側副路リンパ管が描出されています．一方で，同部周囲に軽度のリンパ液うっ滞が示され，代償不全があるといえます．ここでいう代償不全をきたす原因により，病期・対応が異なってくるわけです．

　すなわち，リンパ浮腫が発症をしていない時期は「予防期」に，がんそのものの活動性と化学療法や放射線療法などのがん治療に関連した側副路リンパ管の代償不全がある場合は「治療期」に，終末期のがん活動性と全身状態悪化に伴う場合は「終末期」に，そうでなければ「安定期」ということになります[1]．

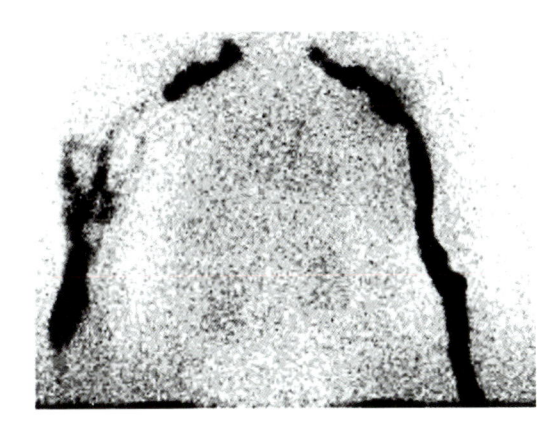

図6-1 典型的な手術操作後の，安定期リンパ浮腫症例（48歳，女性）のリンパシンチグラフィ像（99mTc-HSA-DTPA）
ここでは切除を受けた右腋窩リンパ節を経由する経路の描出が不良で，同時に側副路リンパ管が示されるも，その上流を中心に逆流像（dermal back flow）[4]が示されており，側副路リンパ管の代償不全があるといえる．

1. 予防期

「予防期」とは，リンパ腫を発症していない状態を指します．乳がんに対して治療を行った患者は，潜在的にはリンパ浮腫を発症するリスクを持っているため，予防的な対応が必要となります．基本的に浮腫は出現していないため，複合的治療の全てを実施する必要はなく，発症予防・早期発見を目的としたセルフケア指導が中心となります．

2. 安定期

「安定期」とは乳がんそのものに対する積極的な治療が完了し，がんの活動性が認められない時期をさします．「安定期」に側副路リンパ管の代償不全をきたし得る原因はさまざまです．軽度の外傷や感染さえも原因となりますが，特に誘因が見つからない場合の原因としては加齢が考えられます．加齢に伴い徐々に側副路リンパ管の形成・機能は低下していくため[2]，このように発生した浮腫は加療なしには不可逆的です．この特に誘因なく術後時間経過に伴って発症したリンパ浮腫が，狭義の「安定期」です．リンパ浮腫に対する適切な介入により，リンパ管障害を悪化させたり，原疾患・全身状態を悪化させる可能性はまずありません．

「安定期」の注意点は，がん治療関連以外の誘因です．明らかな外傷や感染に伴う局所の損傷がある場合（急性炎症性変化）は，リンパ浮腫への介入のタイミングを遅らせたり，次項の「治療期」に準じた対応を要します．また浮腫をきたし得る全身疾患の検索も必要です．特に非代償性の心不全の場合は用手的リンパドレナージ（MLD）は禁忌であるため，必ずこれを否定するべきです．これらの例外的原因がなければ，「安定期」は積極的な排液・浮腫軽減を目指すための複合的治療が最も推奨される時期であるといえます．

3. 治療期

　「治療期」とは，化学療法・放射線療法など，がんそのものに対する積極的な治療が行われている時期を指します．積極的なリンパ浮腫治療を行うべき時期であるという意味ではないので注意してください．放射線療法の場合は照射範囲内のすべてのリンパ管，化学療法の場合は全身のリンパ管が障害を受けていると考えるべきです．よって，積極的なMLD（すなわち積極的なリンパ排液）はリンパ管障害を助長し，急性炎症性変化を惹起する可能性があるため避けます．ここで行うべき介入は浮腫増悪の予防であり，スキンケアと弾性包帯による多層包帯法を施行します．この対応であればリンパ管を損傷する可能性は考えにくいです．「安定期」においても急性炎症性変化が認められた場合は，「治療期」同様の対応を要する場合もあります．

4. 終末期

　「終末期」は，低アルブミン血症や非代償性の循環不全による全身性浮腫の合併により，側副路リンパ管の代償不全を生じた時期で，いわゆる終末期です．最も配慮すべき点は，全身状態を悪化させないようにすることです．この時期に対する積極的なリンパ排液は困難であり，最終的に尿として体外に排出されずに，むしろ循環不全を悪化させることにもつながり得ます．よって浮腫の軽減を目的とするのではなく，あくまで緩和的に介入するべきであるといえます[3]．その内容としては，愛護的なMLDや受動的ROM，患者の心理的側面への十分な配慮が重要となります．ここでいうMLDは，排液を目的とせず，快刺激入力・緊張緩和にとどめるもので，これにより特に悪性リンパ浮腫症例に対してはgate control theoryでいうところの低閾値感覚入力による疼痛緩和も得られます[3]．同時に，胸水・腹水の画像評価や体重・尿量測定などを併用し，原疾患とそれに対する治療では説明できない体液貯留がないか注意することで，原疾患を悪化させないように留意します．

〈引用文献〉
1) 粳間 剛，安保雅博：MLD（Manual Lymphatic Drainage）．臨床リハ　18:753-754, 2009.
2) Kocak Z, Overgaard J：Risk factors of arm lymphedema in breast cancer patients. Acta Oncologica　39:389-392, 2000.
3) 吉澤いづみ，日下真里，他：終末期乳癌によるリンパ浮腫に対して緩和的作業療法を施行した一例．慈恵医大誌　122:313-317, 2007.
4) Sty JR, et al：Radionuclide 'dermal back flow' in lymphatic obstruction. J Nucl Med　20:905-906, 1979.

3 病期別リハビリテーションの介入目的と実際

　リンパ浮腫治療の最大の目的は，適切な介入により浮腫を軽減させ，患者のADLおよびQOLを向上し浮腫増悪の原因となる合併症を防ぐことです．近年では乳がんに対する治療，特に放射線療法や化学療法の進歩により，上肢リンパ浮腫発症の要因は従来見られた術後のリンパ節郭清後に認める続発性リンパ浮腫にとどまらず，化学療法や放射線療法などによる副作用として発症する続発性リンパ浮腫も多く見られるようになりました．また，進行がん患者では，病期の初期から終末期に至るまで，さまざまな要因により四肢に浮腫症状を認める場合があります．このような場合では，従来行われていたリンパ浮腫治療と同様の対応を行うことで，かえって症状を増悪させてしまう場合もあり，治療背景を十分に考慮し個別に対応していく必要があります．

　加えて，乳がん終末期における緩和医療においても浮腫への対応は重要なケアの一つです．特にこの時期では，リンパ浮腫治療自体が禁忌とされている心性浮腫を合併している場合もあり，介入時には浮腫発症の要因を十分に理解し，医師や看護師との連携や情報収集も不可欠です．また，全身状態の悪化により非代償性の循環不全などによる全身性浮腫をきたしている可能性もあり，積極的リンパ排液を試みても尿として体外に排出されず，胸腹水貯留などを惹起するケースも考えられます．このような場合は，全身状態を悪化させないような配慮が必要です．一方，主に下肢に多く認める低アルブミン血症等が原因で発症するpitting edemaでは，圧迫療法を行うことで著しく浮腫が改善される場合も見られます．

　以上のように浮腫発症の背景には，さまざまな要因があるため，リンパ浮腫発症時の症状を的確に把握し，前項で述べた「予防期」「安定期」「治療期」「終末期」それぞれの病期に沿った治療を行う必要があります（**表6-1**）．

　もちろん，浮腫症状そのものが致命的なものになることはありませんが，浮腫に悩む患者にとり，浮腫増悪がADLの大きな妨げになる場合もあります．よって，患者の状態を的確に捉え生活障害に対応していくことが，浮腫に苦しむ患者の症状を改善させることになります．

第Ⅵ章 上肢リンパ浮腫に対するがん治療病期別のアプローチ

表6-1 がん治療病期別治療プロトコール（APPLAUSE）

乳がん術後治療の時期		がん治療を要さない時期 リンパ浮腫未発症（予防期）	がん治療を要さない時期 リンパ浮腫発症（安定期）	化学療法など積極的ながん治療の実施時期（治療期）	終末期治療の実施時期（終末期）
乳がん術後リンパ浮腫の治療時期		浮腫発症予防期	積極的な排液期	浮腫増悪予防期	緩和的介入期
用手的リンパドレナージ	MLD	×	◎	△	△
	SLD	△	○	△	△
スキンケア		◎	◎	◎	◎
圧迫療法	多層包帯法（バンデージ）	×	◎	○	△
	弾性着衣	×	◎	○	△
運動療法	圧迫下での運動	×	◎	△	△
	運動療法	○	×	×	×
日常生活上の注意		◎	◎	◎	○
目的／介入のポイント		日常生活上でリンパ浮腫発症のきっかけをつくらないよう注意し，リンパ浮腫の発症予防および早期発見を目指します．	浮腫軽減に最も有効な時期であるため，積極的に介入します．	治療の副作用で皮膚が脆弱になっている時期であり，用手的リンパドレナージや運動療法などが皮膚へのストレスとなる場合もあるため，スキンケア，圧迫療法を重点的に行い，皮膚トラブルの予防に努めることが重要です．また，化学療法の副作用により，下肢に浮腫が出現する場合は，早期にスキンケア・圧迫療法などの対応を行います．	心理的支持に重点をおき，スキンケアやマイルドな圧迫療法を実施します．積極的なリンパ排液が行えない場合でも，快刺激入力の提供と疼痛緩和を目的に介入します．

◎…非常に効果的 ○…効果的 △…時に効果的 ×…特に必要なし
APPLAUSE：Aggressive Protocol for Patient with Lymphedem A Using SophisticatEd methods

1. 予防期におけるリハビリテーション

　予防期では，基本的に浮腫は出現していないため，発症予防，早期発見のためのセルフケアを行います．この時期は日常生活における注意が最も重要な時期でもあります．

2. 安定期におけるリハビリテーション

　がんの活動性がなくがん治療を行っていない「安定期」に認める上肢リンパ浮腫では，浮腫改善に有効とされている全アプローチを導入し介入します．この時期は，浮腫軽減を最大の目的として治療を実施します．加えて浮腫増悪の原因となる合併症を防ぐことが重要となります．そのため，積極的な浮腫改善を目指す

とともに，患者自身が日常生活で症状を悪化させずにリンパ浮腫と向き合うことのできるようなセルフケアや生活指導を実践していきます．

特に，がん治療により生じた皮膚線維症へのアプローチと適切な弾性着衣の選択や患者教育が治療効果に大きく影響します．

【安定期：治療の流れ】
(1) ISL分類Ⅰ～Ⅱ期
※患肢の状態に合った弾性着衣の適切な選択するだけで，改善が可能です．
[具体的治療内容]
①セルフケア指導
　自己管理により，増悪を予防し重症化を防ぎます．
②適切な弾性着衣
　症状に合わせた弾性着衣を選択します．早期の場合では，既製品で十分に対応できます．

　個々の患者のライフスタイルに合わせた弾性着衣を選択します．弾性着衣の申請は，6か月ごととなります．半年後を目安にフォローアップしていくことが望ましいです．

(2) ISL分類Ⅱ後期～Ⅲ期，またはpitting edemaがある場合
　　皮膚トラブル等で弾性着衣が着用できない場合
　　皮膚の線維化などの症状を認めるような場合
※弾性着衣を用いる前に，浮腫を減少し安定させるために多層包帯法を実施します．弾性包帯で症状が改善してから弾性着衣に変更する，または併用しての管理を行います．
[具体的治療内容]
①セルフケア指導
　自己管理により，増悪を予防し重症化を防ぎます．
②多層包帯法
　浮腫症状の積極的な改善を目指します．安全で効果的に行うために，MLDにより皮膚組織を柔らかくした状態で行います．弾性包帯は，できるだけ長時間装着するように指導します．（基本的には24時間の装着が好ましく，就寝時も装着するように指導します．）

　弾性包帯を外した後は，しっかりとスキンケアを行い，サイズダウンした状態を維持するために弾性着衣を装着します．次回の治療まで，できるだけ維持した状態を保つことが重要です．そのため，理解力の高い患者にはセルフバンデージを指導していきます．外来での定期的な介入により周径が安定したら，再度，弾

性着衣の選択を行います．その際には，リンパ浮腫治療として最適である平編みタイプを選択します．基本的は，オーダーメイドが望ましいです．

【症例紹介　61歳，女性（調理補助員）】

全体像

　　200X年8月　　　：左乳房部分切除術・左腋窩リンパ節郭清術施行（ステージⅡA T2N0M0）．化学療法・放射線療法実施．

　　200X＋4年8月頃：左上肢リンパ浮腫出現．ハドマー（間欠的空気圧迫装置）を定期的に実施．弾性着衣を装着するが著明な効果認めず．

　　200X＋6年11月：症状増悪し日常生活および仕事にも支障をきたしたため，当院リハビリテーション科受診．

患者主訴

　「左手が石みたいに固い」「洋服が着られない」「仕事中手がだるい」「夜間は痛みでよく眠れない」

フィジカル・アセスメント

　　ISL分類　　　　：Ⅱ期
　　ROM　　　　　：左肩関節に軽度制限を認める．
　　皮膚の状態　　　：乾燥（＋）・柔軟性（－）．前腕部から肘関節部に中等度皮膚線維症を認める．
　　Stemmer's test　：陽性

治療方針

　APPLAUSEの安定期と判断し，アプローチを開始した．

治療内容および経過

　仕事が多忙のため，月2回のペースで外来リハビリテーションを開始．治療内容は，用手的リンパドレナージによる皮膚の柔軟性の改善と弾性包帯および圧迫下での運動による積極的な浮腫改善を目的に介入した．また，仕事内容が調理補助員のため，自己管理でのスキンケアを徹底し，仕事中はできるだけ弾性着衣の装着を促した．また，調理や水仕事での清潔なゴム手袋の使用とともに，夜間はセルフバンデージを行うよう指導した．浮腫が改善し，セルフケアが行えるようになったため，オーダーメイドでの弾性着衣（スリーブ・グローブ）を作製した．

結果（表6-2，表6-3，図6-2参照）

　患者：「昔の洋服が着られるようになった」「手が軽くなり，仕事中も気にならなくなった」

表6-2 周径(外来通院開始後,約4カ月での変化)

部位	健側(右)	患側(左)	再評価:患側	初期との差
PIP関節	5.8cm	5.9cm	5.7cm	−0.2cm
MP関節	18cm	18.3cm	17.3cm	−1.0cm
手関節	15.7cm	17.8cm	15.3cm	−2.5cm
前腕	22cm	29.4cm	25cm	−4.4cm
上腕	24.7cm	32.8cm	28cm	−4.8cm

表6-3 QOL(JLA-Se)(外来通院開始後,約4カ月での変化)

機能:21/100	機能:79/100
感覚:18/100	感覚:78/100
美容:12/100	美容:83/100
心理的苦痛:24/100	心理的苦痛:75/100

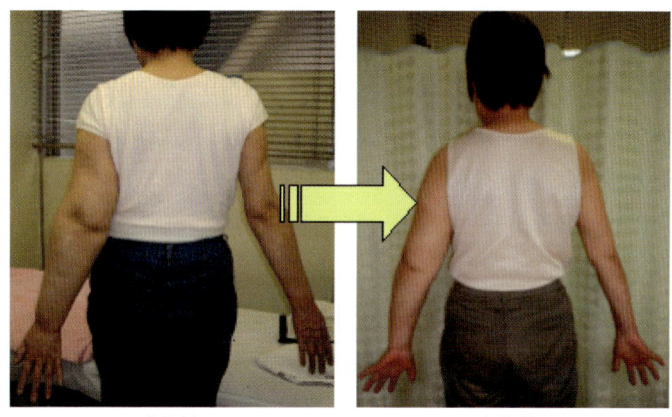

介入前　　　　　　　　　　介入後
図6-2　安定期左上肢リンパ浮腫への介入

3. 治療期のリハビリテーション

　化学療法や放射線療法など,がんそのものに対する積極的な治療を行っている「治療期」に認める上肢リンパ浮腫では,浮腫の増悪を予防することを主な目的とし介入します.この時期は,がん治療に伴う副作用として,急性皮膚炎などの皮膚症状を伴うことがあるため,皮膚へのストレスとなるMLDは控え,適切なスキンケアと圧迫療法を実践します.がん治療が終了することにより,症状が改善する場合も多いため,皮膚感染を誘発させず浮腫を悪化させないように心がけることが重要です.そのため,浮腫増悪予防への介入を目指し,それぞれの症状に応じたセルフケアを指導していく必要があります.

第VI章　上肢リンパ浮腫に対するがん治療病期別のアプローチ

　また化学療法の副作用により下肢にも浮腫を認める場合もあり，同様に早期の介入を行います．

【治療期：治療の流れ】
(1) 化学療法や放射線療法中の場合
※副作用による皮膚トラブルへの対応と浮腫増悪予防への介入により，悪化を防ぎます．
［具体的治療内容］
①セルフケア指導
　スキンケアを中心とした自己管理により，症状悪化を予防します．適切な対応を行わないと，リンパ浮腫発症の要因となるケースも多いので注意が必要です．
②適切な弾性着衣
　症状に合わせた弾性着衣を選択します．皮膚トラブルがある場合は，炎症症状への対応（アイシング等）とともに，素材のやさしい包帯による緩やかな圧迫を行います．
　皮膚症状が安定している場合でも，副作用により浮腫症状が変化するため，緩やかな圧迫力の弾性着衣を選択します．
③稀に化学療法の副作用として下肢（特に下腿部）に浮腫症状を認める場合があります．
　化学療法の副作用により，皮膚炎などの皮膚トラブルも同時に発症している場合も多く，重症化すると皮膚が強皮症様症状となり，ADLの大きな妨げになるだけではなく，化学療法自体を中止しなければならないほどADLの低下を認める場合があります．そのため，下肢の浮腫が生じた場合，できるだけ早期に適切な対応を行うことで症状を改善しておく必要があります．

【症例紹介　67歳，女性（主婦）】
全体像
　199X年1月30日　　：両側乳腺円状部分切除術・左右腋窩リンパ節郭清術施行（右ステージⅢA T3N2MX，左ステージⅢA T3N0MX）．化学療法・放射線療法施行．
　199X＋5年頃　　　：右上肢リンパ浮腫出現．スリーブを購入し装着していたが，皮膚トラブルを認めたため，使用中止していた．
　199X＋6年11月　　：直腸がん発症．その後，骨転移も認め，化学療法・放射線療法開始．副作用としての皮膚トラブル（**図6-3**）および右上肢リンパ浮腫増悪．

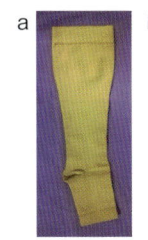

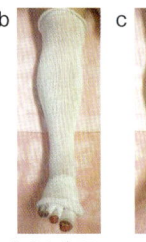

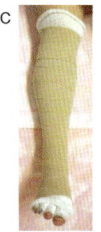

3 病期別リハビリテーションの介入目的と実際

図6-3 化学療法の副作用(皮膚の発疹・爪の変色・変形)

a：デュオメディ®(ナック商会㈱)弱圧・ハイソックス(つま先なし)：日中管理
b：テリーネット®(テルモ・ビーエスエヌ㈱)：夜間管理
c：テリーネット®＋コンプリハフト®(テルモ・ビーエスエヌ㈱)

図6-5 ハイソックスとチューブ包帯(テリーネット®)(下肢浮腫への対応)

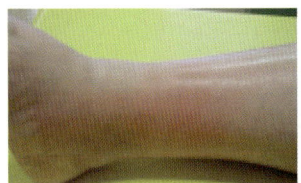

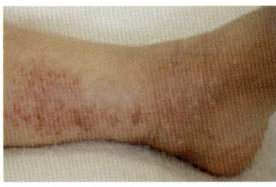

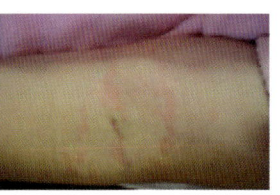

図6-4 化学療法の副作用時に認める下肢皮膚トラブルおよび浮腫

表6-4 周径の変化(治療開始1カ月後の経過)

部位	健側(左)	患側(右)	再評価：患側	初期との差
PIP関節	5.3cm	6cm	6.2cm	－0.2cm
MP関節	17.6cm	18.1cm	17.8cm	－0.3cm
手関節	14.6cm	16.5cm	16.2cm	－0.3cm
前腕	21.5cm	27.7cm	26.4cm	－1.3cm
上腕	25cm	31.7cm	30.3cm	－1.4cm

表6-5 QOL(JLA-Se)評価の変化(外来通院開始後，約4カ月での変化)

機能：46/100　　　　　　　　機能：81/100
感覚：19/100　　　　　　　　感覚：54/100
美容：17/100　　　　　　　　美容：49/100
心理的苦痛：7/100　　　　　心理的苦痛：59/100

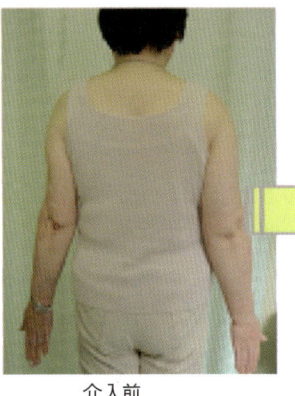

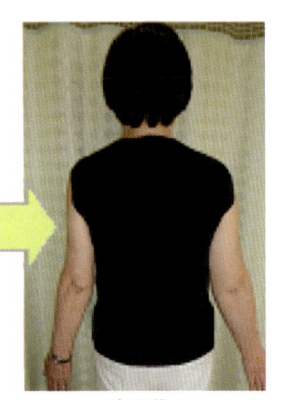

介入前　　　　　　　　　介入後
図6-6 治療期右上肢リンパ浮腫への介入

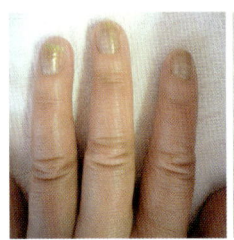

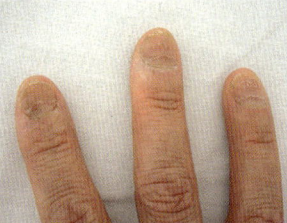

199X＋10年1月　　　：蜂窩織炎発症，右上肢リンパ浮腫がさらに増悪．
199X＋10年6月24日：当院リハビリテーション科受診となる．

患者主訴

「指先がしびれ，細かいことができない」「手がだるく，全体的な不快感と痛みでよく眠れない」

フィジカル・アセスメント

　　ISL分類　　　　：Ⅱ期
　　ROM　　　　　：右肩〜手指関節に中等度制限認める．
　　皮膚の状態　　　：乾燥（＋）・柔軟性（−）．部分的に炎症症状認め，前腕部に軽度皮膚線維症を認める．
　　Stemmer's test：陰性

治療方針

　　APPLAUSE分類の治療期と判断し，アプローチを開始した．

治療内容および経過

　　2週に1回の化学療法治療時の来院に合わせて外来リハビリテーションを開始．治療内容は，化学療法の副作用による皮膚トラブルへのスキンケア指導と緩やかな弾性包帯による圧迫療法を実施し，浮腫増悪予防を目的に介入した．弾性着衣は皮膚へのストレスに配慮し，弱圧の丸編みミトン型スリーブを選択した．浮腫症状が改善し，皮膚トラブルも改善したため，自己管理を目指し，平編みスリーブ・グローブを選択した．また，化学療法の副作用として下肢の皮膚トラブルおよび下腿部の浮腫を認めたため（図6-4），保湿と弱圧弾性ストッキング（ハイソックス型，図6-5）の着用を指導した．また夜間は下腿部への緩やかなチューブ包帯（テリーネット®）での圧迫を指導した（図6-5）．

結果（表6-4，表6-5，図6-6参照）

　　患者：「痛みやしびれが改善した」「スムーズに洋服が着られるようになった」「趣味である手芸や紙細工がまたできるようになった」

3. 終末期のリハビリテーション

　　乳がん終末期である「終末期」に認める上肢リンパ浮腫では，低アルブミン血症や非代償性の循環不全による全身性浮腫を認める場合があります．この時期では，全身状態を悪化させない配慮が重要です．よって，浮腫改善を目的とするのではなく，あくまで緩和的介入として介入することを心がけます．そのため，愛護的なMLDや受動的ROM，患者の心理的側面への配慮を行っていきます．ここ

❸ 病期別リハビリテーションの介入目的と実際

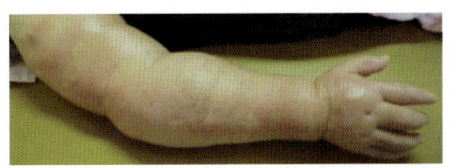

緊満感の強い浮腫が見られる.

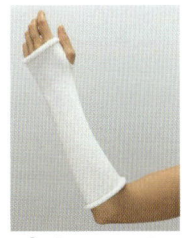

テリーネット®S(テルモ・ビーエスエヌ㈱)
緩やかな圧迫療法で使用する.

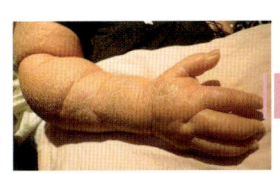

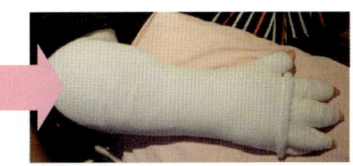

常に清潔を保ち皮膚へのストレスを避ける.また,緩やかな圧迫療法を心がけ,緩和的介入を行う.

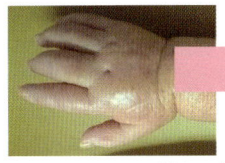

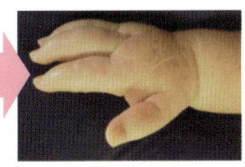

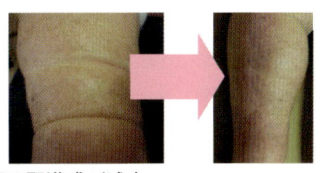

緩やかな圧迫療法により,皮膚のシワを認め緊満感が減少.

図6-7 終末期:緊満感の強い浮腫への介入

表6-6 周径の変化(治療開始1カ月後の経過)

部位	健側(左)	患側(右)	再評価:患側	初期との差
PIP関節	6cm	9cm	8.3cm	−0.7cm
MP関節	19.5cm	23cm	22.5cm	−0.5cm
手関節	18.2cm	23cm	22.4cm	−0.6cm
前腕	23cm	38.7cm	36.8cm	−1.9cm
上腕	30.7cm	47.4cm	45.3cm	−2.1cm

表6-7 QOL(JLA-Se)評価の変化(外来通院開始後,約4カ月での変化)

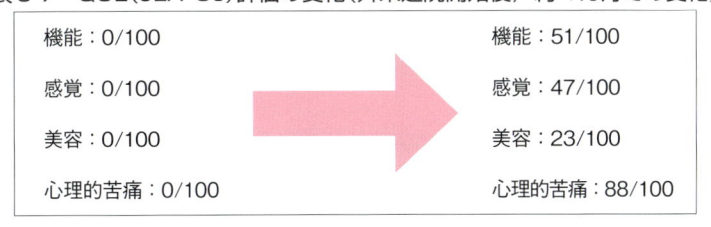

機能:0/100   機能:51/100
感覚:0/100   →   感覚:47/100
美容:0/100   美容:23/100
心理的苦痛:0/100   心理的苦痛:88/100

患者:「手が軽くなった」「滲出液が見られなくなった」「よく眠れるようになった」「リハビリをしてもらうと気持ちがいいし安心する」
⇒苦痛が緩和され患者のQOLが改善.

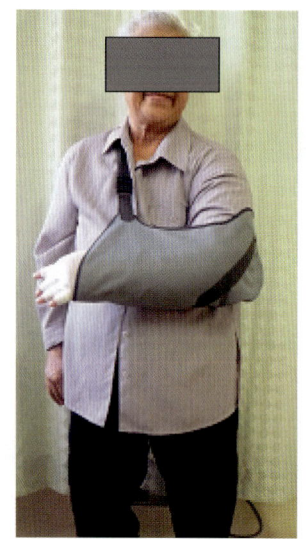

第Ⅵ章　上肢リンパ浮腫に対するがん治療病期別のアプローチ

図6-8　ポジショニング
スリングの使用により良肢位を保ち，動作時の負担軽減．

　　家族：今まで患者が行っていた家事の分担を提案
　　⇒夫の協力により患者の負担が軽減．
　　患者：「家事を分担してくれて本当に助かる．」「ストレスがなくなって気持ちが楽になった．」
　　家族：「やってあげられることができて嬉しい．」「会話が増えて，笑顔が見られるようになった．」
　　⇒家族のQOL向上

〈参考文献〉
1) 吉澤いづみ，日下真里，粳間　剛，角田　亘，安保雅博：終末期乳癌によるリンパ浮腫に対して緩和的作業療法を施行した一例．慈恵医大誌122：313-317，2007．
2) 佐藤佳代子：リンパ浮腫の治療とケア．医学書院，2006．
3) 小川佳宏：THE JOURNAL of JAPANESE COLLEGE of ANGIOLOGY Vol. 48, 2008.
4) Template for practice: compression hosiery in upper body lymphoedema. HealthComm UK Ltd, Aberdeen, 2009.

第VII章 乳がん終末期における病態とリンパ浮腫治療について

　終末期（進行がん・末期がん）におけるリンパ浮腫への介入は，全身状態の悪化につながることもあるので，その適応を判断することは重要です．そのため，この章では乳がん終末期における全身状態とリンパ浮腫への影響，また介入の適応について詳しく説明します．

1 リンパ浮腫における終末期とは

　本書では積極的なリンパ排液および浮腫増悪の予防の適応がなくなった時期を，「リンパ浮腫における終末期」と定義しています．乳がんの終末期とほぼ同時期にあたりますがリンパ浮腫への緩和的リハビリテーション介入を考える場合，それぞれを別に捉えておいたほうが介入しやすいといえます．なぜなら，乳がん終末期における患者の病態は個々によりさまざまであり，リンパ浮腫への介入の適応，目的が異なるからです．

　乳がんの終末期は，リンパ管損傷以外にも終末期特有のさまざまな全身および局所の異常が浮腫増悪の背景にあります．特に最終的に低アルブミン血症や非代償性の循環不全による全身性浮腫の合併に至れば，尿として体外へ水分が排液されず体液が貯留し，結果，側副路リンパ管の代償不全が引き起こされてリンパ浮腫の増悪を生じてきます．こうなると積極的なリンパ排液や浮腫増悪の予防を講じても，最終的にリンパ液が尿として体外に排出されずに，むしろ胸水・腹水貯留などにつながり，全身状態を悪化させ得ます．このような場合は，複合的治療のようないわゆる一般的なリンパ浮腫そのものに対する介入の適応がないのみでなく，危険です．よって，この時期こそ「リンパ浮腫における終末期」であるといえます（「VI章　上肢リンパ浮腫に対するがん治療病期別のアプローチ」参照）．

111

すなわち，リンパ浮腫の終末期における緩和的介入期であるかは，背景となる全身状態を判断することによって決定されると換言できます．よって，この時期のリンパ浮腫に介入する場合は，まず背景の乳がん終末期の病態生理，およびそのリンパ浮腫への影響について十分理解しておくことが望ましいといえます．

そこで，本章では終末期にチェックすべきポイントにしぼって重点的に述べ，次項でポイントの解釈として，その原因となる病態についてまとめたいと思います．

2 終末期における適応判断のためのチェックポイント

がん終末期に通常の積極的なリンパ排液および浮腫増悪の予防を試みることは，浮腫増悪の背景にある全身の異常，または局所の異常を悪化させるリスクと背中合わせであることを強調しておきます．よって，苦痛の緩和方法として，リンパ浮腫をボリュームダウンさせることだけを考えるのはよくありません．背景を悪化させることなく患者の苦痛を取り除くためには，「APPLAUSEの終末期以前」の病期に対する介入とは，まったく異なったアプローチが必要となることも多いです（99頁，「③病期別リハビリテーションの介入目的と実際」参照）．ここでは，介入方法の適応判断のための，チェックポイントを述べていきます（表7-1）．

1. まず全身の背景をチェックする

「リンパ浮腫における終末期」における，全身の背景の特徴の最たるものは，過剰に体液が貯留していることです．これにより，リンパ浮腫が悪化しています．全身の体液貯留にはさまざまな原因が存在し，後述しますが，いずれも「体液が尿として十分体外に排出されないこと」が共通の病態です．この場合，たとえリンパ浮腫を縮小させてもその水分が体外に出ていかず，別の部位に水分が移動するだけの可能性があります．よって積極的なリンパ排液・浮腫増悪の予防の適応はなく，浮腫の軽減を目指すことは背景を悪化させるリスクとさえなり得ます．

この時期の患者ではほとんどの場合，リンパ浮腫以外にも全身の浮腫が確認できるため，まずこれをチェックします．この有無の判断は容易で，全身に浮腫があれば十分な尿量が確保されておらず，全身に過剰に体液が貯留していると判断されます．さらに注意すべきは，体腔内の液体貯留（胸水・腹水）であり，これが次のチ

❷ 終末期における適応判断のためのチェックポイント

表7-1　リンパ浮腫における終末期の判断のためのチェックポイント

1) 全身状態のチェック
1. 全身性浮腫の有無（全身の視診を行う）．
2. 体腔の液体貯留の有無：胸水，腹水の有無の確認（主治医に確認すること）．
3. 体重・尿量の推移の確認（主治医に確認すること）．

2) 四肢局所の異常のチェック
　下記の悪性リンパ浮腫の特徴に準じてチェックするとよい．深部静脈血栓症（DVT）に似るので，これに加えて静脈系の異常について主治医に確認することが必要である（上大静脈の圧迫の可能性なども含め）．

【悪性リンパ浮腫の特徴】
1. 患肢の発赤・熱感，時に静脈血栓様の暗紫色を呈する．
2. 非常に緊満して硬い浮腫が特徴．
3. 疼痛を伴うことが多い．
4. 運動障害・感覚障害を伴うことがある（上肢の場合，腕神経叢麻痺合併を示唆する）．
5. リンパ漏や皮膚転移を伴うことがある．

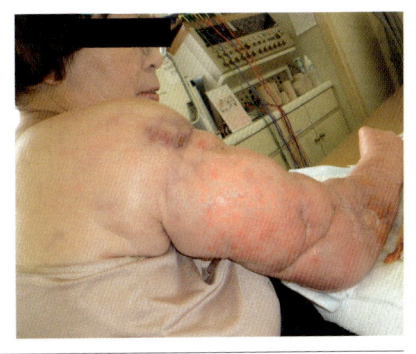

（辻　哲也，他：癌のリハビリテーション．金原出版，2006から要約して抜粋）

ェックポイントです．たとえば胸水があるような場合では，リンパ浮腫を排液しようとしても，胸腔内の水分として貯留し呼吸状態悪化につながります．この有無は医師に確認するとよいでしょう．これらが見られた場合は，リンパ浮腫の軽減を試みることで全身状態を悪化させるリスクがあるため，禁忌といえます．

　最後にチェックすべきは体重と尿量の変化です．特に尿量に注目することが最も重要です．摂取した量に見合わない少ない尿量，体重の増加がある場合，全身の体液量は増加していると判断します．外見上明らかな全身の浮腫，体腔内液体貯留を伴わない場合もあるため注意が必要で，必ず医師に確認します．

　以上のような手順で，全身の体液貯留の有無をチェックしていきます．いずれの場合もリンパ排液の適応があるかどうかは，それに見合った尿量が確保できるかどうかで決まります．薬物療法などによる十分な対策が行われていても，尿量増加・体重減少が得られず，改善する展望がなければ，リンパ排液および浮腫増悪の予防の適応がなく，「リンパ浮腫における終末期」であると判断できます．

2. 局所の背景をチェックする

　がん終末期に見られる四肢局所の異常でリンパ浮腫を悪化させる病態は，皮膚やリンパ管そのものへのがんの浸潤，静脈の障害，筋萎縮によるポンプ作用の低

下などです．また，末梢神経障害にも留意する必要があります．これらをチェックするうえで，悪性リンパ浮腫の特徴（**表7-1**）を知っておくと役に立ちます．がん終末期に見られる悪性リンパ浮腫は単一の疾患概念ではなく，がんの進行に伴い急激に増悪するリンパ浮腫を総称したものですが，その特徴を見れば，上記の局所の異常があいまって引き起こされている病態と考えられます．したがってまず悪性リンパ浮腫の特徴がないかチェックし，加えて静脈系の異常の有無を確認します．これら局所の異常は，その原因ごとに特別なケアが必要であるため重要です．

　注意してほしいことは，これらの異常はあくまで終末期の乳がんに見られやすい病態ということであって，これらの異常があっても，われわれのAPPLAUSEでいうところの「リンパ浮腫における終末期」にまで進行しているとは限らないということです（「第Ⅵ章　上肢リンパ浮腫に対するがん治療病期別アプローチ」参照）．局所の異常のみであり，前述の全身的背景を伴っていなければ，介入次第では積極的なリンパ排液・浮腫増悪の予防ができることもあります．

3　乳がん終末期における病態とリンパ浮腫治療への影響

1. 全身の背景となる病態

　全身の体液貯留をきたす病態は，リンパ浮腫への緩和的介入適応・内容を検討するうえで重要です．

1）低アルブミン血症

　アルブミンは血管内に水分をひきつけ保持する役割を持ちます．低アルブミン血症があると，血管内に水分をひきつけておくことができなくなり，結果，血管外に漏れ出します（膠質浸透圧の低下による組織間隙への血漿成分の漏出）．この血管外に漏れ出した水分をリンパ管が回収しきれなくなったとき，リンパ浮腫が増悪します．これが低アルブミン血症による浮腫増悪のシナリオです．直接的なリンパ管損傷によるリンパ浮腫ではないため，いったんはこの過剰な水分をリンパ系に戻すこともでき得ますが，この水分すべてが尿として体外に排出される以前に，再び体内のどこかで漏れ出すことが予想されます．したがってもし，低ア

ルブミン血症で増悪したリンパ浮腫に積極的な排液を行うのであれば，浮腫の軽減に見合った尿量増加や体重減少が見られているか，必ずチェックすべきです．浮腫が軽減しても，その分の水分が胸水や腹水となり，結果，全身状態を悪化させているのであれば本末転倒になります．

　低アルブミン血症の診断は，採血データでアルブミンの濃度を見ることにより容易に行えますが，アルブミンの絶対量の低下がなくても，なんらかの原因で循環血液量の貯留が起きれば，その濃度が薄まり，同様の検査結果や血管外漏出がみられるため，診断には注意が必要です．アルブミンの絶対量を低下させる原因として，まずがんの存在そのものによるアルブミン合成抑制が挙げられます．加えてがんの周辺症状（悪液質）として，あるいは治療に関連した食欲低下により，アルブミンの原料となる栄養素の摂取が困難となることも原因となります．これに最終的には全身性の炎症が加わって，アルブミン生成が一気に抑制され，急激に増悪することが多いのです．

　治療としてのアルブミン投与は，終末期治療としては一般的に適応がありません．もしアルブミン増加を期待するのであれば，経口摂取低下の場合は，経口摂取が進むよう食思不振の原因に対するケアが必要です（反応しないことも非常に多いです）．

　低栄養による低アルブミン血症単独であれば，積極的なリンパ排液や浮腫増悪予防を考慮してもよい場合もあります．一方で，低アルブミン血症が体液貯留による二次的なものであれば，複合的治療は禁忌となるので注意が必要です．

2）全身性の循環不全

　がん終末期には必ず血液の循環不全が生じます．腫瘍による静脈塞栓などで局所の循環障害が起き浮腫を悪化させる場合については後述し，ここでは全身性の浮腫，体液貯留をきたす循環不全について述べます．全身性の循環不全にはさまざまな原因があり，がんへの化学療法による心筋障害を背景に持つ場合もあります．またがんそのものが産生する物質（消耗性サイトカイン）は，直接的・間接的に心機能，腎機能を侵し循環機能を低下させます．さらに終末期乳がんに多い肺転移による呼吸不全なども，心機能を低下させ循環不全の大きな要因となります．いずれの原因によるものであれ，血管内の体液を十分循環させることができなくなっており，少しでも血管内の水分を血管外に出して，なんとか心臓の負担を減らそうとしている状態です．ゆえにリンパ浮腫を軽減させるために，その過剰な水分を血管内に戻し循環系に負担をかけることが，いかに危険であるかということは容易に想像できます．特に体腔内液体貯留（胸水・腹水）を伴う場合は禁忌です．過剰な水分を体外に出す経路として，尿量が確保されていなければ，

浮腫を軽減しようとしてはいけません．場合によっては，浮腫増悪を予防するための介入でさえ，循環系に負担をかける可能性があります．

3) 肺がん性リンパ管症，がん性腹膜炎など

　肺がん性リンパ管症は肺へのがん浸潤により胸水貯留をきたし，がん性腹膜炎は腹腔内へのがん浸潤により腹水貯留をきたします．これらは循環不全を伴わなくても体腔内液体貯留をきたします．貯留した液体を血管に戻し尿として排出することは困難であり，かつ摂取した水分が容易に血管から体腔内に移行し，どんどん貯留します．いずれの病態もその悪化により呼吸不全をきたし，循環不全へとつながるため，リンパ液の排液を試みることは禁忌といえます．

2. 局所の背景となる病態

　次にがん終末期に見られるリンパ浮腫を悪化させ得る局所の異常について述べます．これらが見られても，APPLAUSEにおける「リンパ浮腫における終末期」とは必ずしも一致しない点を強調したいと思います．局所の異常の原因ごとに特別なケアを要しますが，前述の全身的背景を伴っていなければ，リンパ浮腫軽減・増悪の予防のための介入ができることもあります．

1) 静脈の障害

　リンパ液を排液するためには，リンパ系から静脈系へと水分を戻す過程が必要になるため，この静脈系に障害があると排液が滞ります．腫瘍そのものやリンパ節転移による上大静脈の圧迫（SVC症候群）や，深部静脈血栓症（DVT），腫瘍塞栓などが原因となります．このうち最も重要，かつ除外すべきはDVTです．上肢の場合は稀ですが，DVTがある場合，リンパ浮腫への緩和的介入であっても，さらなる塞栓症のリスクが非常に高いからです．SVC症候群においては特徴的な顔面－頸部－胸部の浮腫がみられますが，その他の疾患はいずれも外観での判断は困難ですので医師に相談し，超音波検査（エコー）やリンパシンチグラフィなどで少なくともDVTは否定するべきといえます．DVTが否定されればリンパ浮腫への介入が可能で，積極的な浮腫増悪予防の適応があります．一方で，リンパ浮腫の軽減効果は高いとはいえません．

2) 皮膚の障害

　皮膚転移や急性炎症性変化に注目します．いずれも外観の変化，発赤や熱感，

疼痛を伴うことが多いため，皮膚の障害があるかどうかは比較的容易に判断できます．時に外観上はDVTに似るため，DVTの合併が疑われたら否定のために検査することが望ましいです．皮膚の障害が見られたら同部のリンパ管損傷の合併の可能性を考え，極力刺激を避けるべきです．当院では緩和的介入としては愛護的な用手的リンパドレナージ（MLD），浮腫増悪の予防としては緩やかな圧での圧迫療法を併用して対応していますが，皮膚損傷の悪化はみられていません．十分な病態理解があれば，苦痛緩和も浮腫増悪予防も可能であるといえます．リンパ浮腫の軽減ができることもあります．

3）筋萎縮

　筋のポンプ作用の低下は還流障害を引き起こします．これらは廃用に起因することもありますが，多くは悪液質に起因しており，いわゆる筋力トレーニングによる回復は難しいといえます．神経障害による運動麻痺による筋萎縮と鑑別する必要がありますが，萎縮の程度が筋力低下以上に目立つ点が特徴です．不動により疼痛・感覚異常が悪化するため，緩和的介入としては愛護的なROM訓練やポジショニングなどが必要であり，これらは安全に行うことができます．筋萎縮単独であれば，積極的なリンパ排液・浮腫増悪予防がともに可能で，リンパ浮腫の軽減も期待できます．

4）神経障害

　化学療法の副作用によるものや傍腫瘍症候群としての末梢神経障害が挙げられますが，上肢リンパ浮腫の介入において最も注意すべきは腕神経叢麻痺です．radiation-induced brachial plexopathyなどとして神経領域や放射線領域における報告が散見されますが，悪性リンパ浮腫に酷似した所見です．この神経障害は終末期のリンパ浮腫に伴う自覚症状悪化の最たる原因と考えられ，非常に強い痛みを伴うことが多いです．神経障害なので，積極的なリンパ排液・浮腫増悪予防は不可能ではないはずですが，通常の複合的治療では異常感覚・疼痛を増長することが必発で，導入できたことがありません．よってリンパ浮腫軽減・増悪予防は実際のところ困難で，リンパ浮腫への介入を行う場合は，緩やかな圧による圧迫療法や低閾値感覚入力（愛護的MLD）といった緩和的介入による疼痛緩和を目指すのがよいと考えます．筋萎縮同様に，不動により疼痛・感覚異常が悪化するため，愛護的なROM訓練やポジショニングなどが重要です．これらの対応を疼痛の軽減を目安に行えば，まず安全です．いわゆる緩和ケアのイメージに最も近いといえます．

第Ⅶ章 乳がん終末期における病態とリンパ浮腫治療について

〈参考文献〉
1) 粳間 剛，安保雅博：MLD（Manual Lymphatic Drainage）．臨床リハ 18：753-754，2009．
2) Braunwald E, Fauci A, et al：Harrison's principles of internal medicine 15th edition. McGraw-Hill Professional Publishing, USA, 2001.
3) 辻 哲也，里宇明元，他（編）：癌のリハビリテーション．金原出版，2006．
4) 浦山 博，片田正一，他：下肢浮腫に対するRI lymphographyの有用性．リンパ学 11：117-121，1988．
5) 吉澤いづみ，日下真里，他：終末期乳癌によるリンパ浮腫に対して緩和的作業療法を施行した一例．慈恵医大誌 122：313-317，2007．
6) Senkus-Konefka E, Jassem J：Complications of breast-cancer radiotherapy. Clin Oncol（R Coll Radiol） 18:229-235, 2006.

Column ─────────── 痛みに対する緩和ケア

①痛みの原因にはどのようなものがありますか？

がん患者の痛みの原因は，
1) がん自体が原因となっている痛み：浸潤や転移の痛み，神経障害の痛み
2) 全身衰弱に関係した痛み：褥瘡など
3) がん治療に関連して起こる痛み：手術瘢痕の慢性的な痛み，化学療法や放射線療法に起因した痛み
4) がん患者に併発したがん以外の疾患による痛み：偏頭痛，関節炎などの痛み，の4つの要因に分けられます．

神経障害性疼痛の特徴としては，①締め付けられるような，②灼けるような，③うずくような，④しびれるような，⑤ビリビリ，ピリピリビーンと走るようなといった痛みが見られます．

リンパ浮腫は，通常痛みを伴わないといわれていますが，急速に進行する悪性リンパ浮腫などの場合は，皮膚のつっぱるような痛みを伴うことがあります．また，皮膚線維症やがんの神経圧迫や浸潤がある場合，患肢は非常に強い痛みやしびれを伴うことがあります．このような症状がある場合は，疼痛の軽減を目的に考え鎮痛薬（オピオイド製剤）や鎮痛補助薬を検討します．

②鎮痛薬とはどのようなものですか？

日本での医療麻薬使用量は，世界トップの使用量に比べて1/7と先進国でありながら，疼痛治療においては立ち遅れている現状があります．痛みの治療をどのように進めるかは，まず患者と一緒に目標を定める，現在の問題になっている事柄を段階的に改善することから始めます．

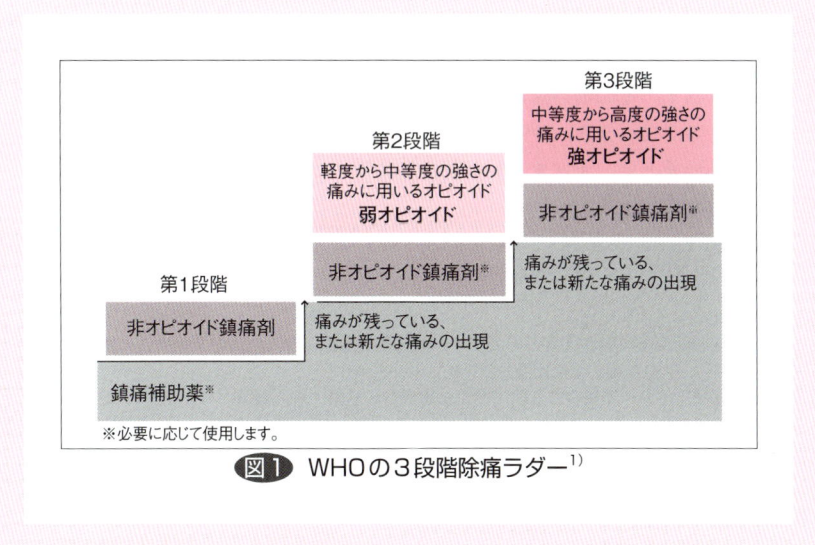

図1 WHOの3段階除痛ラダー[1]

第1段階：非オピオイド鎮痛剤／鎮痛補助薬※
痛みが残っている、または新たな痛みの出現
第2段階：軽度から中等度の強さの痛みに用いるオピオイド　弱オピオイド／非オピオイド鎮痛剤※
痛みが残っている、または新たな痛みの出現
第3段階：中等度から高度の強さの痛みに用いるオピオイド　強オピオイド／非オピオイド鎮痛剤※

※必要に応じて使用します．

第VII章　乳がん終末期における病態とリンパ浮腫治療について

表1　オピオイド製剤の種類

モルヒネ硫酸塩	カディアン®，ピーガード®，MSコンチン®，モルペス®，MSツワイスロン®
モルヒネ塩酸塩	モルヒネ塩酸塩，オプソ®，パシーフ®，アンペック®
オキシコドン	オキシコンチン®，オキノーム®，パビナール®
フェンタニル	デュロテップ®MT，フェンタニル
コデイン	コデインリン酸塩

表2　鎮痛補助薬

抗けいれん薬	テグレトール®，リボトリール®，デパケン®，ガバペン®，アレビアチン®
抗うつ薬	トリプタノール®，アモキサン®，ノリトレン®，パキシル®，ルボックス®
抗不整脈薬	メキシチール®，キシロカイン®
NMDA受容体拮抗薬	ケタラール®
コルチコステロイド	リンデロン®，デカドロン®

　目標は第1目標：夜間の睡眠確保，第2目標：安静時痛の消失，第3目標：体動時の痛みの消失，と段階に応じて設定していきます．

　がんの痛みに対する治療は，WHO（世界保健機関）の「WHO方式がん疼痛治療法」に沿って行います（図1）．3段階の除痛ラダーとよばれ，痛みの強さに応じて各段階で使用される鎮痛薬が決められており，70〜80％の患者で痛みの軽減を図ることができます．軽度の痛みには第1段階の非オピオイド鎮痛剤を使用し，痛みが強くなるに従って段階を上げていきます．痛みの強さによっては第2段階から始めることもあります．

　鎮痛薬（オピオイド製剤）の種類には，表1のものがあります．

　オピオイド製剤の副作用としては，①便秘，②嘔気・嘔吐，③眠気が最も多くみられます．その他の副作用としては，口渇，尿閉・排尿障害，掻痒感，せん妄，ミオクローヌス，呼吸抑制などがあります．

　鎮痛補助薬とは，オピオイド製剤に抵抗性の特殊な痛みに対して用いられる薬剤で表2のものがあります．

〈引用文献〉
1）がんの痛みネット：http://www.itaminai.net/cure/c1.html

〈参考文献〉
1）日本緩和医療学会緩和医療ガイドライン作成委員会編：がん疼痛の薬物療法に関するガイドライン2010年版．金原出版，2010.
2）奥　朋子：リンパ浮腫のある終末期がん患者への看護．がん看護　13：728-732, 2008.
3）奥　朋子：進行・終末期のがん患者にみられる浮腫とケア．看護技術　54：45-48, 2008.
4）国立がん研究センターがん対策情報センター：http://ganjoho.ncc.go.jp/public/index.html
5）世界保健機関編，武田文和訳：がんの痛みからの解放：WHO方式がん疼痛治療法第2版．金原出版，1996.

＜前田和美：乳がん看護認定看護師＞

第VIII章 エンダモロジー®におけるリンパ浮腫治療

1. エンダモロジー®とは

　エンダモロジー®（Endermologie®）は，フランスの医療機器メーカーであるLPG社が考案・開発した製品で，インテリジェント機能が組み込まれた直接皮膚を吸引刺激するヘッド・ローラーで，目的に応じたローラー運動を行いながら軟部組織を引き上げるもので，それにより微小循環の改善，筋疲労・疼痛改善，創傷治癒促進，軟部組織の柔軟性と運動機能の向上などの効果が得られます．その作用と効果から医療だけではなく，美容やスポーツ，アンチエイジングなど多方面で使用されています．すでにリンパ浮腫患者に対する臨床応用として，海外では高い評価が得られています．

2. エンダモロジー®の上肢リンパ浮腫への適応

　現在，エンダモロジー®は上肢リンパ浮腫を軽減させるものとして期待され，効果に対する知見が増えつつあります．Moseleyらが，乳がん術後の上肢リンパ浮腫患者を対象として，用手的リンパドレナージ（MLD）群とエンダモロジー®群に分けて治療効果の比較検討を行ったところ，施術回数は4回/週を4週間とし，1回の施術時間はMLD群では45分，エンダモロジー®群では30分であったにもかかわらず，週4回の施術回数で1か月終了時の上肢容積の縮小率は，エンダモロジー®群では22％，MLD群では21％で，エンダモロジー®群ではMLD群より33％も短い施術時間でほぼ同等の効果が得られたとしています（施行直後から圧迫療法を一晩持続させ，スキンケアおよびSLDは患者自身が行った）．この報告でMoseleyらは，重要なkey pointとして，圧迫療法の併用が重要であること，治療効果は1か月ほど持続したこと，しかしながら，患者によっては維持目的の管理が重要であると述べています[1]．またエンダモロジー®についての別の報告で

第Ⅷ章　エンダモロジー®におけるリンパ浮腫治療

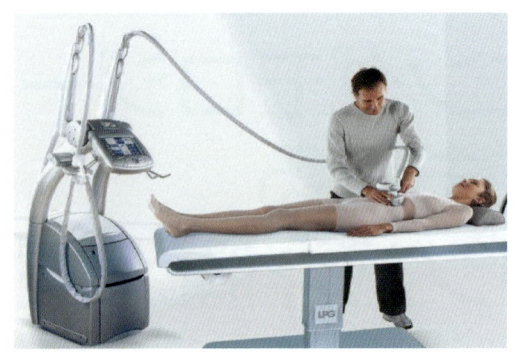

図8-1　エンダモロジー®治療の様子

はWatsonらが，リンパ還流は非施術側に対して3倍の増加がみられ，3時間以上も持続したと述べています[2]．

3. エンダモロジー®のプロトコール

　筆者らの施設で導入しているプロトコールについて紹介します．
　強調しておきたいことは，エンダモロジー®だけでは，決して治療の効果は得られません．複合的治療（CDT）をしっかり行い，ある程度まで周径のサイズダウンが得られていて，弾性包帯や弾性着衣による圧迫療法が自己で可能な患者が，より適応となると考えています．
　対象：続発性に上肢または下肢リンパ浮腫と診断され，すでに複合的治療が施されているが，浮腫軽減が得られずにQOL低下を認める患者．
　エンダモロジー®の禁忌：腹部ヘルニア，その他の内臓ヘルニア，血管腫，静脈瘤，脂肪腫，妊娠，感染・発疹，静脈炎，抗凝血薬の服用のある患者，脂肪吸引後6カ月以内の患者．
　問診等：施行当日に患者の訴える自覚症状が非常に重要で，だるさや張りがある部位は重点的に機械的マッサージを行いますが，術創周囲など疼痛のある箇所や刺激に敏感な部位がある場合は，使用を避けるか吸引刺激を弱めたほうが望ましいです．皮膚のコンディションの変化にも着目し，記録します．
　施術前には，皮膚への摩擦を軽減するため，全身トリートメントウエア（ボディ・ウエア）を装着します（図8-1）．施行直後に弾性着衣（スリーブまたはストッキング）を装着し，夜間はセルフバンデージを行い，エンダモロジー®施行後3日以内にMLDを実施しています．弾性包帯や弾性着衣による圧迫療法，圧迫下の運動については，患者に事前に指導し，適宜行ってもらいます．

4. エンダモロジー®の施行例

　乳がん術後の右上肢リンパ浮腫患者の一例を提示します．計16回の施術で浮腫減少量は998.7mlという結果で，最終的には健側上肢より周径が細くなりました（**表8-1**）．上肢の部位別周径変化および上肢容積変化と施術前後における浮腫減少量を**図8-2**に示します．現在は月1回程度の施行で維持できています．

表8-1　乳がん術後の右上肢リンパ浮腫患者に対する治療効果

施術頻度	1回/週→7回目以降から2回/月
施術回数	16回
施術前右上肢容積	1,849.1ml
施術後右上肢容積	850.4ml
健側上肢治療後容積	1,637.2ml
浮腫減少量	998.7ml
合併症の出現	なし

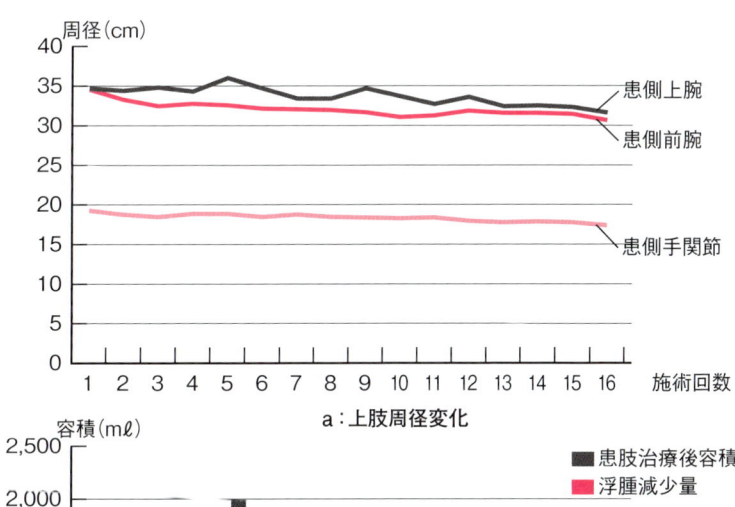

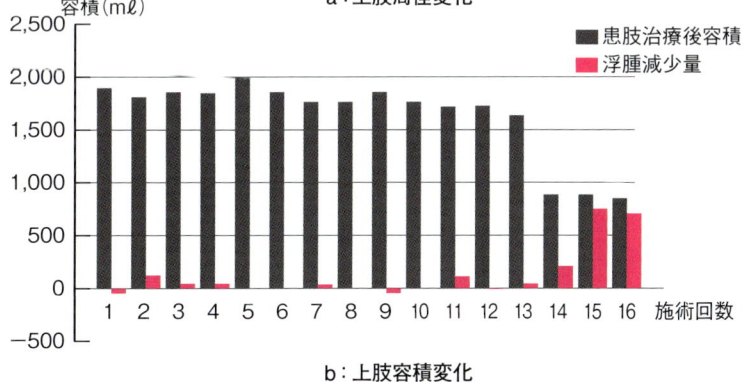

図8-2　エンダモロジー®施行後の上肢周経変化(a)と上肢容積変化(b)
症例：58歳，会社員．右乳がん術後，続発性右上肢リンパ浮腫．体脂肪率：42.6％

第Ⅷ章 エンダモロジー®におけるリンパ浮腫治療

　施術直後は，皮膚の柔軟性向上と局所の張りやだるさの軽減が得られました．長期的には，浮腫の状態（皮膚状態も含む）が改善し，弾性着衣等で生じていた接触性皮膚炎で悩まされることもなくなり，感覚障害も軽減しました．経過中に重篤な合併症は認められず，静脈還流量増加に伴う排尿回数の増加を認めました．エンダモロジー®の導入により，浮腫で生じるさまざまな身体的・心理的な苦痛が軽減し，リンパ浮腫治療の目標である患肢の状態の維持が可能で，管理が容易となりました．

　リンパ浮腫の標準的治療は複合的治療ですが，今後は柔軟にエンダモロジー®などの治療を取り入れ，個々のニーズに合わせた包括的アプローチを展開する必要があると考えています．

〈引用文献〉
1) Moseley AL, Esplin M, et al：Endermologie(with and without compression bandaging)：a new treatment option for secondary arm lymphedema．Lymphology　40：129-137，2007．
2) Watson J, Fodor PB, et al：Physiological Effects of Endermologie®：a preliminary report. Aesthetic Surgery　19：27-33，1999．

第IX章 セルフケアを中心とした患者指導

　リンパ浮腫の発症リスクのある患者，あるいはすでに発症している患者に対して，リンパ浮腫に対するセルフケアについての患者指導を行う必要があります．乳がん術後のがん治療病期別のプロトコールであるAPPLAUSE（アプローズ）（表6-1，○頁参照）や実際の浮腫の状態に合わせて，患者自身の生活様式に応じた指導項目・内容を判断し，指導します．

1. リンパ浮腫におけるセルフケアの捉え方

　乳がんの手術後などでリンパ節を切除した場合，個人差があるものの，リンパ還流が低下した状態にあり，リンパ浮腫発症のリスクがあります．リンパ浮腫は，一度発症すると完治は難しいため，まずは発症させないことが一番です．よって，リンパ浮腫を発症していない段階（予防期）から，リンパ浮腫を発症させないこと，リンパ浮腫を早期発見し，重症化を防ぐことを目的としたセルフケアを行うことが必要となります．そのため，患者自身がリンパ浮腫について理解し，予防のためのセルフケアができるよう手術前後よりリンパ浮腫予防教育を行うことが重要となります．予防教育の中心となるのが「リンパ浮腫発症のきっかけを作らない生活指導」（日常生活における注意点，スキンケア方法の指導）になります．

　リンパ浮腫を発症してしまった場合には，浮腫の軽減・維持と，浮腫増悪のリスクの軽減，QOL向上を目的に治療的介入を行いますが，日本では外来通院での治療が主となるため，リンパ浮腫の治療段階にあっても，日常生活において，リンパ浮腫の自己管理を目的としたセルフケアをしてもらうことが重要になってきます．よってリンパ浮腫を発症したのちは，リンパ浮腫予防期のセルフケア指導で挙げた「リンパ浮腫発症のきっかけを作らない生活指導」に加え，「リンパ浮腫を増悪させないためのセルフケア指導（圧迫療法や圧迫下での運動の指導など）」も必要になります．

第IX章　セルフケアを中心とした患者指導

　ただし，上記のセルフケアを長期にわたって守っていくためには，過度の負担・ストレスにならないように，患者の日常生活にうまく浸透させる考慮が必要です．必要以上の恐怖心を抱かせず，生活が制限されないよう患者の生活状況を聴取したうえで，個々の生活に合わせたセルフケアの実施方法をアドバイスすることが大切なポイントです．決して無理強いしてはなりませんが，適切なケアができるようリンパ浮腫予防・治療の意義と必要性を患者に伝えることが，最も重要となります．

2. リンパ浮腫におけるセルフケアの項目

　リンパ浮腫の複合的治療は，Ⅳ章「上肢リンパ浮腫治療の概要」で述べているように①スキンケア，②用手的リンパドレナージ（MLD），③圧迫療法（弾性包帯，弾性着衣），④圧迫下での運動（リンパ浮腫の予防期では圧迫療法は行わないため，圧迫下でない適度な運動となります），⑤日常生活での注意，で成り立っており（図9-1），がん治療病期別治療プロトコール（APPLAUSE）に応じて，これらの治療要素を適切に組み合わせて治療を行います．患者自身が行うセルフケアの項目もこれら5つの項目から成り立っていますが，リンパ浮腫治療における場合と同様，患者の一人ひとりのがん治療の病期とリンパ浮腫の状態に沿ったセルフケアの項目・内容・方法を判断し，指導することが必要となります（表9-1）．

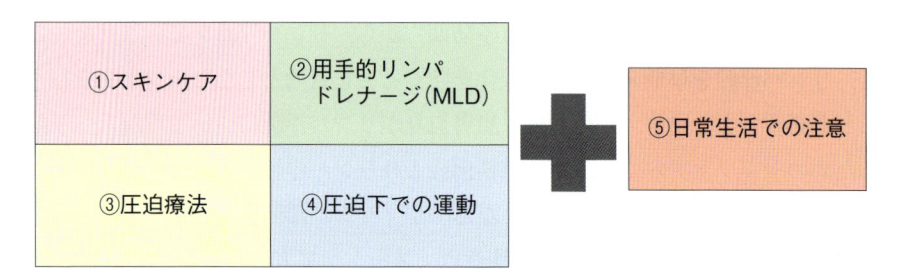

図9-1　リンパ浮腫治療の要素

3. 病期別セルフケア指導の実際

表9-1 セルフケアの指導項目

リンパ浮腫の発症の有無	発症前	発症後		
がん治療病期別治療プロトコール（APPLAUSE）	予防期	安定期	治療期	終末期
患者指導項目 / セルフケアの指導項目 / リンパ浮腫の病因と病態	○	○	○	○
リンパ浮腫の治療方法の概要	○	○	○	○
スキンケア（保清・保湿・皮膚の保護）	◎	◎	◎	◎
シンプルリンパドレナージ（SLD）	△	○	△	△（快刺激が目的のタッチケアは○）
圧迫療法 / 弾性包帯	×	◎	○	△
圧迫療法 / 弾性着衣	×	◎	○	△
運動療法 / 圧迫下	×	◎	△	△
運動療法 / 圧迫下ではない	○	×	×	×
日常生活上の注意点	◎	◎	◎	○
セルフチェックについて	◎	◎	◎	○

◎…非常に効果的　○…効果的　△…時に効果的　×…特に必要ない

注：平成20年度に制定されたリンパ浮腫指導管理料においては，①リンパ浮腫の病因と病態，②リンパ浮腫の治療方法の概要，③セルフケアの重要性と局所へのリンパ液の停滞を予防及び改善するための具体的実施方法（リンパドレナージ・弾性着衣又は弾性包帯による圧迫・弾性着衣または弾性包帯を着用した状態での運動・保湿及び清潔の維持等のスキンケアに関すること），④生活上の具体的注意事項，感染症の発症等増悪時の対処方法を個別に説明することが算定の条件となっています．

3. 病期別セルフケア指導の実際

　予防期，安定期の患者の場合は下記のセルフケアの内容を積極的に指導します．
　治療期，終末期の患者の場合は，患者の状態に合わせて，セルフケアの内容・方法を判断・決定し，指導を行います．患者の状態によっては，セルフケア実施の必要性の有無を判断し，指導する必要があります．

1）リンパ浮腫を発症していない場合（予防期）

　浮腫は出現していないため，リンパ浮腫発症予防，早期発見のためのセルフケア指導を行います．具体的には**表9-1**に示したようにスキンケアと日常生活の注意点，セルフチェックについてを中心に指導を行います．
　現在のところSLD，および圧迫療法はリンパ浮腫を予防するかどうかの十分なエビデンスは得られておらず，患者に大きな苦痛(特に心理的苦痛)を与えてまでも予防期に施行する必要はないとされています．術後のリンパ液の流れの変化を

理解するためや，今後治療を要する状態となったときのイメージづくりのために，SLDや圧迫療法についての情報を患者に伝えることは有用ですが，予防期の指導は，アメリカがん学会の推奨するリンパ浮腫を発症させるきっかけをつくらない生活指導に重点を置く必要があると考えられています（**図9-2**）．

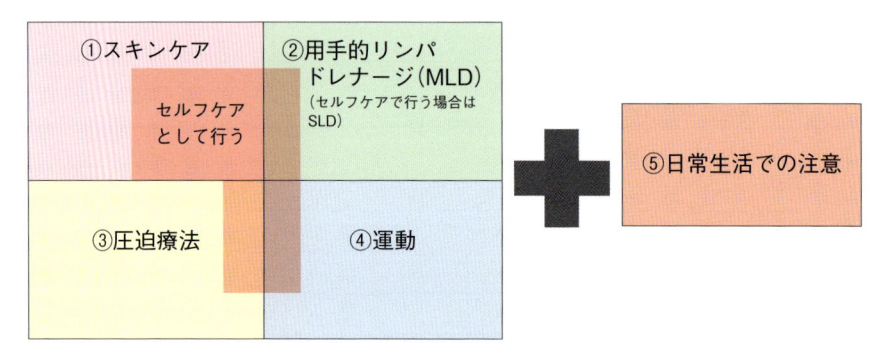

図9-2　リンパ浮腫が発症していない場合（予防期）のセルフケア

2）リンパ浮腫が発症してしまった場合（安定期・治療期・終末期）

　医療者による治療的介入に加え，セルフケアとして複合的治療を日常生活の中で取り入れてもらい，リンパ浮腫をセルフコントロールできるように患者指導を行っていきます（**図9-3**）．

　リンパ浮腫が発症してからは，下記の3つの病期に分けて指導内容を考えます．

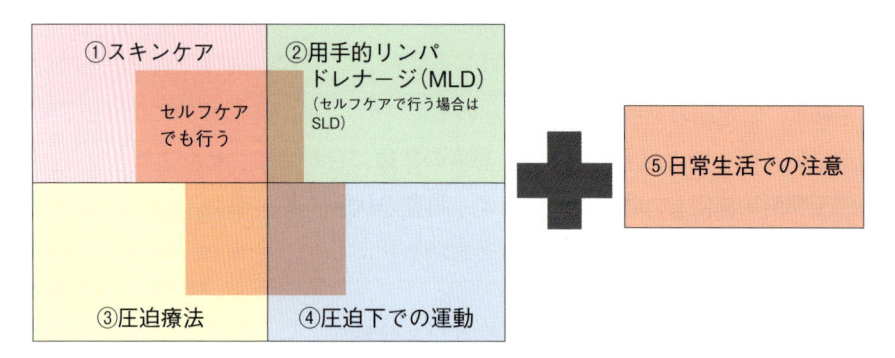

図9-3　リンパ浮腫が発症してからのセルフケア

安定期（がん治療を要さない時期）

　安定期は積極的なリンパ排液を目指す時期であり，医療者による治療的介入が中心になりますが，外来通院が主となる日本では，医療者の介入をより効果的・効率的にするためにセルフケアが大切です．特にこの時期は排液効果の高い圧迫

療法，圧迫下での運動に重点を置くため，患者への圧迫療法，圧迫下での運動の指導が重要になります．予防期に指導するべき内容（特にスキンケア，日常生活の注意点）が指導されていない患者の場合は，その内容を徹底して指導した後，安定期に必要な指導を行う必要があります．

また必要に応じて，セルフケアとして正確にSLDを行うことが可能と判断した患者にはSLDの指導を行います．

また，同じ安定期であっても積極的なリンパ排液が一段落し，浮腫の状態が安定していれば，状態を保つためのセルフケア（スキンケア，日常生活の注意に重点を置いたケアや，圧迫療法では弾性着衣の使用，など）が中心となっていきます．このようにセルフケアの指導内容は，患者のリンパ浮腫の状態や状況（生活様式など）によって判断し，変更するなど調整していく必要があります．

治療期（化学療法など積極的がん治療の実施時期）

放射線療法や化学療法などはリンパ浮腫発症やリンパ浮腫増悪のリスクを高めます．これらの積極的ながん治療を実施しているこの時期は，治療の副作用で皮膚炎などの皮膚トラブルなどが起こりやすいので，過剰な皮膚への刺激は避けなければなりません．したがってセルフケアの指導内容は十分検討する必要があります．この時期は，スキンケアを中心に患者指導します．

終末期（終末期治療の実施時期）

快刺激入力を目的としたタッチケアなどを患者の家族へ指導することが中心となります．

4. 具体的なセルフケアの方法と日常生活での注意点

次に，セルフケアについて具体的にまとめます．

1）日常生活におけるスキンケア指導

スキンケアとは，皮膚の生理機能を良好に維持する，あるいは向上させるために行うケアのことです．

皮膚には，外界からの刺激物の侵入を防ぐ役割や保湿・水分喪失防止機能，静菌・緩衝作用（バリア機能）があります．よって，リンパ浮腫を発症していない場合でも，皮膚のバリア機能を維持し，リンパ浮腫発症のきっかけを作らないためのスキンケアが必要となります．

スキンケアの基本は，①保清，②保湿，③皮膚の保護になります．

(1) 清潔を保つ（保清）方法
　①体の洗い方
　柔らかい素材のスポンジや素手で石鹸をよく泡立て，優しく洗います．必要以上の洗浄は，皮膚の保湿成分まで奪ってしまうため，優しく泡で汚れを包み込むように洗うことを心がけます．

　②石鹸の種類
　弱酸性のものを使用します．中性のものは，肌が乾燥しやすくなりますので避けます．

(2) 保湿
　刺激を避けるため，ノンアルコールの保湿剤を使用します．特に，セラミド配合の保湿剤は，皮膚から水分が逃げることを防止し，外部の刺激から肌を守る働きがあるため有効です．また，入浴時には，セラミド配合の入浴剤を使用することも保湿に対し効果があります．

(3) 皮膚の保護
　①爪の手入れ
　爪で皮膚に傷をつけることを防ぐためや清潔を保つため，爪の手入れは重要です．深爪に注意し，甘皮は切らないようにします．手の平を上にし，白い部分を少し残して爪を切ると，深爪や指先を傷つけることを防ぐことができます．

　②日焼け
　日焼けは軽いやけどと同じであり，リンパ浮腫発症・増悪の原因となる場合があります．日傘や日焼け止めを利用した紫外線対策が必要です．また，日焼け止めは天然素材のものがよいです．

　③傷について
　傷や湿疹があるとそこから菌が侵入し，炎症（蜂窩織炎）を起こす危険性がありますので，傷ができてしまったら，すぐに流水で洗い流して消毒をすることを指導します．また，日頃から消毒セットを持ち歩くように伝えます．

4. 具体的なセルフケアの方法と日常生活での注意点

＜食器洗いやガーデニング＞
　食器洗いやガーデニングなどを行う際は，ゴム手袋の使用を勧めます．しかし，せっかく手袋を装着して皮膚を保護していても，手袋の内側が汚れていては逆に感染のリスクを高めてしまいますので，内側も常に清潔にしておくよう指導します．

＜虫刺され＞
　虫除けスプレーを活用するなどして，虫刺されに気を付けること．また虫に刺された場合は，決して掻きむしらないことが大切です．掻きむしることで，炎症（蜂窩織炎）を起こす恐れがあります．

＜注射や血圧測定，鍼・灸・マッサージ＞
　患側上肢への刺激は，リンパ管を破壊してリンパ浮腫発症のきっかけとなる場合があります．したがって注射や血圧測定，鍼・灸・マッサージを受けるときは健側上肢で行うよう指導します．

＜むだ毛処理＞
　皮膚を傷付けないためにも，できるだけむだ毛処理は避けたほうがよいといえます．やむを得ず行う場合は，傷をつけないように注意して処理するよう指導します．

＜湿疹＞
　湿疹があるとそこから菌が侵入し，炎症（蜂窩織炎）を起こす危険性がありますので，しっかりと治療するよう指導します．

＜ペット＞
　犬や猫にひっかかれることも，炎症（蜂窩織炎）につながる可能性がありますので，気をつけるよう伝えます．

2）シンプルリンパドレナージ（SLD）の方法
　SLDの実際の方法については，巻末の付表「患者のためのリンパ浮腫パンフレット⑦シンプルリンパドレナージの方法」に写真で掲載していますので，参照してください．

3）圧迫療法（セルフバンデージ，弾性着衣）

セルフケアで行う圧迫療法（セルフバンデージ，弾性着衣）の患者指導の方法については，巻末の付表「患者のためのリンパ浮腫パンフレット⑧セルフバンデージの巻き方，⑨弾性着衣（スリーブ）の着脱方法について」で掲載していますので，参照してください．

4）運動療法

セルフケアで行う圧迫下での運動の方法については，巻末の付表「患者のためのリンパ浮腫パンフレット⑪圧迫下での運動について」に写真で掲載していますので，参照してください．パンフレットでは圧迫下での運動を紹介していますが，圧迫療法については，リンパ浮腫予防効果のエビデンスがないため，リンパ浮腫発症前の予防期に行う運動は，圧迫下ではない運動，つまり弾性包帯（バンデージ）や弾性着衣をつけていない状態で運動を行います．

5）日常生活における注意点

繰り返し述べているように，日常生活ではリンパ浮腫を発症させない（予防期），あるいは増悪させない（安定期など）ことが大切です．そのためのポイントとして，リンパの①流れをよくすること，②流れを滞らせないこと，③炎症を起こさせないこと，の3つを意識した日常生活の注意点を指導します．

⑴リンパの流れをよくする

リンパ液は体液ですので，重力による影響を受けます．したがって以下のようなリンパ還流を促進する動作・行為について指導します．

＜患側上肢の挙上＞

休息をとる際や就寝時には，患側上肢を挙上し，上肢の血液を心臓へ送り返すようにします．高さは，心臓より少し高い10〜15cmを目安にします．

＜深呼吸をする＞

深呼吸はリンパ還流を促進します．特に深部リンパ管の流れを促進する効果があるといわれています．

＜適度な運動を行う＞

筋ポンプ作用を効率よく働かせ，リンパ還流を促進するため，適度な運動を指導します．肩回しや上肢挙上位での手指の開閉運動など，軽い運動でもリンパ還

流は十分に促進されます．

　プールでの運動は，水圧で上肢が適度に圧迫されるため，リンパ浮腫に適しています．

　また洗顔や洗髪などの日常生活動作は，リンパ還流を促しますので，積極的に行ってよいものです．

(2) リンパの流れを滞らせない

　リンパ還流が停滞してしまうとリンパ浮腫の発症と増悪のリスクが高まります．日常生活においてリンパの流れが停滞する原因となることを避けるよう指導します．

＜局所を圧迫しない＞

　患側上肢を締めつける衣類や下着，装飾品，窮屈な服装の着用は避けるよう伝えます．

＜長時間患側上肢を下垂した姿勢をとらない＞

　患側上肢を下げる姿勢はリンパ液の流れを滞らせますので，長時間その姿勢を取り続けないこと，ときおり休息などを取り入れること，また患側上肢に重だるさを感じた時は，腕を心臓の位置より10cm程度高くして休むことを指導します．

＜過度な負担をかけない＞

　適度な運動は，リンパ還流を促進しますが，テニス，ゴルフなど上肢を大きく振り回す運動はリンパ管を障害し，リンパ液の流れを滞らせてしまう場合もあるため，やりすぎないこと，運動中や運動前後は腕の状態をチェックすること，などに気をつけながら行うことを伝えます．

＜重いものを持たない＞

　荷物を運ぶときには健側上肢または両上肢で持つよう心がけてもらいます．

　また，重たいものを持ち運ぶことは避け，小分けにして運ぶなどの工夫が必要です．

＜過度の温熱を避ける＞

　入浴，温泉，サウナなどでは，熱い温度での長湯は避ける必要があります．血管が拡張して浮腫が出現したり，浮腫が増悪したりすることがあります．

<肥満に注意する>
　脂肪が多く蓄積されると，リンパ管が圧迫され，リンパ還流を阻害する可能性があります．また運動不足により，リンパ還流を促す作用（筋ポンプ作用）が低下することで浮腫が増悪することもあります．

<疲れすぎないようにする>
　過労によってリンパ浮腫を発症することがあります．疲れを感じたら，休養をとるよう伝えます．

<食事の内容に気をつける>
　腸の蠕動運動がリンパ管の動きを高め，リンパ還流を促進します．したがって食物繊維を多く取るなど，便秘を予防する食事を心がけることが重要です．

<水分摂取を心がける>
　水分が不足していると，血液の粘度が高くなり，リンパ還流も停滞しやすくなります．十分な水分摂取の必要について患者に伝えます．

(3) 炎症（蜂窩織炎）を起こさせない生活＝スキンケア
　患側上肢は，リンパ還流が停滞しやすく細菌を排除しにくいため，蜂窩織炎を発症しやすいといわれています．蜂窩織炎をきっかけに浮腫が増悪することもありますので，特に注意を促します．蜂窩織炎を発症した場合，治療を行うことが必要となりますので，すぐに医師の診察を受けるよう指導しましょう．
　蜂窩織炎の原因として，細菌感染（けが，虫さされ，水虫，虫歯，膀胱炎など），体力の低下，やけど，患側上肢への過度な負担などが挙げられます．このような発症のきっかけを作らないために，本項の「1）日常生活におけるスキンケア指導」で述べた日常生活におけるスキンケア指導が必要となります．

5. セルフチェックの方法について

　患側上肢の浮腫に早く気づくため，またリンパ浮腫の増悪に気づくために，患者自身が日常生活でセルフチェックをすることも大切なセルフケアです．入浴前などの測りやすい場面などに下記の点について計測してチェックするよう指導します．セルフチェックは，定期的に測定・記録することを推奨します．

<周径の確認>
　手関節や上腕の周径を測ります．
　測定時間や部位は必ず同じ状態で測ることがポイントです．

<体重測定>
　肥満はリンパ浮腫増悪・悪化の危険因子です．
　測定時間や測定方法（服装など）を統一して行います．

<皮膚のチェック>
　セルフチェックを指導します．

6. 弾性着衣等の療養費の申請方法について

　「Ⅹ章　弾性着衣等の療養費の支給について」に掲載の内容を，患者へ指導します．

7. 弾性包帯・弾性着衣の管理方法について

　巻末の付表「患者のためのリンパ浮腫パンフレット⑩弾性包帯・弾性着衣の管理方法について」に掲載していますので，参照下さい．

　実際のセルフケア指導では，巻末の付表「患者のためのリンパ浮腫パンフレット」を用いて，上記に記した内容を患者一人ひとりに合わせて指導することを推奨します．実際の臨床場面で活用してください．

第Ⅹ章 弾性着衣等の療養費の支給について

1. 診療費の詳細 （2008年4月1日より適応）

　弾性着衣および弾性包帯の治療費について，厚生労働省保険局医療課が出している通知書の内容をまとめておきます．また本章の末尾に本通知書を資料として掲載しています．

①**対象となる疾患**：リンパ節郭清術を伴う悪性腫瘍の術後に関するリンパ浮腫．

②**購入可能な弾性着衣**：弾性スリーブ・グローブ／弾性ストッキング．

③**支給回数**：購入後6カ月経過において再度申請可能．
　※1回目と2回目の申請は6か月以上経過していること．

④**支給枚数**：1回の支給につき装着部位ごとに2着（組）まで（スリーブ2着，グローブ2着可）．

⑤**製品の着圧**：30 mmHg以上の着圧が対象．
　※ただし，明らかに装着に支障をきたす場合などは医師の判断により特記事項「着圧指示」が30 mmHg未満の場合は，装着が必要な理由を「特記事項」欄に記載すること．

⑥**弾性包帯の支給**：弾性着衣が使用不可の場合に支給可能（←装着部位ごとに2組まで）．
　※特記事項への記載は必要．

2. 弾性着衣の療養費

療養費は公定価格と異なり下記の上限すべては還付はされません．まず，患者自身で立て替えて，申請が通ったら支給申請額の7割が基本的に還付されます．上限を超えた製品の超過分は患者の自己負担になります．

保険の種類（例えば高齢者医療では9割が還付）により還付率が変わるので，保険者への問い合わせをしたほうがよいでしょう．

【支給申請費用の上限】

★ 1着

ストッキング	：28,000円（片足タイプは25,000円）
スリーブ	：16,000円
グローブ	：15,000円

※弾性包帯，装着に必要な製品それぞれ1組→上肢7,000円まで

3. 療養費支給申請に必要な書類

下記書類が必要になります．

①各保険者ごとの療養費申請書

②医師の弾性着衣などの装着指示書（**図10-1**）

③購入した際の領収証

（※装着指示書の記入日付よりもあとに発行されたもの）

保険者ごとの申請窓口は以下となります．

・健康保険：社会保険事務所，健康保険組合

・国民健康保険：各市区町村

・共済組合：各共済組合

（別紙様式）

弾性着衣等 装着指示書

住　　所			
氏　　名		性別	男・女
生年月日	明・大・昭・平　　年　　月　　日		
診 断 名			
手術年月日	昭・平　　年　　月　　日		
患　　肢	右上肢・左上肢・右下肢・左下肢		
弾性着衣等の種類	ストッキング・スリーブ・グローブ・包帯		
着圧指示	mmHg		
特記事項			

本患者は、上記疾患のため、患肢を常時圧迫する必要があり、弾性着衣等の装着を指示しました。

平成　　年　　月　　日

医療機関名
所　在　地
電話番号
医　師　名　　　　　　　　㊞

※ 記載上の注意

1 各欄に記載又は該当項目に○を付すこと。

2「手術年月日」欄について、他院で術を行った等の理由により詳細な日付が判らない場合は、「何年何月頃」との記載でも良い。

3「患肢」及び「弾性着衣等の種類」が複数ある場合は、その内訳を「特記事項」欄に記載すること。

4「弾性着衣等の種類」が包帯の場合は、包帯の装着を指示する理由を「特記事項」欄に記載すること。

5「着圧指示」が30mmHg未満の場合は、装着が必要な理由を「特記事項」欄に記載すること。

図10-1　装着指示書

4. 慈恵医大リハ科での対応

　弾性包帯（バンデージ）やバンデージを巻く前の衛生材料を購入する場合，不慣れでいろいろな種類があるため迷うことがしばしばあります．よって，当院ではリハビリテーション医がリンパ浮腫の診断をしたのち，セラピストは，

表10-1　バンデージ購入申し込み書

担当：（　　　　　　　）
連絡先：

商品（各種）	サイズ	数量
トリコフィックス	6cm	200cm（　）・300cm（　）
	8cm	200cm（　）・300cm（　）
	10cm	200cm（　）・300cm（　）
	12cm	200cm（　）・300cm（　）
デルタ　テリーネット　S	5cm	
	7.5cm	
	10cm	
	12.5cm	
	15cm	
アーティフレックス	10cm	
	15cm	
エラストムル	4cm	
（テルモ：指包帯）	6cm	
ローマン	4cm	
（ナック：指包帯）	6cm	
コンプリラン	4cm	
	6cm	
	8cm	
	10cm	
	12cm	
ロイコプラスト ホスピタル	1.25cm	
コンプリフォーム	10cm	
	12cm	
	15cm	
コンプリハフト	8cm	
	10cm	
キュレル		個
コンプレックス フォームラバー ポット		
楕円形		個
キドニー(小)		個
メディキュラ～リンパパット		
リブ		個
スモールドット		個

リハビリテーション処方や装着指示書を受け，患者それぞれの症状に合わせたバンデージを売店で買えるシステムをとっています．表10-1のような購入用紙に必要物品の個数やサイズをセラピストが記載し，売店に持っていけば，患者は，リハビリテーションに必要な物を購入し揃えることができます．リンパ浮腫のリハビリテーションを受ける患者のほとんどが，バンデージからのスタートです．本購入システムで最も特徴的なことは，バンデージを巻く前の衛生材料を切り売りしていることです．

第X章　弾性着衣等の療養費の支給について

資料　四肢のリンパ浮腫治療のための弾性着衣等に係る療養費の支給における留意事項について（保医発第0321001号）

I．四肢のリンパ浮腫治療のための弾性着衣等に係る療養費の支給について	
四肢のリンパ浮腫治療のために使用される弾性ストッキング，弾性スリーブ，弾性グローブ及び弾性包帯（以下「弾性着衣等」という．）については，新たな技術として保険適用することが承認（平成20年3月21日保発第0321002号）されたことから，平成20年4月1日以降，下記に該当したときは，かかった費用を請求することにより，療養費又は家族療養費が支給される．	
1．支給対象となる疾病	リンパ節郭清術を伴う悪性腫瘍（悪性黒色腫，乳腺をはじめとする腋窩部のリンパ節郭清を伴う悪性腫瘍，子宮悪性腫瘍，子宮附属器悪性腫瘍，前立腺悪性腫瘍及び膀胱をはじめとする泌尿器系の骨盤内のリンパ節郭清を伴う悪性腫瘍）の術後に発生する四肢のリンパ浮腫
2．購入可能な弾性着衣	弾性ストッキング，弾性スリーブ，弾性グローブ
3．支給回数	弾性着衣の着圧は経年劣化することから，前回の購入後6ヶ月経過後において再度購入された場合は，療養費として支給しても差し支えない．
4．支給枚数	1度に購入する弾性着衣は，洗い替えを考慮し，装着部位毎に2着を限度とする．（パンティストッキングタイプの弾性ストッキングについては，両下肢で1着となることから，両下肢に必要な場合であっても2着を限度とする．また，例えば①乳がん，子宮がん等複数部位の手術を受けた者で，上肢及び下肢に必要な場合，②左右の乳がんの手術を受けた者で，左右の上肢に必要な場合及び③右上肢で弾性スリーブと弾性グローブの両方が必要な場合などは，医師による指示があればそれぞれ2着を限度として支給して差し支えない．）
5．製品の着圧	30mmHg以上の弾性着衣を支給の対象とする．ただし，関節炎や腱鞘炎により強い着圧では明らかに装着に支障をきたす場合など，医師の判断により特別の指示がある場合は20mmHg以上の着圧であっても支給して差し支えない．
6．その他	弾性包帯の支給（筒状包帯，パッティング包帯，ガーゼ指包帯，粘着テープなど）弾性包帯については，医師の判断により弾性着衣を使用できないとの指示がある場合に限り療養費の支給対象である．支給回数は，1度に購入する弾性包帯は，洗い替えを考慮し，装着部位毎に2組を限度．弾性包帯は経年劣化することから，前回の購入後6ヶ月経過後において再度購入された場合は，療養費として支給される．基本的には弾性着衣と同じ考え方．
II．療養費	
1．弾性着衣	療養費として支給する額は，1着あたり弾性ストッキングについては28,000円（片足用の場合は25,000円），弾性スリーブについては16,000円，弾性グローブについては15,000円を上限とし，弾性着衣の購入に要した費用の範囲内である．
2．弾性包帯	療養費として支給する額は，弾性包帯については装着に必要な製品（筒状包帯，パッティング包帯，ガーゼ指包帯，粘着テープ等を含む）1組がそれぞれ上肢7,000円，下肢14,000円を上限とし，弾性包帯の購入に要した費用の範囲内である．
III．療養費支給申請に必要な書類	
①各保険者ごとの療養費申請書，②医師の弾性着衣等の装着指示書，これは，所定の様式がある．③購入した際の領収証．申請には上記3点が必要．あたりまえであるが，医師の弾性着衣等の装着指示書があり，それに従って弾性着衣等が処方されるので，指示書の日付以降に領収書の日付がなっている．	

第XI章 乳がん治療に関する最新基礎知識

1 外科治療に関する知識の整理

Q1 乳がんの外科的手術法にはどのようなものがありますか？

A 乳がんの外科的手術法には，乳房を部分的に切除する乳房温存手術と，乳房を全部切除する乳房切除術があります．これら乳房の手術に腋窩リンパ節への手術を組み合わせます．

乳房温存手術には腫瘍が露出しないように乳房を扇状に切除する扇状部分切除と，乳房を円状に切除する円状部分切除などがあります．腫瘍が大きい場合は，術前に化学療法や内分泌療法（ホルモン療法）を施行し，腫瘍を縮小させて温存手術をすることが可能なこともあります．温存手術の場合，原則として手術で残した乳房に放射線をかけることが必要です．

乳房切除術には大胸筋を合併切除する胸筋合併乳房切除術 radical mastectomy（定型型乳房切除：ハルステッド Halsted）や，大胸筋を切除しない胸筋温存乳房切除術 modified radical mastectomy（非定型的乳房切除：オーチンクロス Auchincloss，パティ Patey）などがあります．乳房切除後，自分の組織やインプラントで同時または，異時的に乳房を再建する方法もあります（174頁，「Q1 最近の乳房再建術について教えてください」参照）．

乳房に対する手術は，乳がんの広がりと乳房全体の大きさにより，整容性と安全性が保てる術式を選択します．図11-1に日本における術式変遷のグラフを提示しますが，2002年以降は乳房温存手術が主流となっています．

腋窩リンパ節への手術は，今まで腋窩リンパ節郭清が標準でしたが，近年，腋

第XI章 乳がん治療に関する最新基礎知識

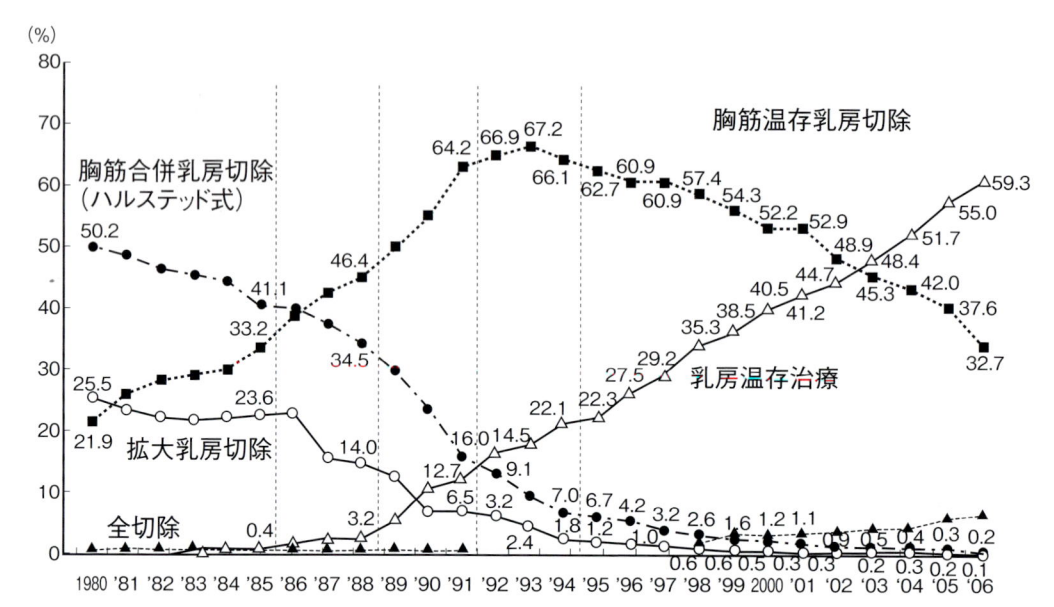

図11-1　わが国における乳がん手術術式の動向

ハルステッド式から胸筋温存乳房切除術を経て，乳房温存術が主流になった現在までの乳がんの手術術式の変遷を示したものである．　　　　　（日本乳癌学会 Japan Breast Cancer Society, 2008）

表11-1　切除部位の略号

部位	略号
全乳房	Bt
一部乳房	Bp, Bq
腫瘍	Tm
腋窩	SN, Ax
大胸筋	Mj
小胸筋	Mn
胸骨傍	Ps
鎖骨上	Sc

表11-2　乳がんの手術術式

乳房温存手術	
1. 乳房扇状部分切除術	Bq＋Ax，Bq＋SN，Bq
2. 乳房円状部分切除術	Bp＋Ax，Bp＋SN，Bp
3. 腫瘍摘出術	Tm＋Ax，Tm＋SN，Tm

乳房切除術	
1. 拡大乳房切除術	Bt＋Ax＋Mj＋Mn＋Ps（＋Sc）
2. 胸筋合併乳房切除術	Bt＋Ax＋Mj＋Mn（Halsted）
3. 胸筋温存乳房切除術	Bt＋Ax＋Mn（Patey） Bt＋Ax（Auchincloss），Bt＋SN
4. 単純乳房切除術	Bt
5. その他	

窩リンパ節転移を触診や画像上で認めない症例には，センチネルリンパ節生検を行うことが標準となってきました（2010年4月より保険適応）．手術中の迅速病理診断でセンチネルリンパ節への転移を認めた場合のみ，腋窩リンパ節郭清を追加します．また，検診などで早期に発見された小さな範囲の非浸潤性乳がんの場合はリンパ節への手術を省略することもできます．腋窩リンパ節への手術は，腋窩リンパ節転移の有無や，乳がんが乳管外へ浸潤しているかどうかによって選択します．

　術式を記載する際は上記術式のほかに"切除部位の略号"を付記することが日本乳癌学会の『臨床・病理乳癌取扱い規約』（第16版，2008年）で決められています．**表11-1**に切除部位の略号を示し，具体的な例を**表11-2**に列挙します．なお，現在，乳房切除術の例の1, 2は行われていません．

Q2 乳がんの診断はどのようにするのですか？

A　乳がんの診断には問診に始まる次のようなステップがあります．

①**問診**：家族歴，月経歴，出産歴や腫瘤に気づいた時期，月経による変化の有無，痛みを伴うかどうかなどを質問します．

②**視診**：乳房や乳頭の変形，ひきつれ，えくぼ状サイン，潰瘍，びらん，乳頭からの分泌の有無を観察します．

③**触診**：乳房や腋窩を直接手で触り，腫瘤の状態（場所，可動性，境界部の様子，硬さなど）やリンパ節が腫れていないかどうかを調べます．

④**マンモグラフィ（図11-2）**：マンモグラフィ（MMG）とは乳房専用X線撮影のことです．診断しやすい画像を撮るために乳房をできるだけ引き出して，圧迫板という薄い板ではさんで乳腺を薄く押し広げて撮影します．マンモグラフィでは石灰化，構築の乱れ，腫瘤を確認することができます．石灰化とは，乳腺の一部にカルシウムが沈着したものですが，マンモグラフィでは真っ白な砂粒のような影で写ります．石灰化のほとんどは良性ですが，分布のしかたや，石灰化の形により悪性を疑います．構築の乱れとは乳腺のひきつれのことで，良性のことも，悪性のこともあります．腫瘤はマンモグラフィでは白いかたまりとして見え，辺縁の毛羽立ちやひきつれ，境界の不明瞭さ，年齢，内部の陰影の濃さなどから悪性を疑います．しかし，マンモグラフィでは腫瘤も乳腺も白く写るため，高濃度乳房という乳腺の密な女性ではマンモグラフィで乳腺による白い部分が多く，腫瘤と重なると診断が難しくなることが欠点です．若年齢や出産の既往のない女性に，高濃度乳房が多い傾向があります．この場合，次に説明する超音波検査が有用です．

⑤**超音波（エコー）検査**：超音波を乳房に当て，反射波を利用して乳房内部の画像を作ります．超音波検査では，通常乳腺は白く，腫瘤は黒く検出されるため，腫瘤は比較的発見しやすく，腫瘤の内部を観察することもできます．被曝や痛み

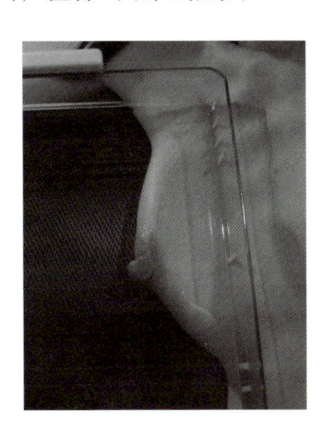

図11-2　マンモグラフィの写真

もありません．腫瘍の形や境界部の性状などから良悪を推定することが可能です．しかし，検査施行者による差があることと，石灰化の描出が困難なことが欠点です．精密検査でマンモグラフィの両方の検査を行うことが通常です．

⑥**その他の画像診断**：マンモグラフィや超音波検査の他にMRI検査やCT検査を使うことがあります．いずれも造影剤という検査用の薬を静脈から注射して検査を行います．乳がんと診断された後の，乳がんの広がり診断に役に立つ検査です．しかし，マンモグラフィや超音波検査で診断のむずかしい場合は乳がんかどうかの鑑別診断のためにも行うことがあります．

⑦**穿刺吸引細胞診**：病変部に細い針を刺し，注射器にて細胞を吸引採取したものを顕微鏡にて観察します．患者の負担は少なく，十分に細胞が採取されれば診断は比較的容易にされることも多いのですが，採取できる細胞が少ない場合や，細胞の形が良悪の判定に困る場合，診断は困難です．

⑧**針生検**：病変部に細胞診より太めの針を刺し，組織の一部を取り出し，顕微鏡にて観察します．通常はマンモグラフィや超音波にて採取部位を確認しながら検査をします．針生検にはコア生検という一度に一組織のみ採取して検査する方法と，マンモトームという吸引機能のある機械を用い，一度に複数の組織を採取して検査する方法があります．

Q3 乳がんの病期の分類を説明してください

A 病期（stage）は原発巣の大きさ，所属リンパ節転移の有無，全身転移の有無により分類します．日本乳癌学会による『乳癌取扱い規約』第16版によるTNM分類をここに紹介します（**表11-3**）．

〈臨床病期〉

T（腫瘍：tumor）：原発巣の大きさ（cm）は視触診，画像診断により総合的に評価します．乳腺内の多発腫瘍の場合は最も大きい腫瘍のTを用います．Tの分類は**表11-4a**を参照してください．乳管内または小葉内に乳がん細胞がとどまる場合を非浸潤がん（Tis）といいます．

N（リンパ節：node）：リンパ節転移の診断も触診と画像診断などによります（**表11-4b**）．

M（遠隔転移）：転移を認めた臓器を3文字コードで別個に記載します．例）M1：OSS（骨）．

MX　評価不可能
M0　遠隔転移なし
M1　遠隔転移あり

表11-3 乳がんの病期分類（TNM分類）

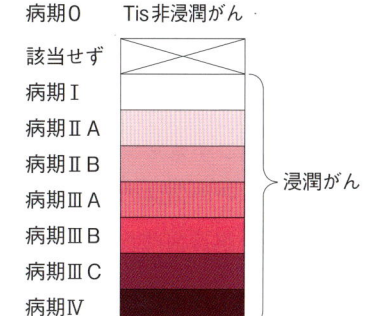

腫瘍\転移		T0	T1	T2	T3	T4
M0	N0	×	病期Ⅰ	病期ⅡA	病期ⅡB	病期ⅢB
	N1	病期ⅡA	病期ⅡA	病期ⅡB	病期ⅢA	病期ⅢB
	N2	病期ⅢA	病期ⅢA	病期ⅢA	病期ⅢA	病期ⅢB
	N3	病期ⅢC	病期ⅢC	病期ⅢC	病期ⅢC	病期ⅢC
M1		病期Ⅳ				

病期0　Tis非浸潤がん — 該当せず
病期Ⅰ ┐
病期ⅡA │
病期ⅡB │
病期ⅢA ├ 浸潤がん
病期ⅢB │
病期ⅢC │
病期Ⅳ ┘

表11-4a　原発巣(T)の大きさの分類

		大きさ (cm)	胸壁*固定	皮膚の浮腫, 潰瘍, 衛星皮膚結節
TX		評価不可能		
Tis		非浸潤がんあるいはPaget病		
T0		原発巣を認めず（視触診，画像診断にて原発巣を確認できない）		
T1		≦2.0	−	−
T2		2.0＜　≦5.0	−	−
T3		5.0＜	−	−
T4	a	大きさを問わず	＋	−
	b		−	＋
	c		＋	＋
	d	炎症性乳がん**		

T：原発巣
＊胸壁とは肋骨，肋間筋，前鋸筋を指し，胸筋は含まない．
＊＊炎症性乳がんは通常腫瘤を認めず，皮膚のびまん性発赤，浮腫，硬結を示すものを指す．

表11-4b　所属リンパ節(N)への転移の有無による分類

		同側腋窩リンパ節レベルⅠ，Ⅱ		胸骨傍リンパ節	同側腋窩リンパ節レベルⅢ	同側鎖骨上リンパ節
		可動	周囲組織への固定，リンパ節癒合			
NX		評価不可能				
N0		−	−	−	−	−
N1		＋	−	−	−	−
N2	a	−	＋	−	−	−
	b	−	−	＋	−	−
N3	a	＋/−	＋/−	＋/−	＋	−
	b	＋ または ＋		＋	−	−
	c	＋/−	＋/−	＋/−	＋/−	＋

N：所属リンパ節

〈組織学的病期〉

臨床病期の分類に準じます．

　腫瘍径はがん細胞が乳管や小葉より外へ出た部分（浸潤部分）を評価します．T1はさらに病理診断によりT1mic（≦0.1），T1a（≦0.5），T1b（0.5＜，≦1.0），T1c（1.0＜，≦2.0）に亜分類します．

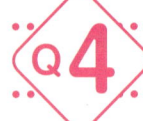

Q4 センチネルリンパ節と腋窩リンパ節郭清について教えてください

A センチネル（見張り）リンパ節とは，腫瘍からのリンパ流が最初に到達し，その領域のリンパ節のなかで最も転移する確率の高いリンパ節のことです．術中迅速病理診断でセンチネルリンパ節に腫瘍細胞を認めなければ，周囲の腋窩リンパ節には転移を認めないと判断し，腋窩リンパ節郭清を省略します．

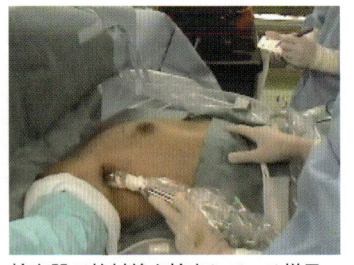

センチネルリンパ節生検とは，センチネルリンパ節を摘出し，顕微鏡を用いてがん細胞が存在するかどうか調べる手術および検査のことをいいます．乳腺腫瘍の周りまたは乳輪下に色素や放射性同位元素（ラジオアイソトープ；RI）を注射し，リンパ管に取り込ませることでリンパ流を描出し，センチネルリンパ節を見つけることができます（**図11-3**）．

腋窩リンパ節郭清とは，腋窩にあるリンパ節を脂肪に包まれた一つの塊として摘出することです．乳がんの治療において，腋窩リンパ節転移の有無と転移をしたリンパ節の個数を知ることは，予後を予測し，補助療法を決める時に重要です．ですから診断目的と，腋窩リンパ節からの再発を防ぐ目的で，長い間標準治療として腋窩リンパ節郭清をしていました．腋窩リンパ節には便宜的に小胸筋の外側

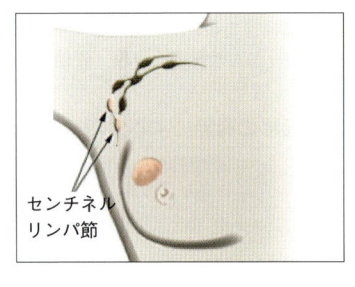

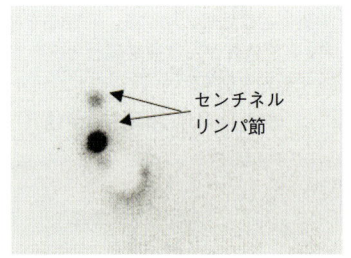

放射性同位元素を注射し，リンパ節を同定する．

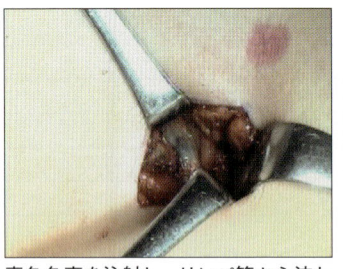

青色色素を注射し，リンパ管から流れた色素がリンパ節に取り込まれている様子．

検出器で放射線を検出している様子

図11-3　センチネルリンパ節とセンチネルリンパ節生検

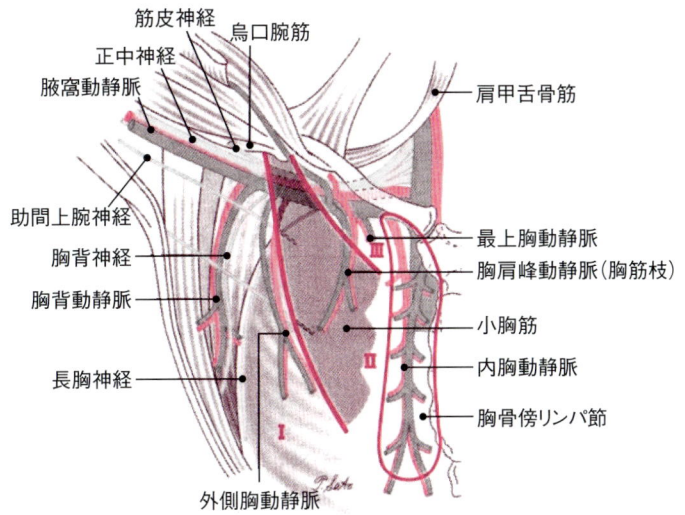

図11-4 乳腺のリンパ節およびレベル区分
(佐藤達夫原図. 日本癌治療学会編：日本癌治療学会リンパ節規約. 金原出版, 2002より一部改変)

および下方をレベルⅠ，小胸筋直下をレベルⅡ，小胸筋の内側，上方をレベルⅢと名前をつけています（図11-4）．リンパ節転移は通常レベルⅠからレベルⅡ，レベルⅢへと順に進むと考えられているため，郭清はレベルⅠから行います．リンパ節の転移の状況によって郭清の範囲を決めていますが，レベルⅠのみまたはⅠ，Ⅱまでにとどめることがほとんどです．

腋窩リンパ節郭清は術後上肢浮腫，感染，乳房切除後疼痛症候群（149頁，「Q6 乳房切除後疼痛症候群とは何ですか？」参照），肩関節の可動域制限，腋窩水かき症候群など術後障害の原因となります．腋窩リンパ節には上肢からのリンパも流れ込むので，リンパ節郭清をした時の上肢リンパ浮腫の頻度は高く，6〜30％と報告されています[2]．センチネルリンパ節生検の場合，上肢からのリンパの流れを阻害する可能性は低く，上肢リンパ浮腫の頻度は0〜7％と報告されています[1),3)〜5)]．

第XI章 乳がん治療に関する最新基礎知識

Q5 術後の再発率はどのくらいですか？

A 術後の再発には局所再発と遠隔転移があります．局所再発とは，所属リンパ節（腋窩，鎖骨上，胸骨傍リンパ節）や，胸壁（切除した部分の皮膚や皮下）や，乳房温存手術後の乳房内に初回と同じ腫瘍細胞の成長を認めることをいいます．局所再発は手術時における腫瘍細胞の残存が原因で起こります．実際の局所再発率は乳房切除術で2.3〜18％，乳房温存手術で5〜20％と報告されています[9)〜12)]．また，乳房温存手術後の局所再発率は次の因子により高くなります．残存乳房へ腫瘍細胞が残っている，放射線療法なし，補助療法なし，リンパ節転移陽性，腫瘍周囲の血管やリンパ管へ腫瘍細胞が侵襲している，ヒト上皮増殖因子受容体（HER2）陽性，組織の悪性度が高い，ホルモン（エストロゲン，プロゲステロン）感受性陰性，家族性乳がんの遺伝子の存在，40歳以下などです．

遠隔転移とは，骨，肺，肝，脳，胸膜など乳房以外の別の場所へ，初回の腫瘍細胞の成長を認めることをいいます．遠隔転移は手術時すでに，微小な乳がん細胞が血管やリンパ管の中に入り，他の場所へ運ばれることが原因で起こります．手術による治療が主体であった1960〜1980年代の5年生存率はstageⅠ：89〜97％，stageⅡ：76〜91％，stageⅢ：42〜72％，stageⅣ：2〜35％と報告されています[13)]（図11-5）．近年，stageⅡ以上の症例では化学療法を術前に行うことが増えましたが，術前化学療法後，病理学的に腫瘍細胞が完全に消失した症例は再発率が少ないと報告[14)]されています（図11-6）．このように遠隔転移率は，初回治療開始時の病期，腫瘍の性格，術前術後の補助療法の内容によって影響を受

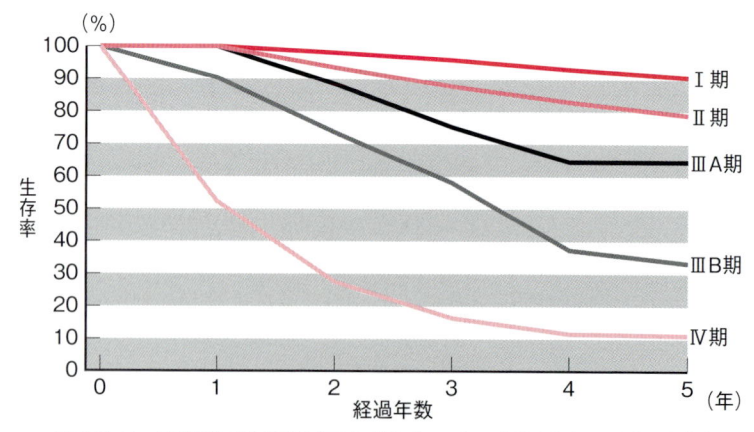

図11-5　手術後の生存率（国立がんセンター1993年〜1998年）
（（財）がん研究振興財団　癌の統計より）

① 外科治療に関する知識の整理

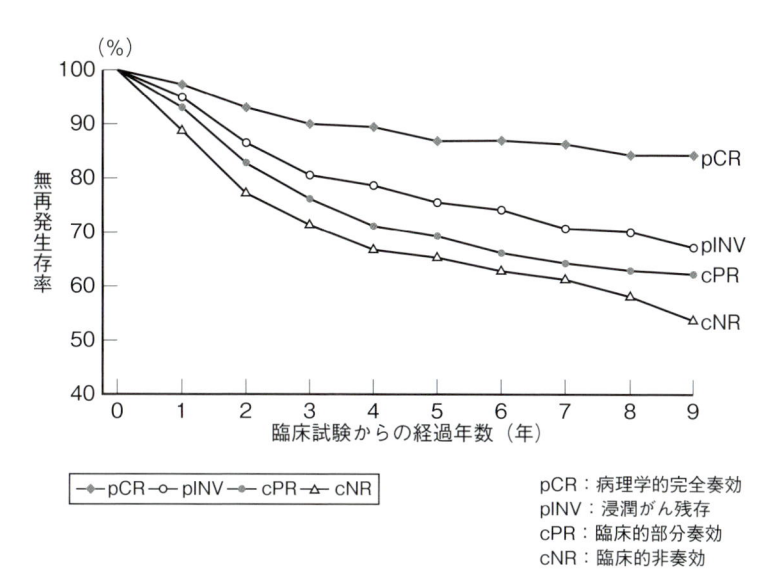

図11-6 手術後の無再発生存率

pCR：病理学的完全奏効
pINV：浸潤がん残存
cPR：臨床的部分奏効
cNR：臨床的非奏効

けます．腫瘍の進行度や腫瘍の性格によって薬物療法と放射線療法を手術に組み合わせる集学的治療により，局所再発率も遠隔再発率も低くなり，治療成績は改善しています．

Q6 乳房切除後疼痛症候群とは何ですか？

A 乳房切除後疼痛症候群（PMPS；postmastectomy pain syndrome）とは「乳房切除またはしこりの摘出後すぐに，もしくは間もなく起こる患側の胸部，腋窩，上腕の慢性の痛み」のことをいいます．International Association for the Study of Pain（IASP）の定義を表11-5に示します[15]．患者の多くは，痛みとともに「硬い」「何か挟まっている」「ザワザワする」などの不快感を持っており，このことが「疼痛症候群」と呼ばれる由縁です．手術後すぐ始まる患側の胸部，腋窩，上腕のヒリヒリ，チリチリした痛みが特徴で，強さや間隔はさまざまですが，触れる，衣服が擦れるなどで悪化します．

原因は腋窩リンパ節郭清中の肋間上腕神経損傷によるといわれています．肋間上腕神経は肋間から上腕内側を通り，胸部，腋窩，上腕に分布する皮膚の知覚神経です．これを損傷すると皮膚の知覚が障害され，感覚が低下したり消失したりします．センチネルリンパ節生検を行った場合や，肋間上腕神経を温存し，肉眼的に神経が切離されていない場合でも痛みが起こることから，術中の同神経の牽

149

引や血行障害が痛みの原因になっていると考えられます．発症頻度は欧米で20～49％，本邦で21～65％と報告されています[16]．若年や肥満が危険因子と報告されています．痛みは自然軽快することもありますが，数十年にわたり残存する可能性もあります．

治療は薬物療法が主体です（**表11-6**）．第一選択薬として三環系抗うつ薬であるノルトリプチリン塩酸塩やアミトリプチリン塩酸塩などや，抗てんかん薬であるガバペンチンが推奨されています[16)17)]．非ステロイド系消炎鎮痛薬や神経ブロックは効果がありません．

鑑別診断をするものとして，筋肉の拘縮が原因で起こる筋筋膜性疼痛があります．しめつけられる，ひきつれる，こわばるなどと訴えることが多いことが特徴ですが，PMPSと同じ領域に起こるため，鑑別診断が難しい場合もあります．治療は理学療法を中心に薬物療法を併用します．乳がんの再発が痛みの原因になっていることもあるため，上腕浮腫と同様，再発の可能性を念頭に置く必要があります．

表11-5 乳房切除後疼痛症候群の定義[15]

乳房切除後疼痛症候群	術後3カ月以上痛みが残存
痛みの部位	患側の胸部，腋窩，上腕
痛みの始まり	通常は術後すぐ（例外あり）
痛みの性質	ヒリヒリ，チリチリ，触る，擦れるなどで増強
痛みの間隔	持続的～間欠的
持続期間	数年にわたる（自然経過は不明）
臨床所見	感覚の低下や消失，異常感覚
原因	神経損傷による神経障害性疼痛
発生率	文献的報告で20～49％
年齢	すべての年齢

表11-6 乳房切除後疼痛症候群の治療薬

薬剤の分類	薬剤名
抗うつ薬	ノルトリプチリン塩酸塩，アミトリプチリン塩酸塩など
抗てんかん薬	ガバペンチン，クロナゼパムなど
抗不整脈薬	リドカイン塩酸塩
局所麻酔薬	リドカインパッチ，EMLAクリーム®
オピオイド	トラマドール塩酸塩，モルヒネ塩酸塩水和物など
漢方薬	桂枝加朮附湯，附子理中湯，抑肝散，牛車腎気丸など
外用薬	カプサイシン軟膏

Q7 リンパ節郭清後の側副路の発達について教えてください

A　腋窩リンパ節には，図11-7のように上肢，乳房，胸部の皮膚からのリンパ管が流れ込んでいることがわかります[18]．腋窩リンパ節郭清により腋窩のリンパ節をひと塊に摘出するとこれらのリンパ流は遮断され，遠位側におけるリンパ流の停滞が生じます．これは郭清する範囲が広ければ広いほど起こる確率は高くなります．リンパ流が停滞し，リンパ管内圧の上昇が慢性的であれば間質へ水分が漏出し，浮腫の原因となります．臨床症状として，乳房の緊満感，前胸部の皮膚や上肢の浮腫を認めることになります．しかし，リンパ管は網状に発達し，相互に交通し合っているため，側副路が発達しリンパ流は回復してきます．上肢からのリンパ流は正常なリンパ流が保たれている上腕前面，肩，背中側から，手術によって遮断された腋窩領域を迂回する形で，郭清されていない腋窩上流部へ流入します．

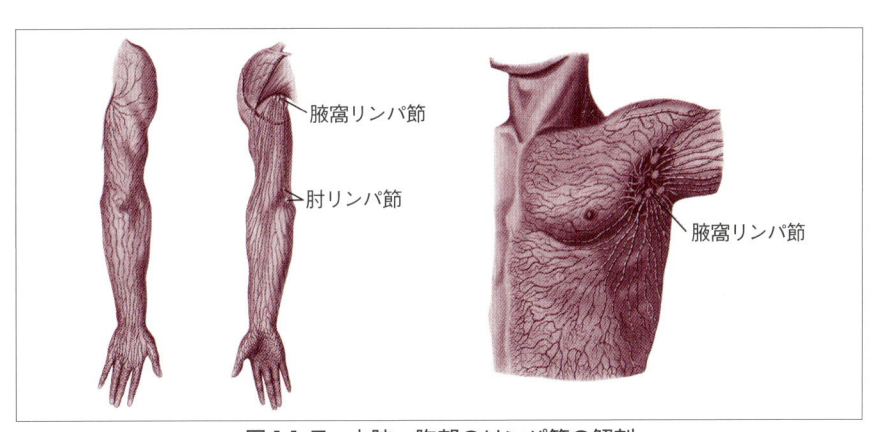

図11-7　上肢・胸部のリンパ管の解剖
（文献18）より引用転載）

〈引用文献〉
1) Leivonen M, Vironen J, et al：The consequences of long-time arm morbidity in node-negative breast cancer patients with sentinel node biopsy or axillary clearance. J Surg Oncol　92：23-31, 2005.
2) Petrek JA, Heelan MC：Incidence of breast carcinoma-related lymphedema. Cancer　83（12 Suppl American）：2776-2781, Review, 1998.
3) Rönkä R, von Smitten K, et al：One-year morbidity after sentinel node biopsy and breast surgery. Breast　14：28-36, 2005.
4) Langer I, Guller U, et al：Morbidity of sentinel lymph node biopsy（SLN）alone versus SLN and completion axillary lymph node dissection after breast cancer surgery：a prospective Swiss multicenter study on 659 patients. Ann Surg　245：452-461, 2007.
5) Wilke LG, McCall LM, et al：Surgical complications associated with sentinel lymph node biopsy：results from a prospective international cooperative group trial. Ann Surg Oncol　13：491-500, 2006.
6) Veronesi U, Salvadori B, et al：Breast conservation is a safe method in patients with small cancer of the breast：Long-term results of three randomised trials on 1,973 patients. Eur J Cancer　31A：

1574-1579, 1995.
7) Veronesi U, Cascinelli N, et al：Twenty-year follow-up of a randomized study comparing breast-conserving surgery with radical mastectomy for early breast cancer. N Engl J Med 17；347：1227-1232, 2002.
8) Fisher B, Redmond C, et al：Eight-year results of a randomized clinical trial comparing total mastectomy and lumpectomy with or without irradiation in the treatment of breast cancer. N Engl J Med 320：822-828, 1989.
9) Fisher B, Anderson S, et al：Reanalysis and results after 12 years of follow-up in a randomized clinical trial comparing total mastectomy with lumpectomy with or without irradiation in the treatment of breast cancer. N Engl J Med 333：1456-1461, 1995.
10) Fisher B, Jeong JH, et al：Twenty-five-year follow-up of a randomized trial comparing radical mastectomy, total mastectomy, and total mastectomy followed by irradiation. N Engl J Med 347：567-575, 2002.
11) van Dongen JA, Voogd AC, et al：Long-term results of a randomized trial comparing breast-conserving therapy with mastectomy：European Organization for Research and Treatment of Cancer 10801 trial. J Natl Cancer Inst 92：1143-1150, 2000.
12) Poggi MM, Danforth DN, et al：Eighteen-year results in the treatment of early breast carcinoma with mastectomy versus breast conservation therapy：the National Cancer Institute Randomized Trial. Cancer 98：697-702, 2003.
13) 泉雄 勝：最新乳癌の診断と治療 第2版. 永井書店, p251, 2000.
14) Wolmark N, Wang J, et al：Preoperative chemotherapy in patients with operable breast cancer：nine-year results from National Surgical Adjuvant Breast and Bowel Project B-18. J Natl Cancer Inst Monogr 30：96-102, 2001.
15) Harold M, Nikolai B：Postmastectomy pain syndrome. In：Classification of chronic pain. IASP Press, Seatle, p142, 1994.
16) 小島圭子：乳房切除後疼痛症候群―乳癌術後の慢性痛. 日本臨床 65：582-586, 2007.
17) Hansson PT, Fields HL, et al：Neuropathic pain. IASP Press, Seatle, pp179-180, 2001.
18) 平沢 興 原著, 岡本道雄 改訂：分担解剖学 2 脈管学・神経系. 金原出版, pp168－170, 2000.

2 薬物療法に関する知識の整理

はじめに

　乳がんは臨床的に診断される初期の段階から，血行性全身性転移を有する全身病的性格が濃厚な悪性腫瘍と考えられています．治療は全身療法＋局所療法の集学的治療が必須で，腫瘍外科，放射線科，腫瘍内科，さらには合併症や苦痛に対応するため，他の各科医師や作業療法士・理学療法士など，患者のあらゆる要求に貢献し得る，すべての医療スタッフから成る医療チームよる診療システムが理想的な診療体制とされています．その集学的診療チームにおいて腫瘍内科の役割は，全身療法である薬物療法，特に強度の副作用を伴いがちな細胞毒性化学療法を担当することと，その症例に至適な局所療法と全身療法の集学的治療を計画し，各科間の調整をすることと考えられます．その腫瘍内科が担当する薬物療法に関連する乳がんの基本的知識と薬物療法の概略につき，まず述べます．

　動物実験などから，一般的にがん細胞は$10^{3\sim4}$個以上に増殖すると宿主の制御力が及ばなくなり増殖を続け，$10^{8\sim9}$（約1cm，1g）に達すると臨床的に診断が可能となり，$10^{12\sim13}$個（約1kg）になると個体は死亡に至ると考えられています．したがって，乳がんを治癒せしめるには，臨床的な乳がんの存在を除去する（$10^{8\sim9}$以下の腫瘍量とする）だけではなく，臨床的な検索では診断不可能な$10^{3\sim4}$個以下のレベルまでがん細胞を減少させなければなりません．臨床的に検索不可能で，かつ主に血流を介して全身に播種していると考えられるがん細胞を攻撃し死滅させるのは全身療法のみが可能であり，薬物療法は，この役割を果たします（図1）．

　なお，乳がんが全身病であることを示す一つの根拠として，乳房切除後，有効な術後薬物療法が施行されていない時代の初再発部位の報告をまとめてみると，米国（Fisher, 1968），イタリア（Valagussa, 1978），日本のいずれの国においても，再発者を100％とした場合に，乳がんが存在した局所（胸壁，所属リンパ節）には再発がみられずに，最初から遠隔臓器（骨・骨髄，肺，肝，遠隔リンパ節等）に再発巣を認める症例が約70％（63〜83％）を占めることが示され（表1），がんが乳房に存在した時点，すなわち手術時にすでに遠隔転移を来していたと考えることが最も素直な理解の仕方と考えられます．また，この表1はさらに，所属

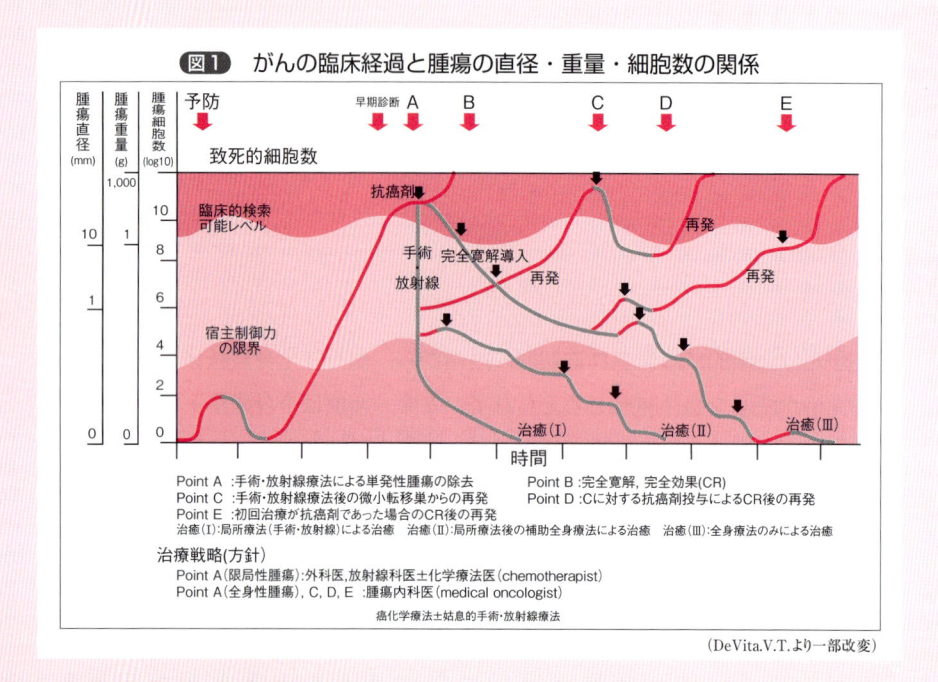

第XI章　乳がん治療に関する最新基礎知識

図1 がんの臨床経過と腫瘍の直径・重量・細胞数の関係

Point A ：手術・放射線療法による単発性腫瘍の除去
Point B ：完全寛解，完全効果（CR）
Point C ：手術・放射線療法後の微小転移巣からの再発
Point D ：Cに対する抗癌剤投与によるCR後の再発
Point E ：初回治療が抗癌剤であった場合のCR後の再発

治癒（I）：局所療法（手術・放射線）による治癒　　治癒（II）：局所療法後の補助全身療法による治癒　　治癒（III）：全身療法のみによる治癒

治療戦略（方針）
Point A（限局性腫瘍）：外科医，放射線科医±化学療法医（chemotherapist）
Point A（全身性腫瘍），C, D, E ：腫瘍内科医（medical oncologist）

癌化学療法±姑息的手術・放射線療法

（DeVita.V.T.より一部改変）

表1 乳房切除術後の初再発部位の部位別頻度

再発部位	Fisher B(1968)		Valagussa P(1978)		Japanese Breast Cancer Society(1979)	
	リンパ節転移(+)	リンパ節転移(−)	リンパ節転移(+)	リンパ節転移(−)	リンパ節転移(+)	リンパ節転移(−)
局所再発のみ	24%	21%	37%	17%	23%	26%
遠隔再発のみ	64%	71%	63%	83%	71%	66%
局所＋遠隔再発	12%	7%			6%*	8%*

　リンパ節転移の有無にかかわらず，手術時にすでに遠隔転移を来していることを示しており，乳がんの主たる転移経路が血行性であることも示唆しています．

　乳がん細胞の増殖の時間史を考えると，他のがん腫と同様に 図2 に示すように，1つのがん細胞が生じてから一般的には，約20年間，約30回の分裂後に，臨床的に診断可能なレベルである $10^{8\sim9}$ 個の数に達すると考えられています．臨床的に乳がんと診断され，手術の前に施行される全身療法は術前療法（ネオアジュバント療法）といわれ，現在の中心は術前化学療法ですが，術前ホルモン療法も臨床試験中です．分子標的療法も術前に併用されることがあります．最初の治療として手術が行われることもあり，手術を初回治療として施行し，術後に全身的薬物療法（術後補助療法，アジュバント療法．近年は補助という言葉を避け，術後

図2 乳がんの増殖と耐性細胞の発現・増加・治療抵抗性

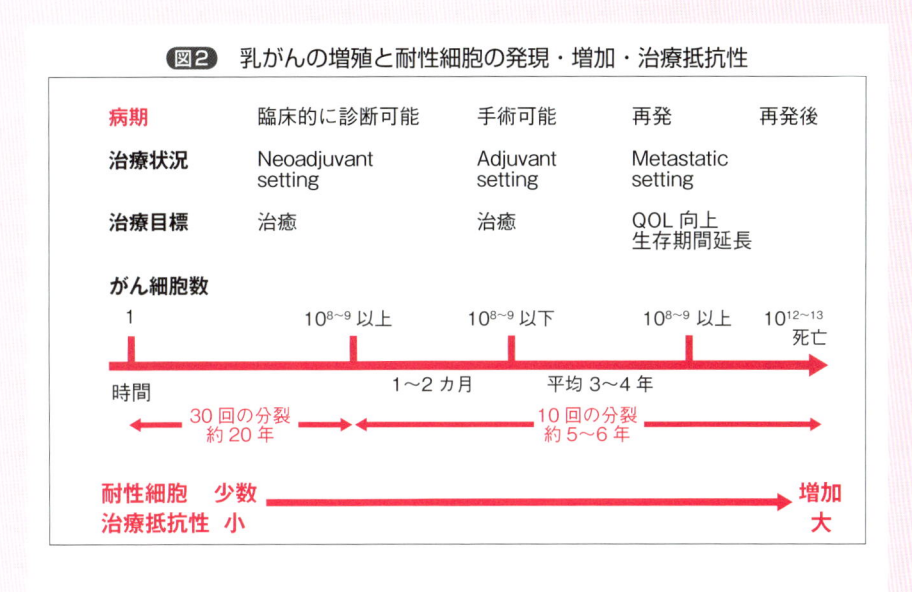

病期	臨床的に診断可能	手術可能	再発	再発後
治療状況	Neoadjuvant setting	Adjuvant setting	Metastatic setting	
治療目標	治癒	治癒	QOL向上 生存期間延長	
がん細胞数	1　　　　$10^{8～9}$以上	$10^{8～9}$以下	$10^{8～9}$以上	$10^{12～13}$ 死亡

時間　　30回の分裂　約20年　　1～2カ月　　10回の分裂　約5～6年　　平均3～4年

耐性細胞　少数　→　増加
治療抵抗性　小　→　大

図3 術後再発に対する薬物療法

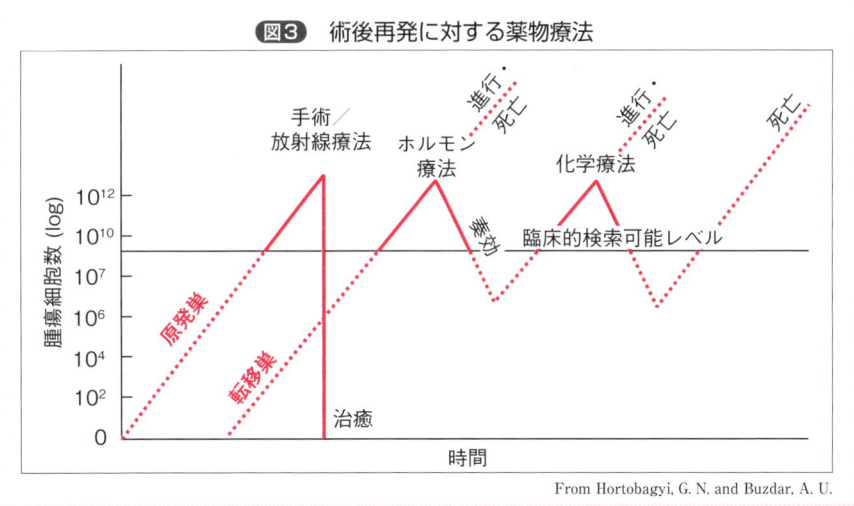

From Hortobagyi, G. N. and Buzdar, A. U.

化学療法，術後ホルモン療法とよぶことが多くなっています）を施行する場合には，術前薬物療法を行う場合と比べ，薬物療法の開始が2か月前後遅延することが多くなります．もし乳がんに対して外科的治療（手術）や集学的治療が行われない場合は，臨床的に診断後，約5～6年を要する約10回の分裂後に腫瘍細胞は$10^{12～13}$個に増殖し個体は死に至ると考えられています．治療が行われた場合でも，再発が生じることがあり，最も再発頻度が高いのは術後3～4年とされています．このようながん細胞の時間史の中で，がん細胞は分裂・増殖するたびに，薬物や放射線に対して耐性化する傾向があります（自然耐性）．腫瘍量が10^6個に達する

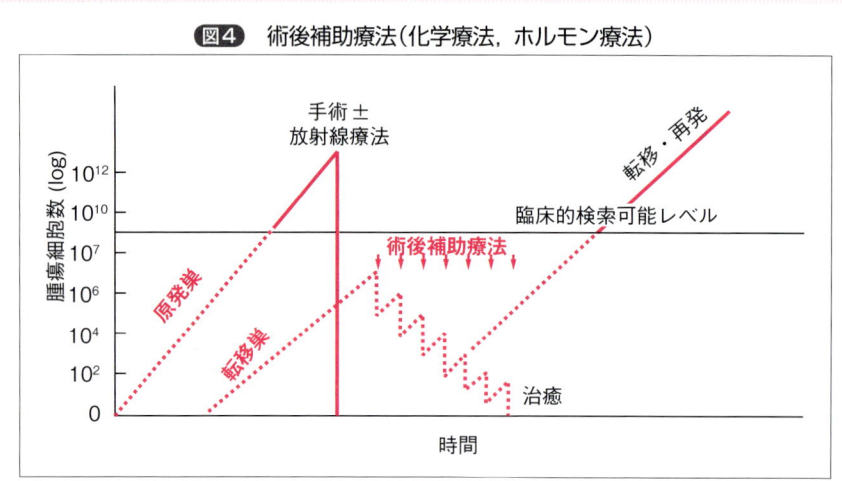

図4　術後補助療法（化学療法，ホルモン療法）

From Hortobagyi, G. N. and Buzdar, A. U.

と，最低1つの耐性クローンが生じるとの論文（Goldie and Coldman, 1979）もあり，薬物療法の立場からは，臨床的に診断可能な時点ではすでに薬剤耐性クローンが生じている可能性があるため，より早期の治療開始が，より効果を高める可能性があると考えています．

乳がん薬物療法の源流は1896年のBeatsonらによる外科的ホルモン療法（卵巣摘除術）にさかのぼります．まず再発・転移性乳がんを対象として，その有効性が示され，その後，治癒手術後の術後療法として薬物療法の再発抑制効果，生存率改善効果が示され，さらに予後の改善に有効性が証明された薬剤を術前から使用する術前療法へと薬物療法の役割は拡大してきました．

このように薬物療法の対象となる乳がんは3つの病態に分かれ，再発乳がんに対する薬物療法の役割は 図3 のように考えられます．術後療法における薬物療法の役割は 図4 のように理解されます．局所療法（手術，放射線療法）により臨床的には乳がんが検索できないレベル（$10^{8\sim9}$個以下）になったとしても，治癒可能と考えられる$10^{3\sim4}$個以上の残存腫瘍細胞が存在すればいずれ再発を来すと考えられ，残存腫瘍細胞を$10^{3\sim4}$個以下へ減少させることを目的として施行されるのが術後薬物療法です．術前薬物療法は 図5 に示すように，臨床的に存在が確認される腫瘍を薬剤効果の指標として治療を行い，腫瘍縮小効果による縮小手術，有効な薬剤の選択（薬剤感受性試験），さらには，より早期の薬物療法開始による，抗腫瘍効果の増大を期待して行われる治療戦略です．

全身療法である薬物療法の面からみると，乳がんに使用される薬剤は，化学療

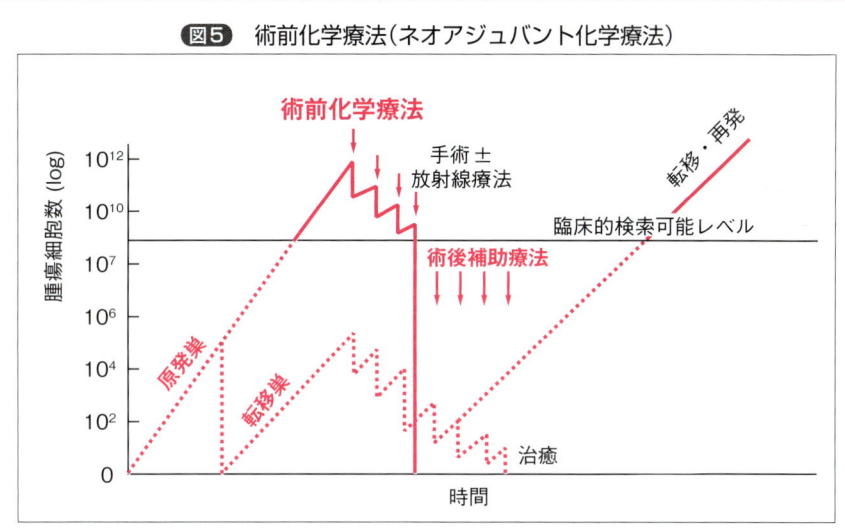

図5 術前化学療法（ネオアジュバント化学療法）

From Hortobagyi, G. N. and Buzdar, A. U.

法剤（正確な表現では抗生剤と区別するため，抗腫瘍性化学療法剤または細胞毒性化学療法剤等といいます），ホルモン療法剤，分子標的薬剤の3つのグループに分かれます．抗腫瘍効果を高めるため，複数の薬剤を同時的あるいは逐次的に使用する併用療法がしばしば行われます．転移性乳がんに対する化学療法剤の奏効率を表（本文表11-9参照，162頁）にまとめています．

がんに対する薬剤の有効性の評価は，腫瘍縮小効果，全生存期間，無増悪期間，無再発期間，QOL改善効果などを指標に行われますが，奏効率は，現在は原則として「固形癌効果判定基準Response Evaluation Criteria in Solid Tumours：RECIST」による腫瘍縮小効果により示され，2009年に改訂され，RECIST（レシスト）はversion 1.1となっています．腫瘍縮小効果は完全奏効（complete response：CR），部分奏効（partial response：PR），安定（不変）（stable disease：SD），進行（progressive disease：PD）に分けられ，CR+PRが奏効例と規定され，全対象症例に占めるCR+PR例の比率を奏効率とよびます．

転移性乳がんにおいてはドセタキセル（タキソテール™），パクリタキセル（タキソール™）などのタキサン系薬剤と，ドキソルビシン（アドリアマイシン，アドリアシン™），エピルビシン（ファルモルビシン™）などのアンスラサイクリン系薬剤が最も奏効率の高い薬剤です．併用療法としての奏効率は，第1世代ともよばれるCMF療法（シクロホスファミド，メトトレキサート，5FU）では約40〜60％，第2世代ともよばれるアンスラサイクリンを基軸とするレジメン（CAF：

第XI章 乳がん治療に関する最新基礎知識

表2 ホルモン療法剤

薬剤のタイプ	一般名	主な製品	作用機序	対象症例
抗エストロゲン剤	タモキシフェン	ノルバデックス	エストロゲン受容体での拮抗作用	閉経状態を問わない
	トレミフェン	フェアストン		
アロマターゼ阻害薬	アナストロゾール	アリミデックス	可逆的アロマターゼ阻害剤	閉経後乳がん
	レトロゾール	フェマーラ		
	エキセメスタン	アロマシン	不可逆的アロマターゼ阻害剤	
GnRHa	ゴセレリン	ゾラデックス	内科的卵巣摘除（エストロゲン分泌抑制）	閉経前症例
	リュープロレリン	リュープリン		
黄体ホルモン剤	メドロキシプロゲステロン酢酸エステル	ヒスロンH	その他の機序	閉経状態を問わない

GnRHa：Gonadotropin-releasing hormone（性腺刺激ホルモン放出ホルモン）agonist

シクロホスファミド，アドリアマイシン，5FU，FEC：5FU，エピルビシン，シクロホスファミドなど）では約50〜80％，第3世代ともよばれるタキサン系とアンスラサイクリン系薬剤を同時または逐次的に併用するレジメンでは70％以上と評価され，各群間の奏効率には有意差が認められます．

　ホルモン反応性乳がんは全乳がんの約60％前後を占め，ホルモン療法剤の効果が期待できます．現在使用されているホルモン療法剤を**表2**に示します．ホルモン反応性乳がん，特にエストロゲン受容体（ER）とプロゲステロン受容体（PgRまたはPR）が共に陽性である場合には，その奏効率は50〜75％（Fisher, 2001）と高率ですが，共に陰性例では10％以下の奏効率も報告されていますが，効果はほとんど期待できないと考えられます．

　分子標的薬剤は，現時点で日本で使用可能であるのはトラスツズマブ（ハーセプチン[TM]）とラパチニブ（タイケルブ[TM]）の2剤のみですが，まもなく適応が承認されると予想されるベバシズマブ（アバスチン[TM]）をはじめとして，後続薬品の開発が最も急速であるのはこの薬剤グループであり，内外で30くらいの分子標的薬剤が臨床試験中です．

Q1 手術前の化学療法（術前化学療法，ネオアジュバント化学療法）の意義は何ですか？

A 乳がんにおける術前化学療法（neoadjuvant chemotherapy：NAC，ネオアジュバント化学療法）は，その最初は手術不能局所進行乳がんに対し生存期間の延長を期待して経験的に開始され，その後1973年（イタリアMilan Cancer Institute），1974年（米国M.D.Anderson Hospital）に，手術可能局所進行乳がんを対象として集学的治療の一環として導入・開始されました．その後35有余年が経過し，この間に術後補助化学療法，術後補助内分泌療法が無再発生存率，全生存率を有意に改善することが証明され，手術可能乳がんに対する全身療法の重要性が強く認識されるようになりました．一方，実験的事実に基づく仮説等の理論的背景においては，術後補助化学療法よりもNACの抗腫瘍効果における優位性を示すもののほうが多く，そのような状況を背景にNACは局所コントロールの改善により，可能であれば乳房温存を目的として，また手術可能乳がんの予後をさらに改善し，治癒率を高めることをも目的として施行され，その適応は拡大し続けてきました．

NACの主要な目的は，①無再発生存期間（DFS），生存期間（OS）の改善および治癒率向上への期待，②局所コントロールすなわちdownstagingにより縮小手術，乳房温存を図ること，③薬剤の効果を臨床的にあるいは手術材料において病理組織学的に確認，評価できるので薬剤感受性試験の意義があること，などがあります．

NACを支持する実験的事実に基づく理論的根拠としては，①がん化学療法は腫瘍量が大きいときよりも，小さい場合により効果的である．②腫瘍細胞を根絶するためには，抗がん剤を十分大量に投与するか，あるいは宿主が耐え得る範囲内の投与量で全滅可能なほど腫瘍細胞が少ない時期に治療を開始するかの，いずれかが必要である．③微小転移巣の細胞の大部分を占める薬剤感受性細胞において，薬剤耐性細胞は数回の分裂で自然に発現する．耐性細胞の突然変異による発現率は10^{-6}以上であり，したがって，少なくとも10^6個の細胞に達すると，最低1つの耐性細胞クローンが出現する（Goldie and Coldman, 1979）．がんが臨床的に診断可能となるのは，細胞数が$10^{8〜9}$個に達してからであり，臨床的に診断可能ながんではすでに耐性細胞が発現していると考えられている．よって全身療法の有意の遅延は，治療上重大な不利益をもたらしかねない．④増殖分画は腫瘍サイズと逆比例する．より小さい腫瘍では，分裂中の腫瘍幹細胞の分画はより大であり，薬剤の殺細胞効果に対し，より感受性が高い．⑤腫瘍の倍増時間（doubling time）は腫瘍のサイズと比例する．微小転移巣の腫瘍細胞の倍増時間は，臨床的

に診断可能な腫瘍よりもより短時間と考えられ，薬剤の殺細胞効果が高い．⑥実験腫瘍では原発腫瘍を外科的に除去すると，残存転移巣の腫瘍細胞の増殖率が増すことが示されている（Fisher, 1989）．原発巣の除去前にシクロホスファミド（エンドキサン™）を投与すると，残存転移巣の細胞の増殖率は抑制され，生存期間が延長した．近年の知見では，原発巣より分泌されるアンギオスタチン（血管新生阻害因子）が遠隔転移巣の増殖を抑制することが示されている，など多くの根拠が挙げられます．

　一方，NACと術後化学療法を比較した代表的な8つのランダム化比較試験の結果では，4つの試験ではNACが無再発生存率あるいは全生存率で優っている可能性が示唆されましたが，他の4つの試験では両群に有意差は認められませんでした．しかし，NACのほうが術後化学療法よりも有意に劣るとの報告は一つも認められていません．以上より，NACと術後化学療法は予後においては有意差はないと認識されていますが，NACは予後において術後化学療法よりも優るとも劣らないという見方もできるように思われます．

　乳房温存率が有意に向上することは証明されており，また薬剤感受性試験として有用であることは，有効な薬剤が急速に増加しつつある今日，薬剤選択上その重要性はますます増しつつあります．

　さらに，個々の患者に直ちに直接的利益として還元されるとは限りませんが，術前での薬剤投与により，*in vivo* modelとして種々の分子生物学的，細胞遺伝学的研究が可能となり，新しい治療法の研究・開発の出発点となることも期待されています．

　NACには長所のみならず短所もあり，その長所，短所を**表11-7**，**11-8**にまとめて示しました．現在ではNACの実際的な短所は，乳がんに対する定型的乳房切除術が1894年にHalstedにより確立して以来の，手術材料の病理組織診断による予後因子がNACによる修飾で適用不可能となることのみではないかと考えられます．

　NACに用いるレジメンとしては，がん診療の代表的ガイドラインである米国のNCCN（National Comprehensive Cancer Network）ガイドラインの乳がん編（2010 V.1.）では，術後化学療法として推奨される治療法はNACにも適するとしています．

　乳がんに対する化学療法に携わる腫瘍内科医を含む医療チームが存在する施設や，化学療法に積極的な施設ではNACの適応症例，使用頻度は増加しつつあり，当院でも1985年にNACを導入し，現在ではNAC対術後化学療法の症例の比は，70%対30%と，NACが術後化学療法症例を大きく上回っています．

　また，NCCNガイドラインではホルモン反応性乳がんの閉経後症例では，アロ

❷ 薬物療法に関する知識の整理

表11-7　術前化学療法(NAC)を行う長所・利点

1. 早期のがん化学療法開始の有用性(NACの有用性)を示す実験的事実に基づく理論的根拠が多い(治癒率向上の可能性)
2. 腫瘍縮小効果による縮小手術・乳房温存の有意の増加
　⇒将来的にはnon-surgical ablation(ラジオ波熱凝固療法,高周波熱凝固療法,集束超音波療法等)の可能性
3. 薬剤の効果を臨床的に,あるいは経時的生検,手術材料において病理組織学的に確認でき,有効な薬剤を選択できる(薬剤感受性試験)
4. *In vivo* modelとして薬物療法の早期の評価,あるいは分子生物学的,細胞遺伝学的研究が可能となる
5. 手術や放射線で障害されていない血管系から腫瘍病巣に薬剤が到達しやすい

表11-8　術前化学療法(NAC)の短所・問題点

1. NACが無効の場合,腫瘍がより増殖する機会を与えること
　→ 進行(PD)率2〜4%
2. NACによる手術合併症の増加 →臨床的に許容範囲
3. 手術時に得られる従来の予後因子が適用されなくなること
　→新しい予後因子が必要
4. 転移巣の薬剤耐性度は原発巣より高度である可能性がある
　→臨床的に問題となっていない
5. 薬剤耐性化の早期発現の可能性
　→臨床的に問題となっていない
6. NAC施行中の患者(および外科医?)の精神的問題

マターゼ阻害薬を用いた術前内分泌療法も考慮し得るとしており,進行中の臨床試験の結果により術前療法の選択肢が増えることが期待されています.

Q2　手術前の化学療法＋放射線療法の意義は何ですか？

A　手術前の放射線療法は治癒手術を期待し得る乳がんでは現在は推奨されておらず,したがって,手術前にNACと放射線療法の併用を行うことは,臨床試験としてはあり得ますが,一般的には推奨されません.しかし,治癒手術が期待できないような局所進行乳がんや,原発巣の手術を施行してない遠隔転移を有する乳がんにおいては,局所(原発巣,所属リンパ節)の出血,壊死,疼痛などに対する緩和医療として放射線療法を行い,その後に可能であれば切除する方法も考えられますが,1980年以来の当院での集学的治療の症例では,ほとんど行われたことはありません.上記のような状態に対する緩和目的の治療戦略とし

第XI章 乳がん治療に関する最新基礎知識

表11-9 転移性乳がんに対する抗腫瘍化学療法剤の単剤の奏効率

薬剤名	奏効率(%) 第1次治療 Smith[1]	Marty[2]	第2次治療 Smith[1]	Marty[2]	Hortobagyi[3]	Moulder[4]
ドセタキセル	50-73	50-65	44-66	40-55	41(29-68)	q3w：18-68, qw：33-50%
ドキソルビシン	40-50	38-52	15-25	15-29	35(0-87)	10-50
エピルビシン	NA	NA	NA	NA	39(16-71)	13-48
パクリタキセル	32-62	30-45	26-33	20-35	35(18-62)	q3w：16-62, qw：22-53%
ビノレルビン	40-44	38-54	17-36	>20	43(16-50)	25-50
ビンブラスチン	NA	NA	NA	NA	20(0-45)	NA
ビンクリスチン	21	21	NA	NA	20(0-40)	NA
ビンデシン	NA	NA	NA	NA	24(4-31)	NA
ミトキサントロン	20-35	28-40	15-25	15-25	20(3-36)	NA
シクロホスファミド	34	34	NA	22	34(11-59)	NA
フルオロウラシル	34	34	NA	15	26(0-68)	NA
カペシタビン	NA	NA	NA	NA	27(20-36)	20-35
メトトレキサート	34	34	NA	NA	28(4-54)	NA
メルファラン	23	23	NA	4	23(0-23)	NA
マイトマイシン	22	NA	NA	NA	22(5-37)	NA
クロラムブシル	20	20	NA	20	20(0-19)	NA
シスプラチン	NA	NA	NA	NA	21(0-54)	9-51
カルボプラチン	NA	NA	NA	NA	15(0-30)	9-51
ゲムシタビン	NA	NA	NA	NA	NA	12-37
イリノテカン	NA	NA	NA	NA	NA	14-23

NA：not available

ては，化学療法後に可能であれば手術を行い，その後に局所に放射線療法を行うことが多いと考えられます．

Q3 乳がんの化学療法の代表的なレジメンを教えてください

A 乳がんに使用される化学療法剤単剤の奏効率を表11-9に示しました．実際には単剤で使用されるよりも多剤併用のほうが多いと考えられ，前述の乳がんのNCCNガイドラインで推奨するレジメンを表11-10，11-11にまとめました．多数のレジメンが推奨されていますが，実際に日本で使用される頻度が高いのは，再発・転移性乳がんにおいては，CAF，FEC，AC，EC，AT，CMF，ドセタキセル単剤，パクリタキセル単剤，ドセタキセル＋カペシタビン，アンスラサイクリンを含まない化学療法レジメンにおけるトラスツズマブとの併用などであり，術後・術前アジュバント化学療法においては，FEC，CAF，FEC次い

表11-10 再発・転移性乳がんの推奨化学療法
(NCCN Clinical Practice Guidelines：Breast Cancer – v.1. 2010)

望ましい単剤	望ましい併用化学療法
● ドキソルビシン ● エピルビシン ● ペグ化リポソーム型ドキソルビシン* ● パクリタキセル ● ドセタキセル ● アルブミン結合パクリタキセル* ● カペシタビン ● ゲムシタビン ● ビノレルビン	● CAF/FAC（シクロホスファミド/ドキソルビシン/フルオロウラシル） ● FEC（フルオロウラシル/エピルビシン/シクロホスファミド） ● AC（ドキソルビシン/シクロホスファミド） ● EC（エピルビシン/シクロホスファミド） ● AT（ドキソルビシン/ドセタキセル；ドキソルビシン/パクリタキセル） ● CMF（シクロホスファミド/メトトレキサート/フルオロウラシル） ● ドセタキセル/カペシタビン ● GT（ゲムシタビン*/パクリタキセル）
その他の単剤	その他の併用療法
● シクロホスファミド ● ミトキサントロン ● シスプラチン** ● エトポシド(経口)** ● ビンブラスチン** ● フルオロウラシル持続静注 ● イグザベピロン*	● イグザベピロン*＋カペシタビン
	HER2陽性乳がんに対する望ましい1次療法剤
	トラスツズマブに加えて ● パクリタキセル＋カルボプラチン ● ドセタキセル ● ビンブラスチン** ● カペシタビン
	トラスツズマブ既治療HER2陽性乳がんに対する望ましい薬剤
望ましいベバシズマブ*併用薬剤	● ラパチニブ＋カペシタビン
● パクリタキセル	● トラスツズマブ＋他の1次療法剤 ● トラスツズマブ＋カペシタビン ● トラスツズマブ＋ラパチニブ（細胞毒性薬剤は使用しない）

*日本では未承認薬　　**日本の保険適応外

表11-11 乳がんの推奨アジュバント化学療法
(NCCN Clinical Practice Guidelines：Breast Cancer – v.1. 2010)

トラスツズマブを含まないレジメン	トラスツズマブを含むレジメン
望ましいアジュバント療法：	望ましいアジュバント療法：
● TAC（ドセタキセル/ドキソルビシン/シクロホスファミド） ● Dose-dense（2週ごと）AC（ドキソルビシン/シクロホスファミド），次いでパクリタキセルの毎週投与 ● AC（ドキソルビシン/シクロホスファミド），次いでパクリタキセルの毎週投与 ● TC（ドセタキセル/シクロホスファミド） ● AC（ドキソルビシン/シクロホスファミド）	● AC次いでパクリタキセル＋同時トラスツズマブ ● TCH（ドセタキセル/カルボプラチン*/トラスツズマブ）
	その他のアジュバント療法：
	● ドセタキセル＋トラスツズマブ，次いでFEC ● 化学療法に次いで逐次トラスツズマブ ● AC，次いでドセタキセル＋トラスツズマブ
	ネオアジュバント療法：
その他のアジュバント療法：	● パクリタキセル＋トラスツズマブ，次いでCEF＋トラスツズマブ
● FAC/CAF（フロオロウラシル/ドキソルビシン/シクロホスファミド） ● FEC/CEF（フロオロウラシル/エピルビシン/シクロホスファミド） ● CMF（シクロホスファミド/メトトレキサート/フロオロウラシル） ● AC，次いでドセタキセル（3週ごと） ● EC（エピルビシン/シクロホスファミド） ● A，次いでT（パクリタキセル），次いでC（シクロホスファミド）フィルグラスチム併用で2週間間隔 ● FEC，次いでT（ドセタキセル） ● FEC，次いでT（パクリタキセル毎週投与）	

*日本の保険適応外

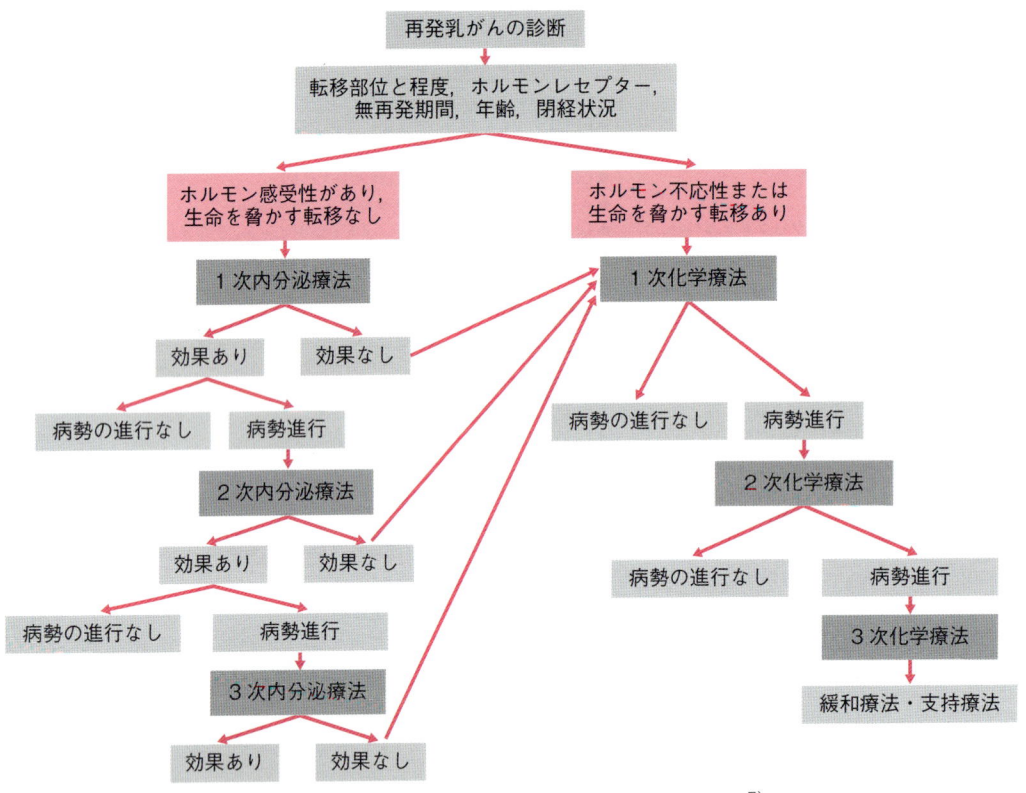

第XI章 乳がん治療に関する最新基礎知識

図11-8 再発乳がん症例に対する至適緩和療法[5]

でドセタキセルまたはパクリタキセル，AC（次いでパクリタキセル），EC（次いでパクリタキセル），TC，アンスラサイクリンを含まない化学療法レジメンにおけるトラスツズマブとの併用等と考えられます．

Q4 ホルモン療法の意義は何ですか？

A ホルモン療法は乳がんにおける3つの有効な薬剤グループの一つであり，他の2つのグループ（化学療法剤，分子標的薬剤）と同等の重要性があります．すでに述べたように，ホルモン非反応性乳がんにおいては，その効果はほとんど期待できませんが，ホルモン反応性転移性乳がんでは約50〜75％前後の奏効率が期待できます．

再発・転移性乳がんではホルモン反応性があり，生命を脅かす転移がない場合の至適緩和療法の一選択肢として，ホルモン療法から治療を開始することも推奨されています（**図11-8**）[5]．ホルモン療法剤の開発初期には，主に再発・転移性乳

がんを対象に用いられましたが，その後，術後療法における予後改善効果が証明され，その価値は高く評価されています．何より化学療法に比べ，副作用がはるかに軽微であり，分子レベルでの新たな乳がん分類で，ホルモン反応性でHER2陰性乳がんの一部では，術後化学療法は不要でホルモン療法単独でよい群があるとも推測されています．

　術後ホルモン療法の利益について述べる前に，用語につき正確な理解をしていただくために，再発率，死亡率の示し方における絶対危険率の減少（absolute reduction in the risk）と相対危険率の減少（relative or proportional reduction in the risk）の違いについて説明します（2008 UpToDate™による）．ある症例で，その予後因子から再発率が60%であるとします．その再発率を33%減少させることができる（再発のハザード比 hazard ratio：HRは0.67）術後治療を行った場合，再発の可能性は1／3減少し，あるいは20%（60%×33%＝20%）減少することになります．この場合に再発率の相対危険率の減少を33%といい，再発率の絶対危険率の減少は20%（60%から40%へ減少）と表現します．術後療法の効果の示し方として，現在は相対危険率の減少，あるいはハザード比で示されることが多くなっています．

　このような表現方法で術後ホルモン療法の効果（利益）を示すと，Adjuvant! Onlineというツールで示されるER陽性例におけるタモキシフェンによる再発の相対危険率の減少は40%であり，死亡の相対危険率の減少は32%と報告されています（Early Breast Cancer Trialists' Collaborative Group. Lancet 1998；351：1451）．また，ER陽性の閉経後症例ではアロマターゼ阻害薬による再発の相対危険率の減少は24〜42%であり，死亡の相対危険率の減少は3〜24%と報告されています．またER陽性の閉経後症例では，タモキシフェンと比較して，アロマターゼ阻害薬で3剤いずれも予後の改善率が有意に高率であることがランダム化比較試験で証明されています．このように，ホルモン療法はホルモン反応性を有する乳がんにおいては，副作用が軽微である利点も含め，化学療法と同等の重要性と認識されています．

Q5 術後化学療法後の再発率はどのくらいですか？

A レジメンにより術後化学療法後の再発率，すなわち無再発生存率は異なります．Adjuvant! Onlineというインターネット上で公開されている米国の個々の症例についての治療効果予測ツールでは，術後化学療法のレジメンを第1，2，3世代に分け，再発・死亡の相対危険率の減少効果を**表11-12**のように示

第XI章 乳がん治療に関する最新基礎知識

表11-12 術後化学療法レジメンの効果（再発/死亡の相対危険率の減少）

第1世代：手術単独群より12〜40%，/8〜35%減少する
　　　　CMF，CAx4，FE(50)Cx4

第2世代：CMFより15〜20%減少する
　　　　CAFx6，FECx6，FE(100)Cx6，FACx6
　　　　CAx4，次いでパクリタキセル

第3世代：第2世代より15〜20%減少，CMFよりは35%減少する
　　　　TACx6，FE(100)Cx3+ドセタキセルx3
　　　　Dose-dense CA 次いでパクリタキセル（2週ごと）
　　　　FECx4 次いでパクリタキセルx8（毎週投与）

Adjuvant! Online (Version 8.0) による

表11-13 術後化学療法のメタアナリシス（EBCTCG 2005〜2006）
タキサン系薬剤を含む化学療法 vs 化学療法非施行

	再発率比	乳がん死亡率比
CMF vs 化学療法非施行	0.56	0.68
アンスラサイクリン vs CMF	0.84	0.81
タキサン vs アンスラサイクリン	0.84	0.86
タキサン vs 化学療法非施行	0.38	0.46
（上記3つの減少率を統合）	($2p<0.00001$)	($2p<0.00001$)

(Peto R：SABCS 2007)

しています．また，オックスフォード大学を中心とするEBCTCGという研究組織のPetoらは，同様な相対危険率の減少を**表11-13**のように示しています．現在の術後化学療法の中心的薬剤はタキサンとアンスラサイクリン系薬剤ですので，それらを含む術後化学療法により，再発・死亡の相対危険率は手術単独群（術後化学療法無施行群）よりも約54〜62%減少させることができることを示しています．

Q6 乳がんが転移しやすいところを教えてください

A　まず，先に述べたように乳房切除後の初再発部位（**表1**，154頁既出）として最も多いのは，乳がんが最初に診断された局所ではなく，遠隔臓器であることを再認識してください．さらに転移しやすい臓器としては，ER別に示されていますが，**表11-14**に示されるように軟部組織（リンパ節，皮膚・皮下組織等，局所と遠隔部位の両者を含む），骨，肺，肝，対側乳房，脳などに高率であり，再発の早期診断を意図するならば，それらの部位についての監視が必要です．

表11-14 エストロゲン受容体(ER)状態別の再発部位[6]

再発部位	ER陰性(%) (n=333)	ER陽性(%) (n=682)	p
脳	9	5	0.0025
肝	17	10	0.0007
肺	28	15	0.0001
他の内臓臓器	9	9	0.98
骨	33	44	0.0008
軟部組織	51	41	0.0036
対側乳房	6	12	0.0071
多臓器	44	31	0.001

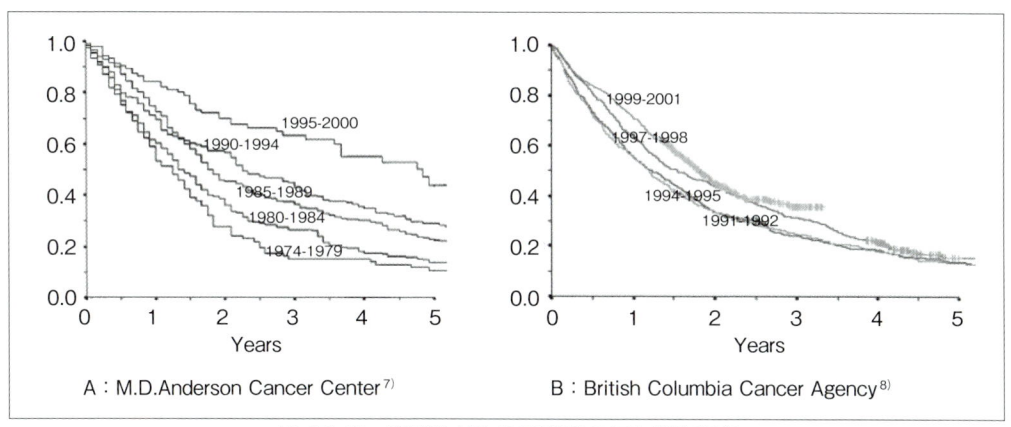

A：M.D.Anderson Cancer Center[7]　　B：British Columbia Cancer Agency[8]

図11-9 再発乳がんの再発後の年次別生存率
（アンダーソンがんセンター(A)およびブリティッシュ・コロンビア州がん研究所(B)におけるデータより）

Q7 再発乳がん（転移性乳がん）の治療成績はどの程度ですか？

A 再発・転移性乳がん（metastatic breast cancer：MBC）は現在の医療では，薬剤の奏効率は比較的高率（70％以上）ですが，やがて耐性化し病勢が進行するため，治癒（治癒の定義は「その患者の生涯において乳がんが再出現しないこと」）は困難といわざるを得ません．したがってMBCに対する治療目標は，生存期間の延長，QOLの改善を最大公約数的目標として，個々の患者の価値観により異なり，患者の満足度の向上のために医療を行うともいえます．MBCの生存期間は教科書的には中央値2～3年で10年生存率が約10％と書かれていますが，近年では生存期間中央値4～5年との報告もみられ，また生存率が経年的に改善しつつあることが示されています（図11-9）．MBCが治癒可能か否かについ

表11-15 転移性乳がんにおいて治癒が期待できる条件
(2008 ESO-EBCC カンファレンス)

◆生物学的に予後良好な乳がんであること：
　腫瘍量が少ない，無再発期間が長期間

◆宿主が生物学的に良好であること：
　良好なPS

◆有効な治療が存在すること：
　全身療法，局所療法

◆臨床医と患者双方の治療のゴールが治癒であること

PS：performance status

ても議論が始まり，2008年のヨーロッパでの会議（ESO-EBCCカンファレンス）では，賛否両論の議論が行われ，その際に治癒が期待し得るとの立場で講演したDr.Woodの示した治癒を期待し得る条件の一つには，「臨床医と患者双方の治療のゴールが治癒であること」ということが含まれています（**表11-15**）．いくら患者が治癒を望もうとも，医師側が治癒は不可能であると考えているならば，治癒はまず期待しにくいでしょう．達成困難ではあるかもしれないが，治癒を期待する治療も，状況によっては一選択肢であるとの考え方もあり得ることを，この**表11-15**は示しているものと考えられます．

〈引用文献〉
1) Smith G, Henderson IC：New treatments for breast cancer. Semin Oncol 23：506,1996.
2) Marty M, Extra JM, etal：Prospects with docetaxel in the treatment of patients with breast cancer. Eur J Cancer 33：S26, 1997.
3) Hortobagyi GN：Multidrug chemotherapy for metastatic breast cancer：simultaneous or sequential? ASCO Educational Book. 112, 2003.
4) Moulder S, Hortobagyi GN：Advances in the treatment of breast cancer. Clin Pharmacol Ther 83：26, 2008.
5) Hortobagyi GN：Treatment of breast cancer. N Engl J Med 339：974, 1998.
6) Clark GM, Sledge GW Jr, et al：Survival from first recurrence：relative importance of prognostic factors in 1,015 breast cancer patients. J Clin Oncol. 5：61, 1987.
7) Giordano SH, Buzdar AU, et al：Is breast cancer survival improving? Cancer 100：44-52, 2004
8) Chia SK, Speers CH, et al：The impact of new chemotherapeutic and hormone agents on survival in a population-based cohort of women with metastatic breast cancer. Cancer 110：973-979, 2007.

〈参考資料〉
NCCN乳癌ガイドライン（和訳）：http://www.jccnb.net/
Adjuvant! Online：http://www.adjuvantonline.com/
Harris JR, Lippman ME, et al：Diseases of the Breast 4th ed.Wolters Kluwer/Lippincott Williams & Wilkins, 2010.
DeVita VT, Lawrence TS, et al：Cancer 8th ed.Wolters Kluwer/Lippincott Williams & Wilkins, 2008.
戸井雅和編：乳癌の基礎と臨床．医薬ジャーナル社，2009.
園尾博司監修：これからの乳癌診療 2009-2010．金原出版．
佐伯俊昭編：乳癌標準化学療法の実際 第2版．金原出版．
小林　直：乳がん診療と腫瘍内科学．腫瘍内科　3：597-598, 2009.

3 化学療法の副作用について

Q1 化学療法で出やすい副作用は？

A 細胞毒性作用の抗がん剤では，特に細胞分裂の盛んな正常な細胞に副作用症状が出現します．この副作用症状は多岐にわたり，出現しやすい時期も薬剤により異なりますが（**表11-16**，**表11-17**），発生要因により大きく血液毒性と非血液毒性に分けられます．年齢や全身状態，臓器機能，合併症などにより個人差が出ます．

表11-16 化学療法による主な副作用[1]

血液毒性	白血球減少，好中球減少，貧血，血小板減少
消化器毒性	悪心・嘔吐，食欲低下，下痢，便秘
粘膜傷害	口内炎，口腔内潰瘍，食道炎，出血性膀胱炎
肺毒性	間質性肺炎，肺線維症
心毒性	心筋障害，心電図異常，不整脈，心不全
肝毒性	肝機能障害，肝壊死
腎毒性	腎機能障害，尿細管障害
神経毒性	末梢神経障害，中枢神経障害
皮膚毒性	角化，肥厚，色素沈着，発疹，爪床変化，じん麻疹
脱毛	
過敏症状	呼吸困難，血圧低下，血管性浮腫，じん麻疹，顔面紅潮，紅斑，胸痛，頻脈
その他	性腺機能障害，2次発がん，血栓性静脈炎，漏出性皮膚障害，高カルシウム血症　など

表11-17 化学療法の副作用発現時期[1]

投与当日	アレルギー反応，アナフィラキシー，血圧低下，頻脈，不整脈，眩暈，発熱，血管痛，耳下腺痛，インフュージョンリアクション，悪心・嘔吐（急性）
2〜3日	全身倦怠感，食欲不振，悪心・嘔吐（遅発性）
7〜14日	口内炎，下痢，食欲不振，胃部重感，血液毒性
14〜28日	臓器障害（骨髄，内分泌腺，生殖器，心臓，肝臓，腎臓，膵臓），膀胱炎，脱毛，神経障害，免疫不全，皮膚の角化・肥厚・色素沈着
2〜6か月	肺線維症，うっ血性心不全
5〜6年	2次発がん

①血液毒性

　血液毒性とは，白血球や赤血球，血小板のもとである造血幹細胞がダメージを受け，一時的に骨髄機能が抑制されるために生じる症状です．薬剤により白血球減少の時期は異なりますが，白血球が減少すると易感染状態となり，発熱性好中球減少症（FN）などを招き重篤な結果に至ることが稀にあります．白血球の中でも，好中球は貪食作用を有しており，好中球数500/μl以下で感染症発生率が上昇し，好中球数100/μl以下では敗血症の危険が増すといわれています．外来で化学療法を受けている場合，患者が感染兆候（発熱，のどの痛み，鼻汁，下痢など）をセルフモニタリングできるような医療者の教育的支援と抗菌薬の処方，緊急時の診療体制の整備が必要となります．

②非血液毒性

・過敏症とインフュージョンリアクション

　薬剤点滴治療当日は，薬剤投与によって生じる過敏性反応やインフュージョンリアクション（分子標的治療薬の投与中または投与開始後24時間以内に現れる副作用の総称です）などの副作用が出現する場合があります．これらの副作用症状は，発熱や呼吸困難感など多彩であり，異常を感じたらすぐに医療者に伝えるようにあらかじめ患者に伝えておくことが大切になってきます．副作用の出現は抗がん剤の種類によって異なり，個人差もあります．

・消化器症状（悪心・嘔吐，口内炎，便秘，下痢など）

　一部の分子標的治療薬を除くほとんどの細胞毒性抗がん剤に共通して出現する副作用に，消化器症状である悪心・嘔吐，食欲不振，口内炎，便秘や下痢などの症状があります．悪心・嘔吐は標準的な制吐剤（5-HT3受容体拮抗剤と副腎皮質ステロイド剤，NK-1受容体拮抗剤など）の適切な使用により，以前よりコントロールがかなり可能になってきています．口内炎予防には口腔内に氷片を含み，口腔内の毛細血管を収縮させ薬剤の到達を阻害させることにより，フリーラジカルの産生を抑えるという試みである口腔粘膜冷却（クライオセラピー）を行い，効果が出る場合もあります．

　多くの抗がん剤の排泄経路は胆汁や尿であるため，速やかな薬剤排泄を促すためにも患者自身に下剤による調整を図ってもらい，下痢や便秘にならないように排便のコントロールを行うことが大切になります．便秘になると，痔核ができやすく，できてしまうと排便時に痛みを伴うことが多いため，結果として便秘を悪化させてしまうという悪循環になりやすいので注意が必要です．作用の異なる下剤を組み合わせて患者が調節できるようにすることが，排便のコントロールのポイントです．

・神経毒性（しびれ）と浮腫

　ドセタキセルやパクリタキセルなど乳がんの治療薬であるタキサン系の抗がん剤では，しびれなどの末梢神経毒性が出現することがあります．この副作用は蓄積毒性であり，複数回の投与後以降に出現し始めることが多いです．タキサン系の抗がん剤は靴下型と手袋型に末梢からしびれてくるという特徴があります．箸が持てない，ボタンをかけられない，書字が困難になるなどの日常生活に支障をきたす前に，薬剤の変更や休薬をすることもあります．また，タキサン系の抗がん剤では投与回数を重ねると浮腫が出現しやすくなります．特に下肢に浮腫が出やすく，ときには下肢の皮膚に強皮症様の症状も呈することもあります．

・皮膚症状（手足症候群，色素沈着）と爪症状

　手足症候群（hand-foot syndrome：HFS）は，手足の末端部である手掌および足底に出現する紅斑や有痛性の発赤腫脹，さらにびらん，水疱，潰瘍形成などをいいます．フッ化ピリミジン系（5-FU系）の抗がん剤で出現しやすい症状で，そのなかでもカペシタビンの発生頻度は高く，11.3％（添付文書データ）となっています．その他，顔や手指，爪の色素沈着もフッ化ピリミジン系で高頻度にみられる副作用です．日焼けを避けることと，HFSの予防と症状緩和のために保湿に努めることやステロイド外用剤を塗擦すること，ビタミンB_6製剤の内服がすすめられます．皮膚の変化は多彩であり，タキサン系の抗がん剤では顔が蝶形紅斑のように紅潮したり，乾燥がみられる場合もあります．

　爪も爪母が障害されボー線といわれる横線が出たり，肥厚や脆弱などの症状が出て複数回の治療によって爪甲剥離などの症状が出現することもあります．現在のところ確立された予防法はありませんが，-30℃に冷却した手袋を装着することにより，症状の緩和につながっているという研究結果もあります．

・脱毛

　脱毛は，毛母細胞が化学療法の影響を受けやすいために生じる副作用です．可逆的な変化ですが，治療後の生え始めは髪質が以前と変化したり毛量が少なくなるなど，患者が抱くイメージと異なる場合があります．また，化学療法後にホルモン療法を行う場合，女性ホルモンをブロックする治療であるために，なかには男性型の薄毛の症状を呈する方もいます．安易にすぐに元通りになるというメッセージは控えたほうがよい場合もあります．脱毛時には，ウィッグに関する情報を医療者が提供するようにします（186頁．「Q2　ウイッグにはどのようなものがありますか？」参照）．

・その他の症状

　アンスラサイクリン系の抗がん剤では累積投与量が一定の量を超えると心毒性が出現しやすいため，限度量が規定されているものもあります．心機能障害に対

する標準的な治療法はないため，投与中は定期的に心機能のモニタリングと評価を行い，副作用の兆候があれば早期に薬剤を中止しなければなりません．間質性肺炎などの肺毒性も，確立された予防法はありません．投与前に肺機能の評価を行い，乾性咳嗽や呼吸困難などの呼吸器症状がないか，確認します．

抗がん剤は，それぞれ代謝・排泄経路は異なりますが，多くの抗がん剤は肝臓で代謝され，胆汁中・便中や尿中に排泄されます．そのため，肝機能や腎機能の変動にも注意が必要になります．

その他の副作用症状として使用する抗がん剤の特徴により副作用の症状は異なりますが，味覚障害や涙目など，多岐にわたります．卵巣機能障害や2次発がんなど，患者にとって耐え難い副作用が出現する可能性もあり，それらに関しても十分な説明と同意が求められます．

現れる症状はすべてが抗がん剤治療による副作用というわけではなく，原疾患の増悪によるものもあり，その鑑別が必要になります．患者の症状を詳細に聞いて，医師に伝えることも大切になってきます．患者には，身体の変化や自覚症状など，気づいたことを医療者に何でも伝えてくれるように，あらかじめ伝えておくことが大切です．

Q2 化学療法中の患者の支援について教えてください

・患者の治療に参画することを促すケア

化学療法を受ける患者は，治療期間が長い，治療費が高いなどのことから心理的・社会的な不安を抱えやすい状況にあります．したがって，医療者からの詳しい説明とその治療に関する患者の同意が必要不可欠となります．医療者が患者の病気や治療に対する認識を確認しながら，主治医の説明を患者にわかりやすく噛み砕いて再度説明し，患者が理解できるようにサポートすることなどは，患者の治療への主体的な参画を促すことにつながります．

また医療者には副作用の症状緩和や，セルフケア支援，社会資源の情報を提供するなどのきめ細かい対応が求められます．副作用は，CTCAE（Common Terminology Criteria for Adverse Events）v4.0という有害事象共通用語基準を活用して症状をグレードで評価することにより，継続して症状の変化を追うことができます．これは治療の遂行が可能な状態か否かを判断することに役立ち，治療の安全性が高まります．また，患者が闘病するうえで知っておいてほしい知識について，正しい情報を入手できるよう支援することもあります．さらに，患者に副作用について事前によく説明しておくことで，患者自ら体調の変化に気づ

き，その情報を医療者に迅速に伝えてもらうようにします．

・副作用に対するセルフケアへの支援

　当院では患者に自身で副作用に関することを何でもメモに書き込んで，次回の治療に役立てられるよう手帳を渡し，受診時に持参してもらうようにしています．副作用の症状を体験するのは患者であり，症状を未然に防止するための感染予防行動，緩和するための方略を患者自身で行わなければならないことが多いのです．医療者は，患者に対するサポートの必要性を理解して実践していくことがとても大切になってきます．

　どのような副作用がどの程度出現しているか，どのように日常生活に支障をきたしているかを患者から聞き取り，苦痛と感じている副作用症状の緩和に努めることや，治療の目的に到達できるよう他職種と協働しながら患者を中心とした医療を提供することが重要となります．回避できない副作用もありますが，症状緩和が期待できる副作用に関しては積極的に支援して苦痛の緩和を図ります．

・精神的なサポート

　患者が家族を気遣い闘病中であることや病状の変化を伝えていない場合や，周囲の方に元気な姿を見せたいという気持ちから無理をしてしまうこともあります．そのような場合には安心して闘病できるように家族の持てる力についてインタビューして，家族のサポート力の調整をしたり，高額療養費制度などの社会資源を提示するなど，治療が遂行できるように働きかけることもあります．

　医療者は，患者がいつでも安心して悩みや質問ができるような態度で接することが大切です．また，患者自身ができていることに関して肯定的なフィードバックを行い，自己効力感を高めることができるような支持・支援が大切です．患者の希望は何かを確認しながら，闘病意欲の維持や治療の遂行ができるように支援します．

<引用文献>
1）小澤桂子・足利幸乃監修：ステップアップがん化学療法看護．pp31-32，学習研究社，2009．

<参考文献>
1）Oncology Nursing Society (ONS)編，佐藤禮子訳，日本がん看護学会翻訳ワーキンググループ訳：がん化学療法・バイオセラピー看護実践ガイドライン．医学書院，2009．
2）勝俣範之，他編：がん診療レジデントマニュアル　第5版．医学書院，2010．
3）濱口恵子，本山清美編：がん化学療法ケアガイド．中山書店，2007．

第XI章　乳がん治療に関する最新基礎知識

4 乳房再建術などに関する知識の整理

Q1 最近の乳房再建術について教えてください

A 乳房再建術の歴史は長く，以前よりシリコンインプラントや広背筋，腹直筋による再建術が主に行われてきました．最近の乳房再建術は合併症が少なく，傷跡が目立たない術式が行われています．

　合併症に関しては，まずシリコンインプラントは術後の異物反応，瘢痕拘縮（ひきつれ），露出，それに伴う感染，破損が重篤な合併症でした．しかし近年，合併症の少ないシリコンインプラントが開発され，大胸筋下に挿入する，あるいはエキスパンダー（組織拡張器）を挿入して大胸筋と皮膚を拡張してからシリコンインプラントを入れ替えるなど，破損や露出などの合併症を軽減する方法が行われています．一方，自家組織による再建方法も進歩しました．従来，広背筋はその上の脂肪が少ないため，術後の萎縮が目立ち，大きな乳房の再建には不適とされていましたが，背部から腰部にかけて周囲の脂肪を十分に含めることにより，改善がなされています．また，腹直筋を使用する場合，術後の腹壁ヘルニア，腹壁弛緩や

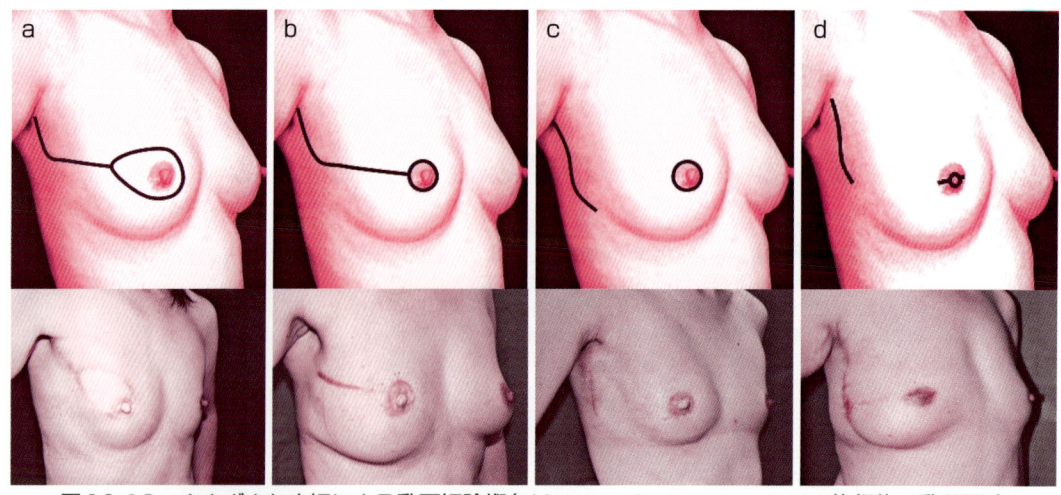

図11-10　さまざまな皮切による乳房切除術（skin spearing mastectomy）施行後の乳房再建
乳房周囲の皮膚を切除する術式（a），乳輪切開から腋窩へ皮切を延長（b），乳輪切開と腋窩切開（c），乳輪を温存し，乳頭切除に腋窩切開を併用（d）．

腹筋力の低下などの問題が生じることがありましたが，腹部から採取する皮弁に腹直筋の筋体を含めない術式や，腹直筋を動かす神経と外側の腹直筋を温存する方法で，合併症が著しく減少しています．さらに，乳腺切除の際，できるだけ皮膚を温存する術式（skin spearing mastectomy）を発展させ，傷痕がより目立たず，整容的に満足が得られる結果を求めて再建術式の改良を行っています（図11-10）．

乳房再建は，チーム医療で行うことが要求されることはいうまでもありません．乳腺外科，形成外科，腫瘍内科，放射線科，リハビリテーション科など，合同の症例検討会を定期的に行い，包括的な治療計画の中で再建術式を選択することにより，個々の患者のニーズに適した乳房を再建することが可能であると考えます．

Q2 リンパ管吻合術の現状を教えてください

A 四肢リンパ浮腫は，早期から各種の保存的治療を徹底して行うべきであり，系統的な保存的治療に抵抗する症例に対してのみ手術的治療が選択されます（手術適応はCampisi病期分類stage 4までとする施設が多い，表11-18）．

リンパ管は毛細リンパ管として表皮直下から起こり，真皮内に存在する前集合リンパ管へと移行します．さらに，皮下脂肪内に至り集合リンパ管へ移行します．この集合リンパ管の口径は，上肢・体幹で約0.3㎜，下肢では約0.5㎜です．集合リンパ管は，ほとんど赤血球を含まないこと，管壁が薄く弁が密に存在するため数珠状の外観を呈することより細静脈との鑑別が可能です．

リンパ浮腫に対する手術は，リンパ誘導術，浮腫組織切除術，脂肪吸引法に分類され，リンパ誘導術の代表的術式としてリンパ管静脈吻合術があります．顕微鏡下リンパ管静脈吻合術は1997年O'Brienが最初に臨床例を報告しました．その後，真皮直下または脂肪層浅層の細い静脈を還流静脈としてリンパ管と吻合する新しいリンパ管細静脈吻合術について，1996年，光嶋が報告し現在広く行われています．これらは，形成再建外科領域における0.5～0.8㎜径のきわめて細い血管を吻合するスーパーマイクロサージャリー技術と手術用顕微鏡，縫合糸，手術器

表11-18　Campisi病期分類

stage 1	a) リンパ還流異常があるが浮腫はなし
	b) 挙上や安静で戻る軽度の浮腫
stage2	挙上や安静で自然に復帰する永続的な浮腫
stage3	自然に復帰しないものや漸次悪化する永続的な浮腫
stage4	線維性リンパ浮腫
stage5	象皮症，リンパうっ帯疣贅症

具の改良がもたらした成果といえます．

術中にリンパ管を同定するには，色素注射や蛍光リンパ管造影などが用いられます．最近は近赤外線観察カメラシステムを用いたICG蛍光リンパ管造影法により，還流機能を有するリンパ管を皮膚を通して識別できるようになり，より小さな手術侵襲でリンパ管を露出させ吻合することが可能となりました．ICG蛍光リンパ管造影法とは，上肢では第1指間，下肢では第1趾間に，ICG（インドシアニングリーン）を皮下注射し，近赤外線を照射して，リンパ管に吸収されたICGから発せられた光をCCDカメラで捉え，リンパ管の走行などを同定する方法です．

リンパ管細静脈吻合術は，①リンパ管と静脈の端々吻合，②リンパ管と静脈側壁の端側吻合，③リンパ管側壁に静脈中枢端を吻合する側端吻合などの方法がありますが，①が広く行われています．縫合糸は11-0または12-0ナイロンを使用します．

リンパ浮腫の外科的治療後のリンパ浮腫の保存的治療や複合的治療は，手術効果を十分に発揮させ，またその効果を維持するために非常に重要です．リンパ管細静脈吻合術のみでリンパ浮腫が改善するわけではありません．スーパーマイクロサージャリー技術を用いたリンパ管細静脈吻合術は，近年リンパ浮腫を低侵襲で改善する有効な治療法として確立されつつあります．リンパ浮腫の評価方法としては，MR lymphan-giography, lymphoscintigraphyなどが報告されていますが，手術効果を客観的に評価することは容易でなく今後の課題といえます．

5 放射線療法に関する知識の整理

Q1 乳がん治療における放射線療法の意義について教えてください

A 手術，化学療法とともにがん治療法の3本柱となっている放射線療法は，がんの種類や進展度，患者の全身状態によってその役割が異なります．放射線療法が主体となってがんの治癒を目指す役割，手術を補助する役割，そしてがんによるさまざまな症状を緩和する役割などがあります．乳がん治療における放射線療法の意義は後者の2つで，手術の後に局所に残存した顕微鏡レベルのがん細胞を死滅させて再発を防ぐこと，そしてがんによる疼痛や神経症状を消失させて患者のQOL（生活の質）を回復させることです．

①乳房温存術後の放射線療法の意義

温存乳房に放射線療法を行い，乳房内再発を防ぐことが目的です．放射線療法を加えることにより，乳房内再発を約1/3に減らすことができます[1]．断端陽性例や若年者（35歳または40歳以下）では乳房内再発のリスクが高く[2,3]，放射線療法の役割は大きいとされています．一方，腫瘍が小さい（2cm未満），断端陰性，高齢（70歳以上），ホルモン（エストロゲン）受容体陽性などの条件を満たしている場合，放射線療法を加えた場合と加えない場合で乳房内再発の差はわずかであり[4]，放射線療法を省略してもよいという意見もあります．

②乳房切除（全摘）術後の放射線療法の意義

乳房があった部分（胸壁）と腋窩以外の所属リンパ節領域へ放射線療法を行うことで，胸壁再発とリンパ節転移を予防することが目的です．複数の臨床試験をまとめて解析するメタアナリシスによると，術後照射は胸壁再発を約1/3（23%→6%）減少させ，15年後の乳がん死亡率を5.4%（60.1%→54.7%）減少させるとされています[1]．腋窩リンパ節転移陽性（4個以上）では胸壁や所属リンパ節領域から再発する危険性が高いため，術後照射の有用性が特に高いといわれています[5〜8]．そのほか，腫瘍が大きい場合（5cm以上）や断端陽性例でも術後照射が勧められています．

③再発・転移巣に対する放射線療法の意義

乳がんは進行するとしばしば骨や脳に転移をきたします．骨転移は疼痛を伴い，また荷重骨に骨折を起こします．一方，脳転移の場合は頭痛や神経症状を伴い，脳圧が亢進すると生命を脅かすこともあります．このような症状をなるべく早期に軽減することが放射線療法の役割となります．骨転移に対する疼痛寛解率は70～80％と高いものとなっています．

乳がんは放射線感受性が高く治療効果が得られやすいため，再発・転移巣の数が少なく無症状であっても積極的に放射線療法を行います．転移があっても予後の長い症例が少なくないため，個々の病状と予後を考慮して照射方法を決定します．

Q2 放射線療法の方法について教えてください

①乳房温存術後の場合 ― 接線照射

A 温存術後は温存乳房全体に対し，1回線量2Gy×25回，総線量50Gyの接線照射を行います．1回の照射時間は2～3分です．50Gy後に10～16Gyを腫瘍床に追加照射することによって乳房内再発が減少することがわかっており[9)10)]，特に断端陽性または近接例ではこのような追加照射（ブースト照射）を行います．

患者の負担を軽減すべく，治療期間を短縮する試みがカナダやイギリスを中心に行われました．短期照射群（1回線量2.66Gy×16回，総線量42.5Gy）と長期照射群（1回線量2Gy×25回，総線量50Gy）とを比べた結果，効果と副作用はほぼ同等であることがわかり[11)]，遠方や高齢などの理由で患者が通院困難な場合は短期照射が選択されています．

通常，腋窩リンパ節郭清後の腋窩領域は照射のターゲットとはなりませんが，乳房全体を照射しようとするとレベルⅠリンパ節（小胸筋の外側および下方）の尾側が照射野内に含まれます（図11-11）．上腕挙上制限があると，より広範な腋窩領域が照射されることになり上肢リンパ浮腫のリスクとなるため，術後早期からの上腕挙上訓練が重要です．温存術後接線照射で用いる固定具を図11-12に示します．最低でも図11-12の写真の角度まで上腕挙上できることが放射線療法開始の条件となります．腋窩リンパ節転移陽性例，特に4個以上の転移がある症例では再発の危険性が高いため，鎖骨上リンパ節領域に対する予防照射が勧められています[12)]（図11-13）．

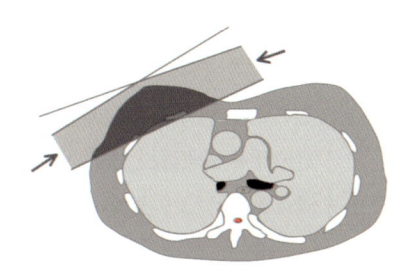

図11-11　乳房温存術後照射

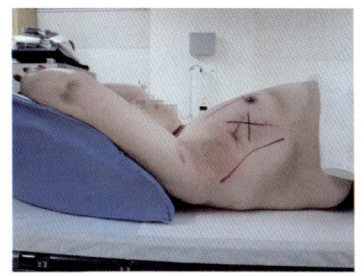

図11-12　乳房照射用固定具

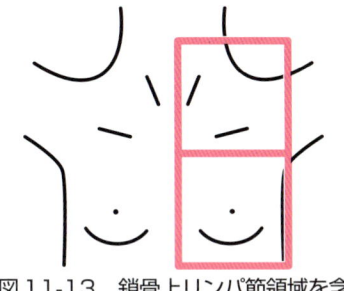

図11-13　鎖骨上リンパ節領域を含む乳房温存術後照射の範囲

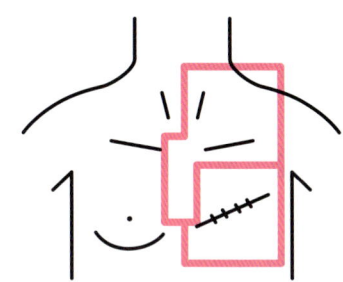

図11-14　鎖骨上・胸骨傍リンパ節領域を含む乳房切除後胸壁照射の範囲
鎖骨上・胸骨傍リンパ節はX線で，胸壁は電子線で照射する．

②乳房切除（全摘）術後の場合―胸壁照射

乳房全摘術後に照射を行わなかった場合の再発部位は胸壁（60〜80％），鎖骨上リンパ節（15〜20％）が多いため[13]，胸壁と鎖骨上リンパ節領域を照射野に含めます．当院では胸骨傍リンパ節領域も予防的に照射していますが（図11-14），胸骨傍リンパ節領域を含めるかどうかは一定の見解が得られておらず，施設によって異なります．1回2Gy×25回，総線量50Gyを照射します．この場合，上腕は挙上しないことが多いです．

③骨転移の場合

骨転移による疼痛の緩和を目的として放射線療法を行います．線量は，1回3Gy×10回，総線量30Gyまたは1回4Gy×5回，総線量20Gyが用いられることが多く，根治や再発予防を目的とした照射の場合よりも低い線量で目的を達成できます．8Gy×1回照射でも一時的な緩和効果が得られ，長期予後が期待できない症例などに適応されます[14]．疼痛に加えて対麻痺や不全麻痺などの脊髄圧迫症状を伴う場合は，緊急に放射線療法を行うことがあります．

④脳転移の場合

転移個数や腫瘍径，脳以外の病変の有無，年齢，全身状態を考慮して治療方針を決定します．単発の脳転移であれば手術が選択されることもあります．定位放射線治療は，ガンマナイフのように1回だけ照射する定位手術的照射と，数回に分割して照射する定位放射線治療に大別され，3cm未満の病変がよい適応となります．多発脳転移や髄膜播種に対しては全脳照射を行います．全脳照射は3Gy×10回が多く用いられます．

Q3 放射線療法で出やすい副作用を教えてください

A ①急性期（治療中〜治療後1か月）

（ア）**放射線皮膚炎**（図11-15）：ほぼ全例に見られる軽度の皮膚炎で，日焼け後のような赤みやかゆみを伴います．強くこすったり，長時間湯船に浸かると炎症を悪化させることがあるため，治療期間中の入浴には注意が必要です．急性炎症はステロイド軟膏により1〜2週間で軽快します．治療後しばらくは皮膚が黒ずみ色素沈着が残ります．

（イ）**放射線食道炎**：鎖骨上リンパ節の照射では，治療開始より2〜3週後から嚥下時痛が出現することがあります．粘膜保護剤や鎮痛剤で対処します．治療終了後1〜2週間で軽快します．

②晩期（治療後数か月〜数年）

（ア）**放射線肺臓炎**（図11-16）：照射後2〜6か月で起こり，咳を主訴とします．温存術後照射の発生頻度は1〜5％と稀です．咳などの症状が強い場合はステロイド剤の内服を要します．

（イ）**心臓への影響**：以前の臨床試験で左乳房照射後の心疾患死増加が指摘されていますが，近年の照射技術の向上に伴いほとんど問題にならなくなりました．左乳房照射後の心電図でT波逆転がみられることがあります．

（ウ）**上肢リンパ浮腫**：→Q4，Q5を参照

（エ）**その他**：発汗低下（図11-17），乳房硬結，乳房痛が照射後1〜2年続くことがあります．

5 放射線療法に関する知識の整理

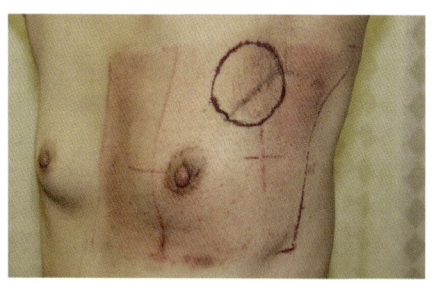

図11-15　放射線療法終了直後の放射線皮膚炎（円はブースト照射の範囲）

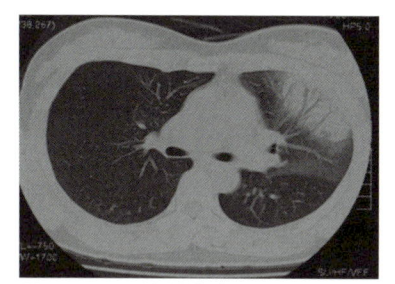

図11-16　放射線肺臓炎のCT画像

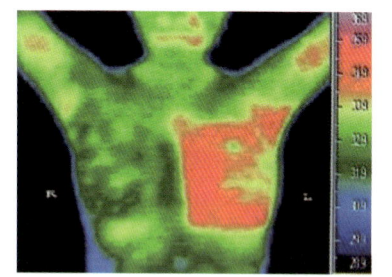

図11-17　左乳房照射後の皮膚温変化

Q4 腋窩リンパ節郭清していない場合でも，放射線療法によりリンパ浮腫を発症することはありますか？

A リンパ領域への放射線照射はリンパ管の狭小化・途絶を引き起こすため，その結果リンパ浮腫が発症することがあります．非浸潤性乳管がん（DCIS）などで腋窩リンパ節郭清を行わなかった場合の乳房照射による上肢リンパ浮腫の発症率は0～4％と報告されています[15)16)]．また，腋窩リンパ節郭清を行わずに腋窩領域への照射を行った場合の上肢リンパ浮腫の発症率は12.3％と報告されています[16)]．ただし近年の乳がん治療においては腋窩リンパ節郭清の代わりに腋窩照射を行うことは稀となっています．これは以前の臨床試験で腋窩リンパ節郭清と腋窩照射の効果を比較したところ，腋窩リンパ節郭清後のほうが腋窩再発率が少ないという結果が得られたことに加え，腋窩リンパ節郭清は腋窩リンパ節転移の正確な診断に必要不可欠な手技であることが理由として挙げられます．

Q5 腋窩リンパ節郭清後に放射線療法を併用した場合，リンパ浮腫の発症率は高くなりますか？

A　腋窩リンパ節郭清後の腋窩照射は，腋窩リンパ節転移がある場合（特に4個以上），リンパ節外浸潤を伴うリンパ節転移がある場合，その他乳腺外科医が必要と判断した場合に適応となります．腋窩リンパ節郭清の範囲によってリンパ浮腫の発症リスクが異なるとする意見が多く，上肢リンパ浮腫発症率はセンチネルリンパ節生検＋腋窩照射で5％，腋窩リンパ節レベルⅡ（小胸筋直下）までの郭清＋腋窩照射で8％，レベルⅢ（小胸筋の内側，上方）までの郭清＋腋窩照射で37％と報告されています[15]．その他の報告をみても，腋窩リンパ節レベルⅡまでの郭清＋腋窩照射の場合の上肢リンパ浮腫の可能性は10％前後としているものが多いです．放射線療法と並行して浮腫の予防・早期治療を目指すことで，乳がん治療に伴う上肢リンパ浮腫の発症率はより低くなると思われます．

〈引用文献〉

1) Clarke M, Collins R, et al：Effects of radiotherapy and of differences in the extent of surgery for early breast cancer on local recurrence and 15-year survival : an overview of the randomised trials. Lancet 366：2087-2106, 2005.
2) Anscher MS, Jones P, et al：Local failure and margin status in early-stage breast carcinoma treated with conservation surgery and radiation therapy. Ann Surg 218：22-28, 1993.
3) Kurtz JM, Jacquemier J, et al：Why are local recurrences after breast-conserving therapy more frequent in younger patients? J Clin Oncol 8：591-598, 1990.
4) Hughes KS, Schnaper LA, et al：Lumpectomy plus tamoxifen with or without irradiation in women 70 years of age or older with early breast cancer. N Engl J Med 351：971-977, 2004.
5) Overgaard M, Hansen PS, et al：Postoperative radiotherapy in high-risk premenopausal women with breast cancer who receive adjuvant chemotherapy. Danish Breast Cancer Cooperative Group 82b Trial. N Engl J Med 337：949-955, 1997.
6) Ragaz J, Jackson SM, et al：Adjuvant radiotherapy and chemotherapy in node-positive premenopausal women with breast cancer. N Engl J Med 337：956-962, 1997.
7) Overgaard M, Jensen MB, et al：Postoperative radiotherapy in high-risk postmenopausal breast cancer patients given adjuvant tamoxifen : Danish Breast Cancer Cooperative Group DBCG 82c randomised trial. Lancet 353：1641-1648, 1999.
8) Ragaz J, Olivotto IA, et al：Locoregional radiation therapy in patients with high-risk breast cancer receiving adjuvant chemotherapy : 20-year results of the British Columbia randomized trial. J Natl Cancer Inst 97：116-126, 2005.
9) Romestaing P, Lehingue Y, et al：Role of a 10-Gy boost in the conservative treatment of early breast cancer : result of a randomized clinical trial in Lyon, France. J Clin Oncol 15：963-968, 1997.
10) Bartelink H. Horiot JC, et al：Impact of a higher radiation dose on local control and survival in breast-conserving therapy of early breast cancer : 10-year results of the randomized boost versus no boost EORTC 22881-10882 trial. J Clin Oncol 25：3259-3265, 2007.
11) Whelan T, MacKenzie R, et al：Randomized trial of breast irradiation schedules after lumpectomy for women with lymph node-negative breast cancer, J Natl Cancer Inst 94：1143-1150, 2002.
12) Johansen J, Overgaard J, et al：Treatment of morbidity associated with the management of the axilla in breast-conserving therapy. Acta Oncol 39：349-354, 2000.
13) Nielsen HM, Overgaard M, et al：Study of failure pattern among high-risk breast cancer patients with or without postmastectomy radiotherapy in addition to adjuvant systemic therapy : long-term

results from the Danish Breast Cancer Cooperative Group DBCG82b and c randomized studies. J Clin Oncol 24:2268-2275, 2006.
14) Sze WM, Shelley MD, et al:Palliation of metastatic bone pain:single fraction versus multifraction radiotherapy:a systematic review of randomised trials. Clin Oncol (R Coll Radiol) 15:345-352, 2003.
15) Larson D, Weistein M, et al:Edema of the arm as a function of the extent of axillary surgery in patients with stage I-II carcinoma of the breast treated with primary radiotherapy. Int J Radiat Oncol Biol Phys 12:1575-1582, 1986.
16) Powell SN, Taghian AG, et al:Risk of lymphedema after regional nodal irradiation with breast conservation therapy. Int J Radiat Oncol Biol Phys 55:1209-1215, 2003.
17) Hoebers FJ, Borger JH, et al:Primary axillary radiotherapy as axillary treatment in breast-conserving therapy for patients with breast carcinoma and clinically negative axillary lymph nodes. Cancer 88:1633-1642, 2000.

第XI章 乳がん治療に関する最新基礎知識

6 乳房補整・ウイッグ・自己検診について

　乳がんは，手術や治療によって，乳房の変形や喪失また，脱毛などボディイメージの変容を起こしやすいため，乳房の補整やウイッグを用いて需要を促すことが必要になります．

Q1 乳房補整はどのようなものですか？

　A　手術や治療による乳房の変化で多くの人が悩みを抱えています．乳房の補整は，外見上の問題を解決するだけでなく，乳房切除後の身体の重心のバランスを整える，外見上のバランスを整える，外部からの衝撃の緩和，保温などの目的があります．重心のバランスが悪くなることで，肩凝りや頭痛・腰痛の原因にもなります．そのため，手術後は適切に乳房補整を行っていく必要があります．乳房補整を行うための製品として補整下着や補整パッドがあります．

　補整下着やパッドはメーカーにより異なるため，可能であれば試着を行い自分に合ったサイズや形のものを選択します．

　補整は必ず必要というわけではないため，術後の補整をどのようにするのか，患者と一緒に考えていくことが大切です．

①補整下着の種類

　ブラジャー・スポーツブラ・ブラスリップなどの種類があります．手術後は，創部の痛みがあるため，圧迫の少ないソフトタイプの下着やワイヤーの入っていないスポーツタイプ・胸帯タイプの下着が安楽です（**図11-18**）．術後創部が落ち着いた1〜2カ月頃からはパッドを入れたり，ワイヤー入りの下着を着用するのがよいです．

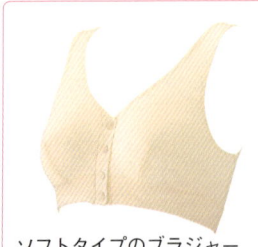

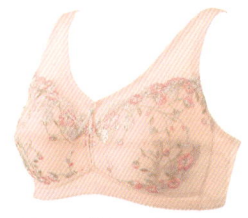

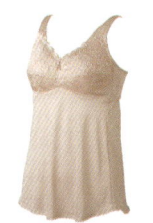

ソフトタイプのブラジャー　　ポケット付きのブラジャー　　カップ付きのブラキャミソール

図11-18　補整下着（ブラジャー）
（株式会社ワコールリマンマ）

6 乳房補整・ウイッグ・自己検診について

　カップはパッドの安定感を保つため，フルカップのものがお勧めです．またブラジャーの内側にパッドを入れるためのポケットがついているもの，肩紐が太いものなどを選択してください．必ず補整用下着を購入しなくてはいけないのではなく，手術前に使用していたブラジャーに，パッドが使用できるようポケットを縫い付けたり，肩紐が細い場合は，布を貼り補強して使用することもできます．
　温存用のブラジャーは，乳房の形に合わせてビーズでボリュームを調整するものや乳房全体をカバーするものなどがあります．

②補整パッドの種類

◆補整パッドの形態と特徴◆

補整パッドには，乳房切除用と乳房温存用があります．

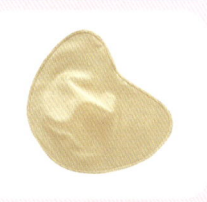

乳房切除用：ハート型	乳房切除用：三角形	乳房温存用
・鎖骨下から乳房全体をカバーする ・脇に適度なボリュームを作る	・乳房全体をカバーする ・どんなブラジャーにも合わせやすい	・パッド全体が薄く，フィットしやすい ・ほどよいふくらみが出せ、左右のバランスがとりやすい

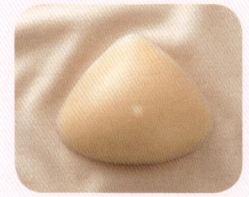

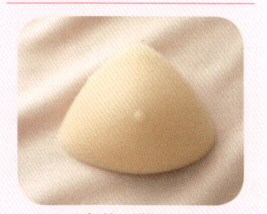

((株)ワコールリマンマ)

◆素材と特徴◆

素材としては，ウレタンフォーム（スポンジ）製・シリコン製などがあります．

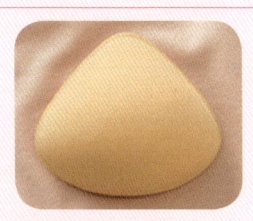

ウレタンフォーム（スポンジ）製	シリコン製
・比較的価格が安い ・パッドが軽いので体を動かしたときにずれやすい ・手術後の早い時期より使用できる ・汗を吸収しやすいのでムレにくい	・価格が2〜3万円と高価 ・パッドに重さがあるので身体の左右のバランスをとりやすく，ずれにくい ・手術後1〜2カ月後からの使用となる ・汗をかくとムレやすい

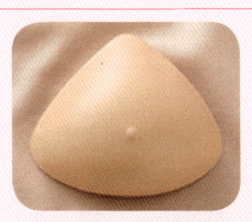

((株)ワコールリマンマ)

第XI章　乳がん治療に関する最新基礎知識

Q2 ウイッグにはどのようなものがありますか？

A　化学療法では，髪の毛はもちろん眉毛やまつげなどの体毛も抜ける場合があります．髪の毛がないことは，精神的・心理的苦痛を伴います．ウイッグの使用は外見上の精神不安の緩和を促し，頭皮を保護する目的があります．

また眉毛は眉ペンシル，まつ毛はつけまつ毛で，カバーできます．

ウイッグは，脱毛の進行に伴い毛量が変化しウイッグの調整が必要になるため，サイズ調整できるものが便利です．体調や精神的に余裕がある化学療法前の購入がお勧めです．

その他に脱毛した毛が落ちるのを防いだり，他人の目を気にしないよう医療用帽子を着用するのもお勧めです．

◆ウイッグの種類◆

オーダー	セミオーダー	既製品
・形取りを行い，色・毛質・スタイルを選べる ・価格は数十万以上と高価 ・仕上がりまでに時間がかかる	・色・毛質・スタイルは数種類から選択でき，好みに仕上げることができる ・価格に幅がある	・既製品から選ぶ ・購入後すぐに使用できる ・価格に幅がある

◆素材と特徴◆

人毛	人工ミックス （人工・合成繊維のミックス）	合成繊維
・見た目が自然である ・自分の髪同様スタイリングが必要 ・パーマやカラーなどアレンジができる ・退色しやすい	・人工の自然さと，合繊繊維の手入れが楽という特徴を合わせもっている ・カット・アレンジができる ・人毛部が退色しやすい	・手入れが簡単 ・熱や摩擦弱く，静電気が起きやすいので専用のブラシでの手入れが必要 ・人毛に比べ熱を逃しにくい

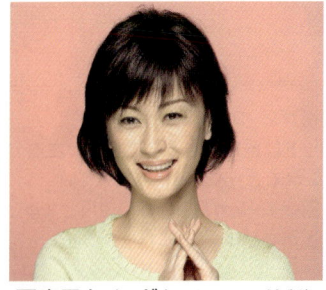

医療用ウイッグ（スヴェンソン社製）

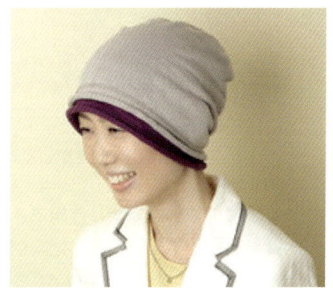

ニット帽（スヴェンソン社製）
内側にぬい目がなく治療により敏感になっている皮膚にやさしい．

⑥ 乳房補整・ウイッグ・自己検診について

Q3 乳がんの自己検診の方法を知っていますか？

A 乳がんは，身体の表面にできる"しこり"のため，多くの場合自分で見つけやすく，早期発見が可能です．自分の乳房を知ることで，毎月の乳房の変化に気づきやすくなります．乳房の異常に気がついたら，自分で判断せず早めに受診をしてもらうことが大切です．

閉経前の方は，生理終了後1週間前後，閉経後の方は日にちを決めて毎月定期的に行います．乳房温存療法を受けた方は，手術側の乳房と対側乳房の自己検診を行います．

【自己検診】

図を参照しながら，実際に自己検診を行ってください．

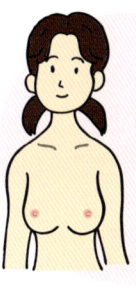

① まず，鏡の前に立ち，両側の乳房に乳頭からの分泌，へこみ，皮膚のしわなどの異常がないかを注意深く観察しましょう．下着に分泌物（特に血性）が付着していないかも見てください．

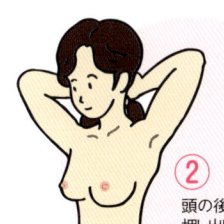

② 頭の後ろで手を組んで，手を前へ押し出し，乳房の形と輪郭の変化を観察してください．

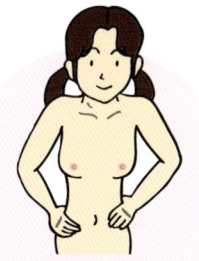

③ 次に両手を腰にあて，鏡に向かって少しおじぎをします．このときに肩と肘を前方へ押し出します．②と同様に変化がないか観察します．

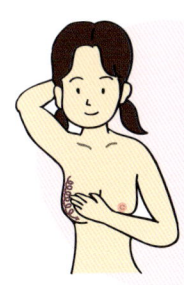

④ 右腕を挙げます．左手の3〜4本の指を使い，右の乳房をしっかりと，注意深く隙間なく丁寧に触れます．乳房外上側から指の腹を使って小さく回転しながら，ゆっくりと乳房の周囲を回ります．徐々に乳頭に向かいます．乳房全体を調べたことを確認してください．乳房とわきの下の間，特にわきの下は十分な注意を払いましょう．皮膚の下の異常なしこりを感じてください．
この検査はお風呂の中で行う場合もあります．皮膚を石鹸ですべりやすくすることにより，皮膚の下変化がわかりやすくなります．

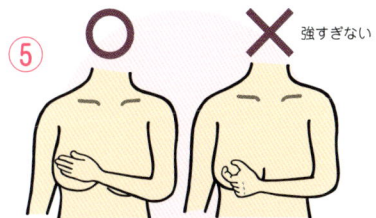

⑤ ○ ／ × 強すぎない
やさしく乳房を搾ることにより，分泌液が出るかを調べます．左の乳房にも同様な検査を繰り返します．

⑥ ステップ④，⑤は寝た状態でも繰り返します．背中を伸ばし，右手を頭の上にあげ，右肩の下には枕か，たたんだタオルをおきましょう．この体位ではより乳房が平たくなり，検査が容易になります．④のように指を回転する方法を用いて下さい．左の乳房にも同様な検査を繰り返します．

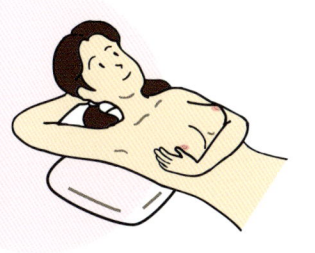

「乳ガン自己検診Q&A：東京慈恵会医科大学附属病院 乳腺内分泌外科」を参考に作成

〈参考文献〉
1) 阿部恭子：ボディイメージの変化へのサポート．阿部恭子，矢形　寛（編）：乳がん患者ケアガイド．pp.147-153，学習研究社，2006．
2) 大野朋加：ボディイメージの変化へのサポート．射場典子，長瀬慈村（監）：乳がん患者へのトータルアプローチ．pp.202-206，ピラールプレス，2005．
3) 松本彰子，宮田理江，森ひろみ，河村　進：ボディイメージ変容へのケア．四国がんセンター（編）：乳がん看護トータルガイド．pp.173-180，照林社，2008．
4) 濱田あや子，野間恵利子：乳がんサバイバーのQOLを高めるためのかつら．嶺岸秀子，干﨑美登子（編）：乳がん患者への看護ケア．pp.86-90，医歯薬出版，2008．
5) 戎谷　洋：乳がんサバイバーのトータルブレストケアを目指した補整用品．嶺岸秀子，干﨑美登子（編）：乳がん患者への看護ケア．pp.91-96，医歯薬出版，2008．

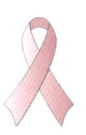

付表

患者のための
リンパ浮腫パンフレット

1. リンパの働きとリンパ浮腫 …………… 190頁
2. リンパ浮腫の症状 ………………………… 192頁
3. リンパ浮腫の治療について …………… 193頁
4. リンパ浮腫のセルフケアについて …… 194頁
5. 日常生活での注意点 …………………… 195頁
6. セルフチェックについて ……………… 204頁
7. シンプルリンパドレナージの方法 …… 206頁
8. セルフバンデージの巻き方 …………… 213頁
9. 弾性着衣（スリーブ）の着脱方法 …… 219頁
10. 弾性包帯・弾性着衣の管理方法について… 222頁
11. 圧迫下での運動について ……………… 223頁
12. アイシング ……………………………… 225頁

付表　患者のためのリンパ浮腫パンフレット

1 リンパの働きとリンパ浮腫

● リンパの働き

　　ヒトの体液の流れには，動脈・静脈とともにリンパ系という経路があります．これらの経路が連携し体液の量を一定に保ち，むくみを起こさないようにバランスを保っています．

　　リンパ系は，毛細血管から組織中に滲み出した体液を回収する経路です．リンパ管に回収された体液は，リンパ液となりリンパ管を流れます．また，リンパ管からつながるリンパ節は，体に侵入する細菌や有害物質に対するフィルターの役目があり，重要な役割を担っています．

● リンパ管の流れ

　　リンパ系は，動脈が送り出した体液を静脈とともに心臓に戻す経路です．全身に張り巡らされているリンパ管は，手足の先端から身体の中央に向けて流れる仕組みになっています．下半身からのリンパ管は下記のリンパの図の胸の部分にある胸管に集まり，左上半身からのリンパ管と合流して左静脈角から静脈に流れます．右上半身からのリンパ管は右静脈角に流れます．

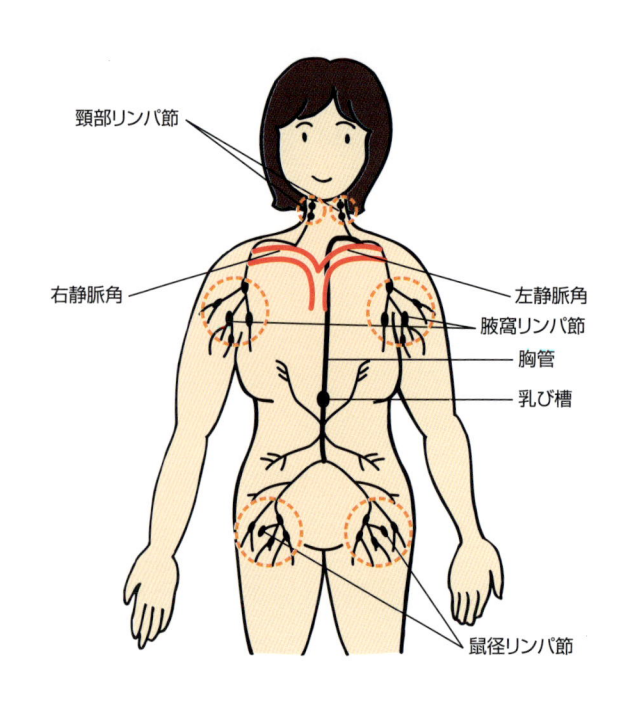

●リンパ浮腫とは

　リンパ浮腫には，原因が明らかでない原発性リンパ浮腫と乳がんなどの術後や化学療法・放射線療法に伴う続発性リンパ浮腫があります．

　下図のように，リンパ系が障害されるとリンパ液の流れが停滞し，行き場を失った体液が組織の間に貯留することで浮腫を生じる場合があります．これがリンパ浮腫発症のメカニズムですが，リンパ系に障害が生じても，わき道となる側副路により新しいリンパ液の流れが生まれるため，必ずしもリンパ浮腫を発症するとは限りません．リンパ液の流れに障害が生じていても，側副路というわき道から十分な流れが確保できれば，リンパ液の貯留を防ぐことができ，リンパ浮腫の発症を抑えられる可能性があるということです．

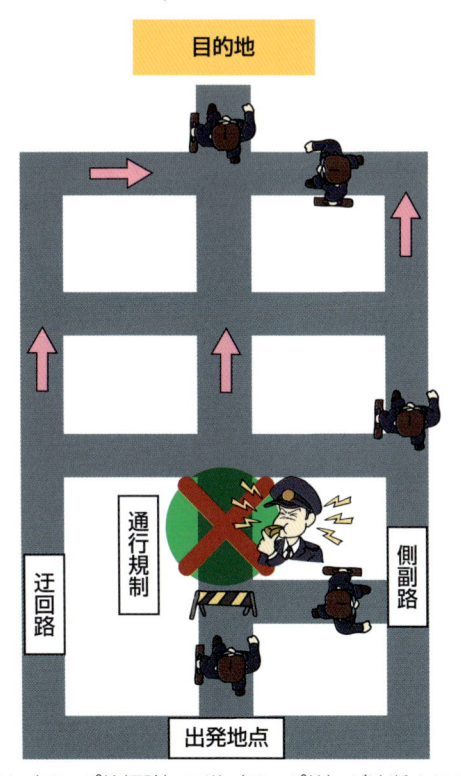

通行止め（リンパ節切除）で道（リンパ管）が遮断されると，人（リンパ液）はわき道（側副路）を通って目的地（他のリンパ節，最終的には心臓）に向かおうとします．その結果，わき道の人の通行（側副路に流れるリンパ液）が増えて発達していきます（発達した側副路がリンパ管の役割を果たしていくようになります）．

付表　患者のためのリンパ浮腫パンフレット

2 リンパ浮腫の症状

　初期症状として，以下のようなものがあります．
・腕の引きつれ感がある
・腕のしわが少なくなった
・血管が見えにくくなった
・何となく腕が重だるく疲れやすい，など

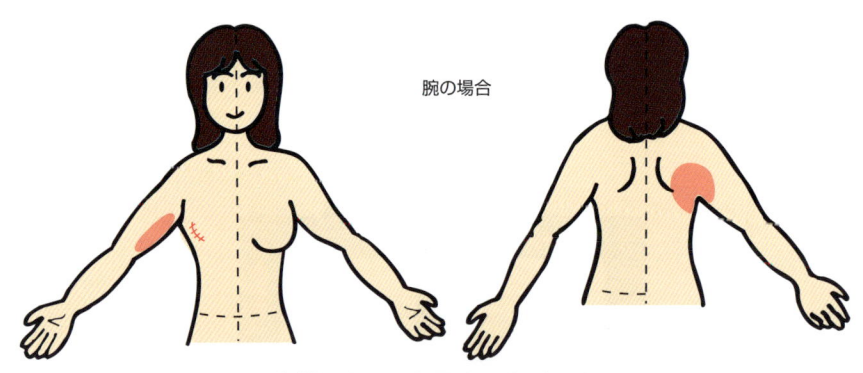

腕の場合

初期にむくみを認めやすい場所

　特に初期にむくみが出やすいのは，手術した側のリンパ節周辺の肩甲骨から肩にかけてです．また，患肢を使用しすぎると腕や手の甲にもむくみを認める場合があります．
　徐々に進行してくると，以下のような症状が出ます．
・水分を多く含んでいるような腕になる
・むくんでいるところを押すと，跡がしばらく残る，など
・腕を高くしていると，むくみは減る

　さらに進行してくると，以下のような症状が出ます．
・むくんでいたところが硬くなる
・むくんでいるところを押しても，跡が残らない，など
・腕を高くしてもむくみが減らない
　軽度のリンパ浮腫であっても，蜂窩織炎などの炎症をきっかけに悪化し，急激に進行することがあります．

3 リンパ浮腫の治療について

● **複合的治療**

　リンパ浮腫が生じた場合，代表的な治療法として複合的治療があります．これは①スキンケア，②用手的リンパドレナージ，③圧迫療法，④圧迫下での運動，⑤日常生活での注意で成り立っています．医療者による介入に加え，治療効果を高めるため，患者さんご自身にも日常生活におけるセルフケアを行っていただくことも大切です．ただし②③④では，浮腫の状態，がんの進行度，化学療法や放射線療法などのがん治療の状況や患者さんの全身状態を見ながら，いつ，どのように行うかなどを医療者が判断しますので，医療者の指導に従って行ってください．

　例えば，リンパ浮腫の予防であれば，②③を行う必要はありませんし，④の運動も圧迫下で行う必要はありません．また化学療法や放射線療法が施行されていて，リンパ浮腫を発症している場合は，治療の副作用として皮膚に炎症症状を認めている場合もあるので，症状に合わせた介入が必要になります．まずは①③を重点的に行い，状況に合わせて②④を追加していきます．

　このように患者さん一人ひとりに対応した判断が必要ですので，決して自己判断で行わないようにしてください．不適切な対応を行うと逆に浮腫を増悪させることもあるので，正しい指導を受けてから行いましょう．

①スキンケア	②用手的リンパドレナージ（MLD）
③圧迫療法	④圧迫下での運動

＋

⑤日常生活での注意

4 リンパ浮腫のセルフケアについて

　リンパ浮腫は，長期化すると完治は難しいため，まず発症させないことが一番です．
　乳がんの手術後では，個人差があるものの，リンパの流れが滞りやすい状態にあるため，リンパ浮腫発症の可能性があります．リンパ浮腫について正しく理解し，予防のためのセルフケアを行うことで，リンパ浮腫発症のきっかけを作らない生活を心がけましょう．
　リンパ浮腫を発症してしまった場合には，正しく対処し，浮腫の軽減と維持に努めましょう．増悪を防ぐためにもセルフケアは欠かせません．日常生活の中にセルフケアをうまく取り入れ継続させて，浮腫増悪のリスク軽減に配慮しましょう．ただし神経質になる必要はなく，日常の中でできることから少しずつ行うことが大切です．

●リンパ浮腫がない場合のセルフケア

　リンパ浮腫が発症していない場合は，日常生活での注意やスキンケアを中心としたセルフケアを行い，リンパ浮腫の予防・早期発見に努めましょう．

●リンパ浮腫がある場合のセルフケア

　リンパ浮腫を増悪させないこと，あるいは軽減を目指し，セルフケアを習慣化しましょう．スキンケア，用手的リンパドレナージ（セルフケアとして行う場合はシンプルリンパドレナージ），圧迫療法，圧迫下での運動，日常生活での注意を日々の生活の中に取り入れていきましょう．また予防のためには適度な運動が有効ですが，リンパ浮腫を発症した方には圧迫下での運動が効果的です．

5 日常生活での注意点

　日常生活ではリンパ浮腫を起こさせない(予防)，あるいは増悪させないことが大切です．そのためのポイントは，①リンパの流れをよくすること，②リンパの流れを滞らせないこと，③炎症を起こさせないこと，の3つです．

ポイント1●リンパの流れをよくする

・腕の位置に気をつけましょう

　リンパ液は体液ですので，重力による影響を受けます．休息をとる際や就寝時には，腕を挙上し，腕の血液を心臓へ送り返すようにします．高さは，心臓より少し高い10～15cmを目安にしてください．

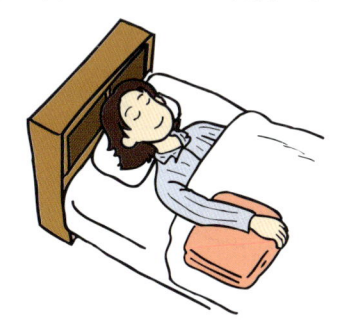

横になっている時　　　座っている時

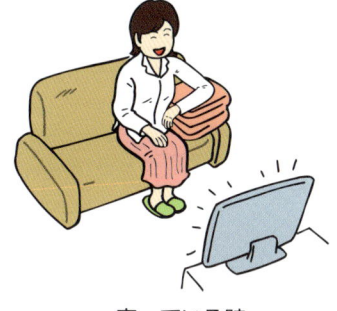

・深呼吸をしましょう

　深呼吸はリンパの流れを促進します．身体の深い部分にあるリンパ管の流れを促進する効果があるといわれています．

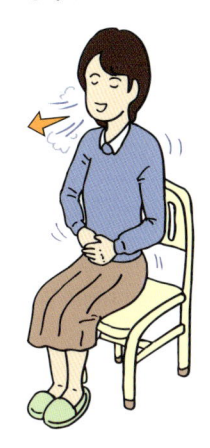

付表　患者のためのリンパ浮腫パンフレット

・**適度な運動をしましょう**

　適度な運動はリンパ液の流れを促進します．また洗顔や洗髪などの日常生活動作は，リンパ液の流れを促しますので，積極的に行うようにしましょう．

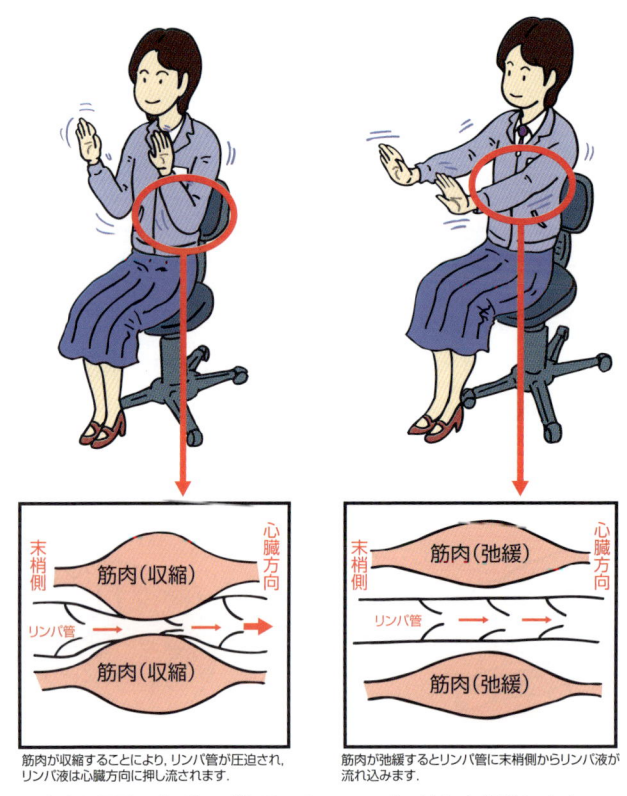

筋肉が収縮することにより，リンパ管が圧迫され，リンパ液は心臓方向に押し流されます．

筋肉が弛緩するとリンパ管に末梢側からリンパ液が流れ込みます．

適度な運動は筋ポンプ作用によりリンパの流れを促進します．

※以下は，運動の一例になります．

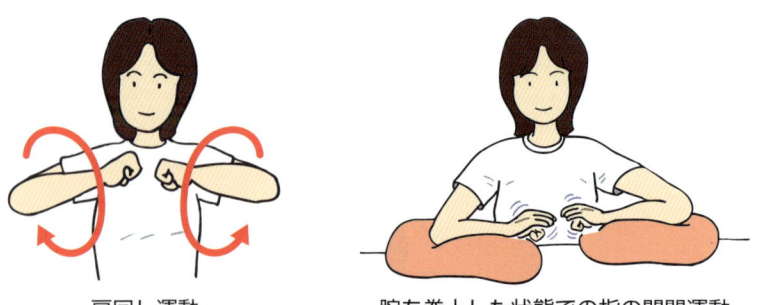

肩回し運動　　　　　　　腕を挙上した状態での指の開閉運動

　肩回しや腕を挙上した状態での指の開閉運動など，軽い運動でもリンパ液の流れは十分に促進されます．

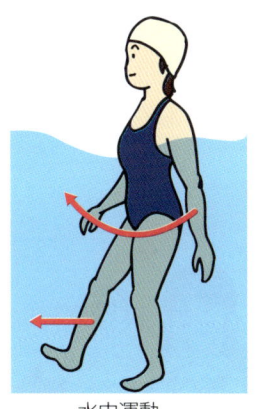

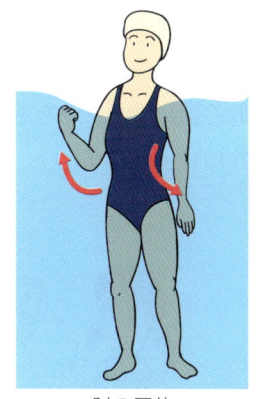

❺日常生活での注意点

水中運動　　　　　　肘の屈伸
プールでの運動は水圧が適度にかかるので，リンパ浮腫に適しています．

ポイント2●リンパの流れを滞らせない

・局所を圧迫しない

腕を締めつける衣類や下着，装飾品，窮屈な服装の着用は避けるようにしましょう．

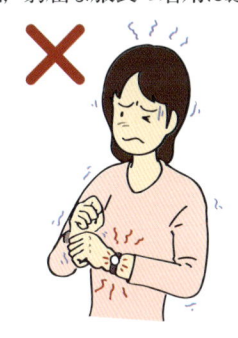

手提げかばんを使用するときは，腕や肘にかばんが食い込まないように注意しましょう．

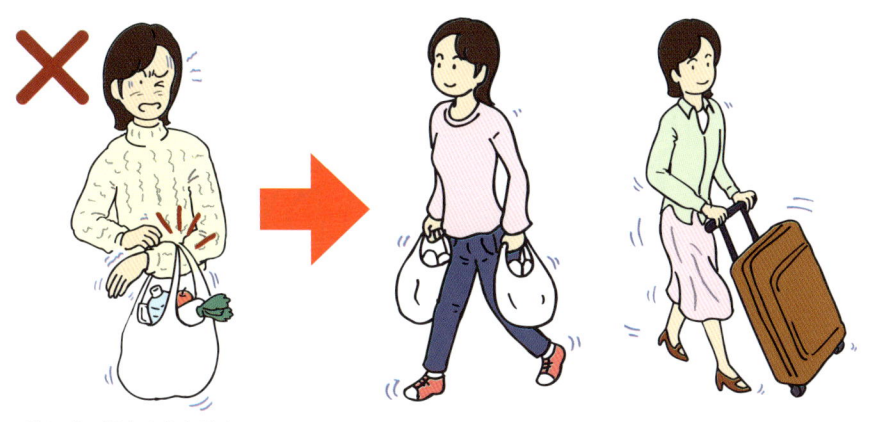

腕に食い込むような持ち方は避けましょう．

重たいものは両方の手で持つ，キャリーバッグで運ぶ，小分けにするなどの工夫を心がけましょう．

・長時間腕を下げた姿勢をとらない

　手術をした側の腕を長時間下げる姿勢をとり続けないようにしましょう.

　手術をした側の腕に重だるさを感じた時は，腕を心臓の位置より10cm程度高くして休むようにしましょう.

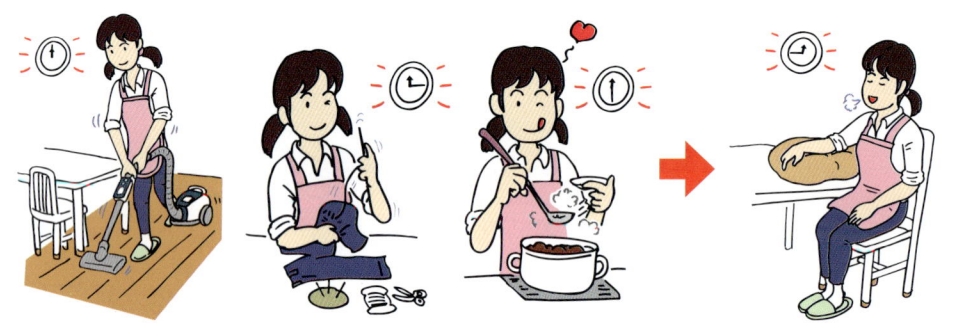

特に，料理・掃除・裁縫など女性が行うことの多い作業は，腕を下げて行うものも多いので，長時間行わないようにしましょう.

作業の合間に休みをとることが大切です.

・過度な負担をかけない，使いすぎない

　適度な運動は，リンパの流れを促進しますが，テニス，ゴルフなど腕を大きく振り回す運動はリンパ管を障害し，リンパの流れが滞らせてしまう場合もあるため，やりすぎないように注意し，運動中や運動前後は腕の状態をチェックするようにしましょう.

　重いものを運ぶことも腕に負担がかかります．台車などを用いて，腕への負担軽減を心がけることも重要です.

重いものを持たないようにしましょう.

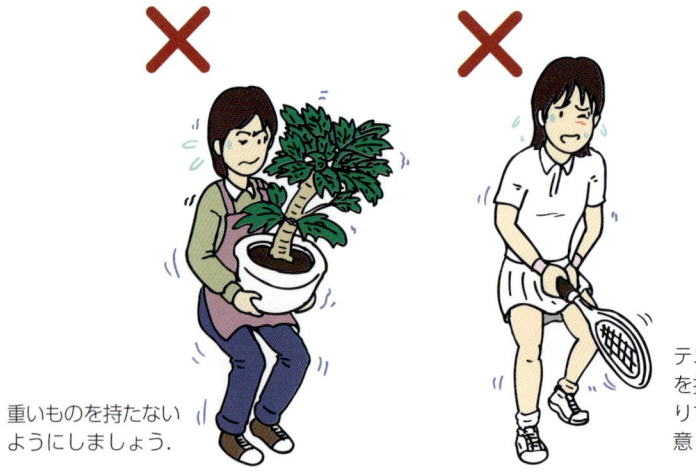

テニスなど大きく腕を振り回す運動はやりすぎないように注意しましょう.

・過度の温熱を避ける

　入浴，温泉，サウナなどでは，熱い温度での長湯は避けましょう．血管が広がってむくみやすくなったり，むくみが強くなったりすることがあります.

❺日常生活での注意点

・肥満に注意する
　脂肪が多く蓄積されると，リンパ管が圧迫され，リンパの流れを阻害する可能性があります．また，運動不足により筋ポンプ作用が不十分となり，リンパの流れが低下することでむくみがひどくなることもあります．

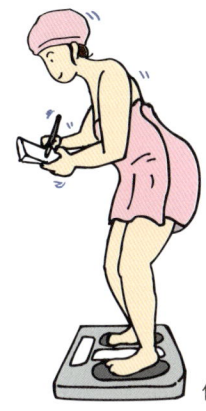

体重管理を心がけましょう．

・疲れすぎないようにする
　過労によってリンパ浮腫を発症することがあります．疲れを感じたら，休養をとるように心がけましょう．

・食事のバランスに注意する
　腸の動きがリンパ管の動きを高め，リンパ液の流れを促進します．食物繊維を多く取り，便秘に気をつけることも重要です．

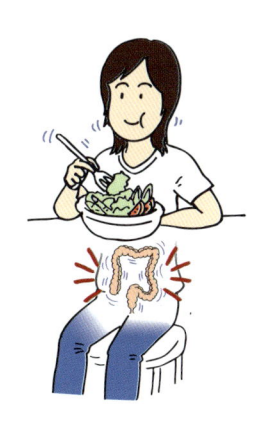

・水分摂取
　水分が不足していると，血液の粘度が高くなり，リンパの流れも滞りやすくなります．水分は十分摂取するように心がけましょう．

199

ポイント3●炎症（蜂窩織炎など）に注意する

　蜂窩織炎とは，皮膚の下の組織が広範囲に炎症を起こしている状態のことです．手術をした側の腕は，リンパの流れが悪くなっていることが多く，細菌を排除しにくいため，蜂窩織炎を発症しやすいといわれています．蜂窩織炎をきっかけに浮腫が悪化することもありますので，特に注意を要します．

　蜂窩織炎を発症した場合，すぐに医師の診察を受け，治療を行うことが必要となります．このような状態にならないためにスキンケアが重要となります．

◎症状
悪寒，発疹，発熱（38.0℃以上）

◎原因
・細菌感染（けが，虫さされ，水虫，虫歯，膀胱炎など）
・体力の低下
・やけど
・腕への過度な負担

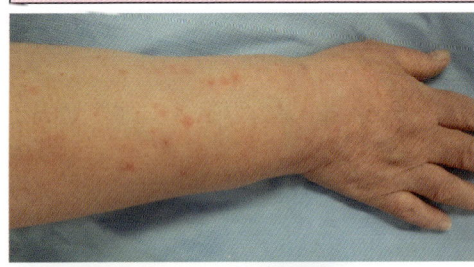

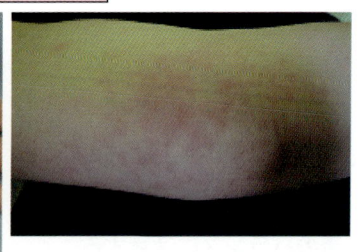

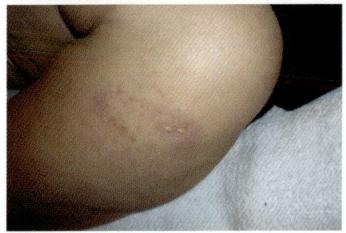

　皮膚には，外からの刺激や菌から肌を守る機能（バリア機能）が存在します．そのため，リンパ浮腫を発症していない場合でも，皮膚のバリア機能を維持し，リンパ浮腫発症のきっかけを作らないためのスキンケアが必要となります．

　スキンケアの基本は，保清，保湿，皮膚の保護になります．

　スキンケアの方法は次のようになります．

1）清潔を保つ（保清）方法

①体の洗い方

柔らかい素材のスポンジや素手で石鹸をよく泡立て，優しく洗います．必要以上の洗体は，保湿成分まで奪ってしまうため，やさしく泡で汚れを包み込むように洗うことを心がけましょう．

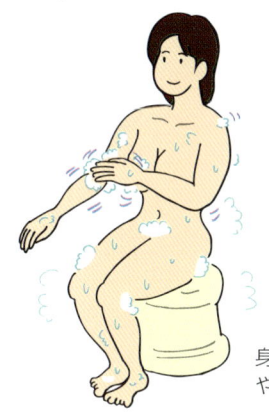

身体は指先から中枢に向かってやさしく洗いましょう．

②石鹸の種類

弱酸性のものを使用するようにします．中性のものは肌が乾燥しやすくなりますので避けましょう．

2）保湿（保湿剤の種類）

刺激を避けるため，ノンアルコールのものを使用します．特に，セラミド配合の保湿剤は，肌のバリア機能を保つ働きがあるため有効です．また，入浴時には，セラミド配合の入浴剤を使用することも保湿に対し効果があります．

3）皮膚の保護

①爪の手入れ

爪で皮膚に傷をつけることを防ぐためや清潔を保つため，爪の手入れは重要です．

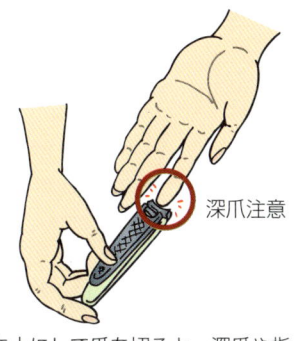

深爪注意

手のひらを上にして爪を切ると，深爪や指先を傷つけることを防ぐことができます．

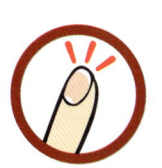

甘皮は切らず、爪の白い部分を少し残して切りましょう．

②日焼けを避ける

日焼けは軽いやけどと同じであり，リンパ浮腫の原因となる場合があります．日傘や日焼け止めを利用して，紫外線対策をしましょう．

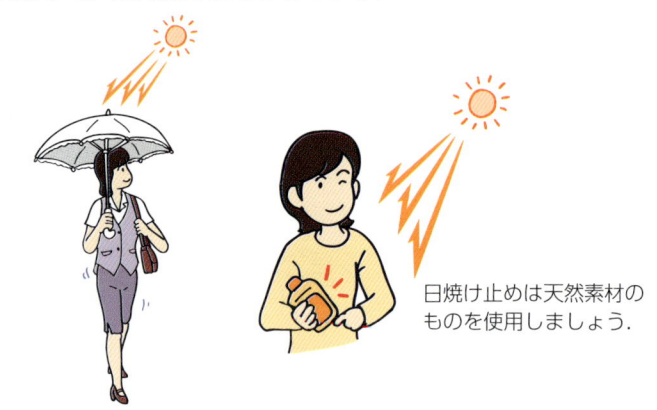

日焼け止めは天然素材のものを使用しましょう．

③傷について

・消毒

傷ができてしまったら，すぐに流水で洗い流して消毒します．そのため，日頃から消毒セットを持ち歩くようにしましょう．

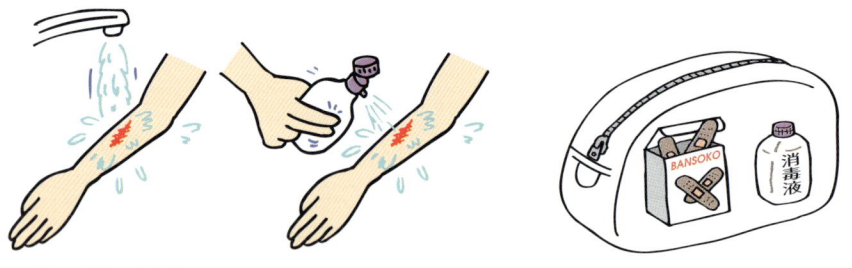

・ゴム手袋の使用

食器洗いやガーデニングなどを行う際は，ゴム手袋を使用しましょう．また，せっかく手袋を装着して皮膚を保護していても，内側が汚れていては逆に感染のリスクを高めてしまうので，定期的に洗う習慣をつけ，清潔にしておくようにしましょう．

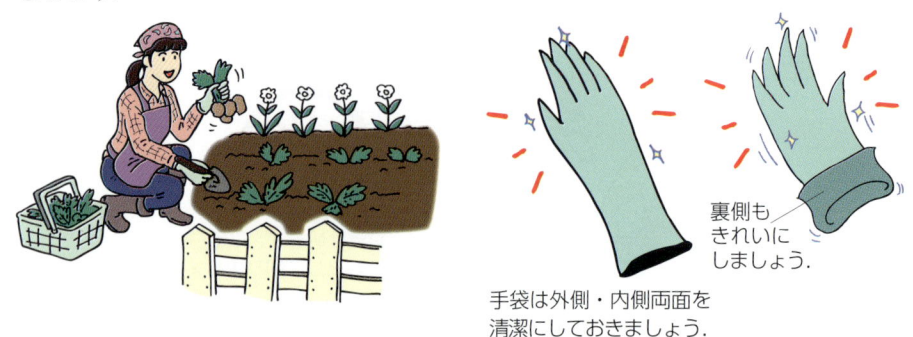

手袋は外側・内側両面を清潔にしておきましょう．

裏側もきれいにしましょう．

❺日常生活での注意点

・**虫刺され**

虫除けスプレーを活用するなどして，虫刺されに気を付けましょう．虫に刺された場合は，決して掻きむしらないようにします．掻きむしることで，炎症（蜂窩織炎）を起こす恐れがあります．

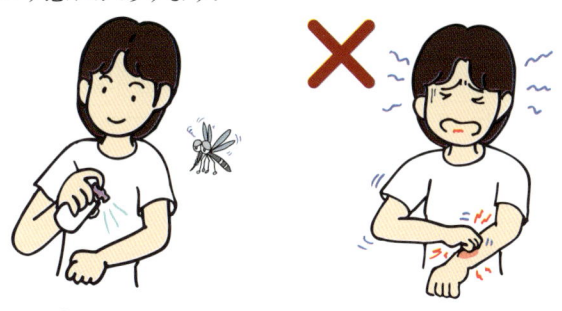

虫除けスプレーをしましょう．　虫に刺されても掻きむしってはいけません．

・**注射や血圧測定，鍼・灸・マッサージ**

手術をした側の腕への刺激は，リンパ管を破壊しリンパ浮腫発症のきっかけとなる場合があります．注射や血圧測定，鍼・灸・マッサージは手術をした側とは反対の腕で行いましょう．

・**むだ毛処理**

皮膚を傷付けないためにも出来るだけむだ毛処理は避けましょう．やむを得ず行う場合は，カミソリや除毛剤ではなく電気カミソリを使用するなど，慎重に処理しましょう．

・**湿疹**

湿疹があるとそこから菌が侵入し，炎症を起こす危険性がありますので，しっかりと治療しましょう．

・**ペット**

犬や猫に引っかかれることも，炎症につながる可能性がありますので，気をつけましょう．

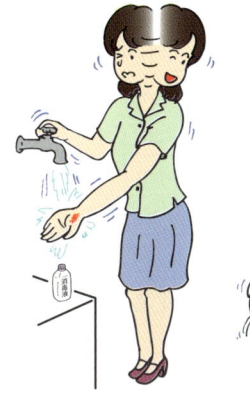

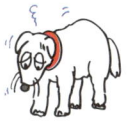

動物に引っかかれたら流水で洗って消毒をしましょう．

付表　患者のためのリンパ浮腫パンフレット

6 セルフチェックについて

　手のむくみに早く気づくために，またリンパ浮腫の増悪に気づくために，セルフチェックは大切です．入浴前など，測りやすい場面でチェックしてみましょう．

・**太さの確認**
　手首や二の腕の太さを測りましょう．
　測る時間や部位は必ず同じ状態にすることがポイントです．

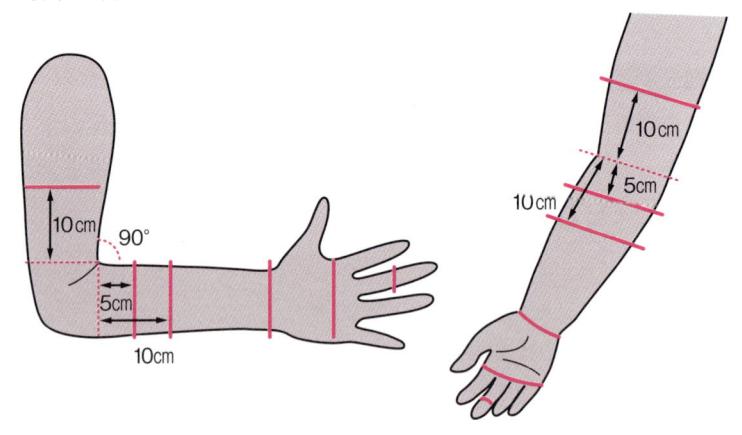

手関節，上腕の測定例

・**体重測定**
　肥満はリンパ浮腫増悪の危険因子です．
　測る時間や測定方法（服装など）を統一して行いましょう．
　【記録の例】

月　　　日	右	左
肘上10cm	cm	cm
肘下5cm	cm	cm
手首	cm	cm
手の平※	cm	cm
中指第2関節	cm	cm
体重		kg

※こぶしを握ったときに4つ並ぶ突起の周計（cm）

　定期的に，（例えば2週間ごとに）測定・記録することをお勧めします．
　合わせて，皮膚の状態もチェックしましょう．

・皮膚のチェック
　二の腕や肘下，指をつまんだ時に，つまみにくい場合も同様にむくみがあるサインです．

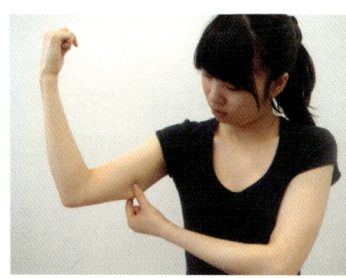

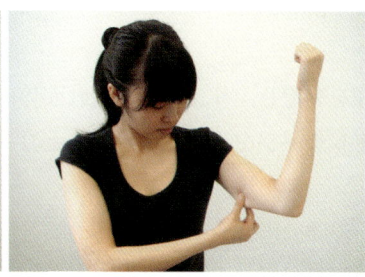

左右の二の腕をつまんで確認する

付表　患者のためのリンパ浮腫パンフレット

7 シンプルリンパドレナージの方法

●はじめに

　リンパ浮腫を発症し，リンパ液の流れが停滞している場合には，セルフケアとしてシンプルリンパドレナージを行い，側副路へとリンパ液を誘導することが必要となる場合があります．

　腕のリンパ浮腫の場合，手術した方の腕と反対側のわきの下（腋窩リンパ節◀①）と手術した側と同じ側の鼠径部（鼠径リンパ節▼②）へ誘導・排液していきます．これをイメージしながら行いましょう．

※左腕にむくみがある場合

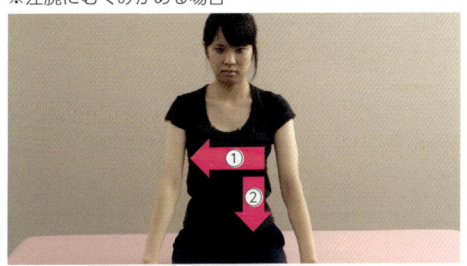

●シンプルリンパドレナージを行う時の姿勢

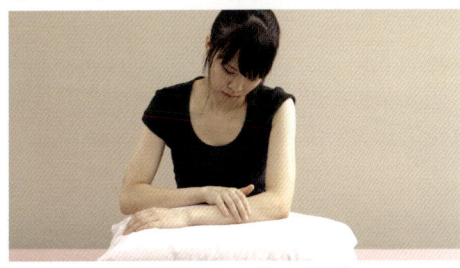

リラックスして楽な姿勢で行ってください．

●前処置

①肩回し・腹式呼吸

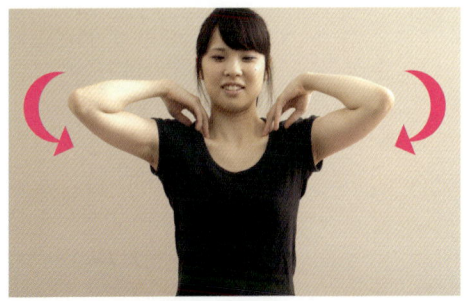

肩甲骨を大きくゆっくり動かすように肩を回しましょう（10回程度）．

ゆっくり腹式呼吸をしましょう（10回程度）．

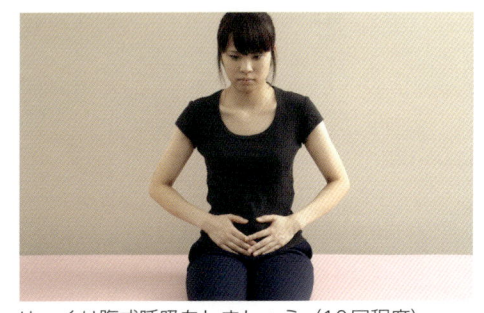

⑦ シンプルリンパドレナージの方法

ここからは一箇所を5～10回，皮膚をずらすようにゆっくりさする程度に行いましょう．

② わきの下

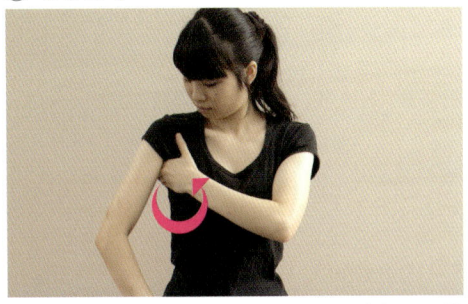

患肢と反対側のわきの下に手を当て，内側に円を描くように皮膚をずらしましょう．

③前胸部

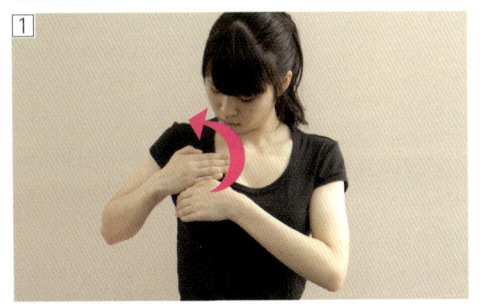

1　前胸部を3等分し，健側の1/3を外側に向かって皮膚をずらすように流していきます．

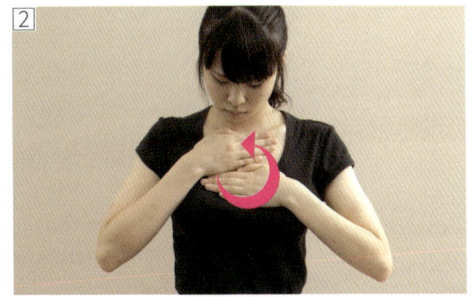

2　真ん中1/3も同様に健側へ向かって皮膚をずらします．

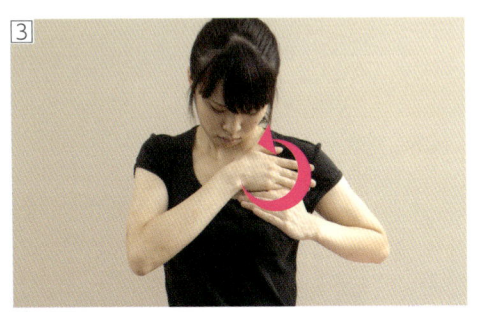

3　残りの1/3も健側へ向かって皮膚をずらします．

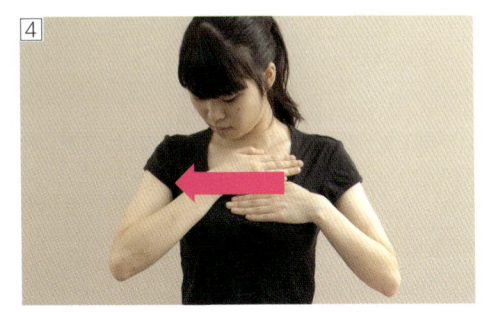

4　患側から健側のわきの下に向かって流しましょう．

④鼠径部〜わきの下

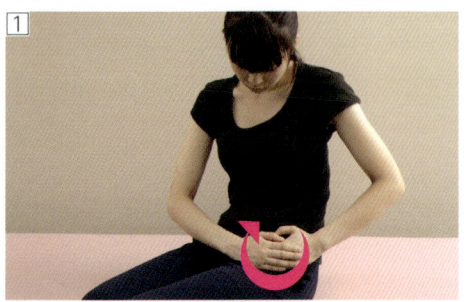

1

患側の鼠径部を内側に向けて円を描くようにずらしましょう．

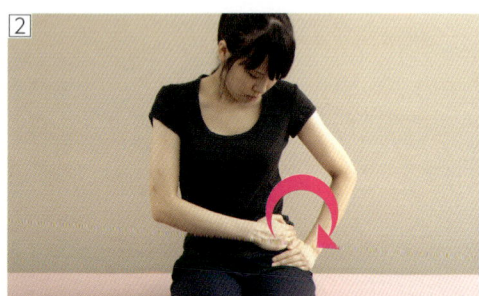

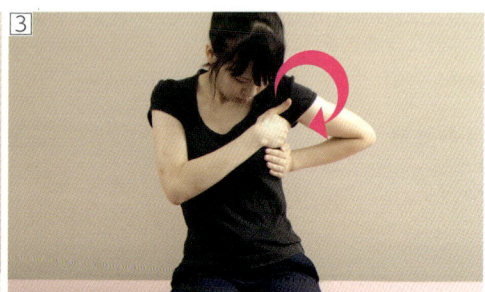

2 3

患肢のわきを下から順番に鼠径部に向かって円を描くようにずらします．

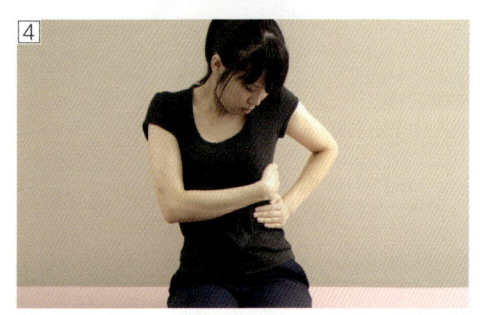

4

1〜3でずらした部分を上から下に向かって流しましょう．

●患肢の処置
①肩～肘上（外側）

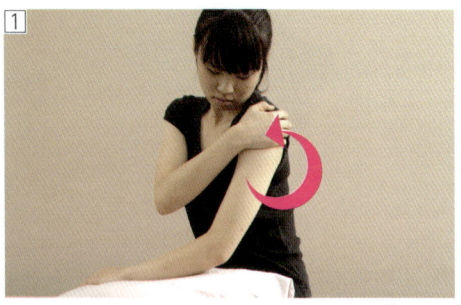

1

患肢の肩を外側に向かって円を描くようにずらしましょう.

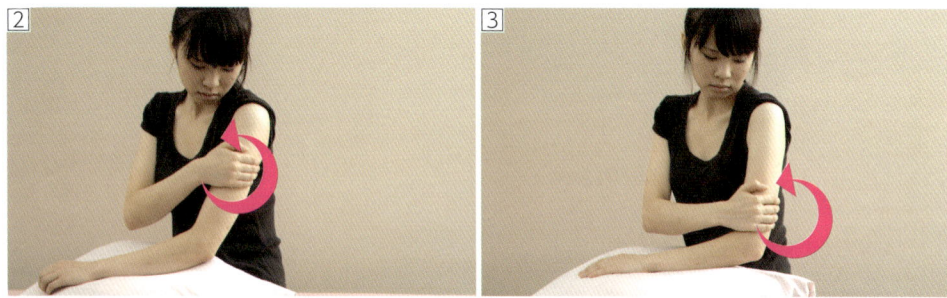

2 3

患肢の肩から肘下（外側）までを上から順番に円を描くようにずらしましょう.

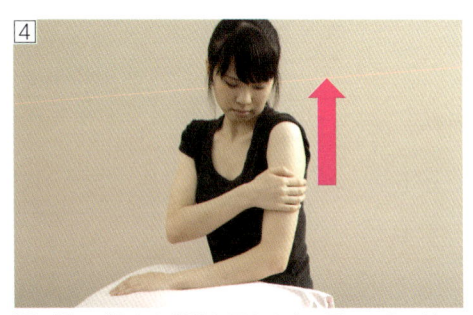

4

1～3でずらした部分を下から上に戻るように流しましょう.

付表　患者のためのリンパ浮腫パンフレット

②肩～肘上（内側）

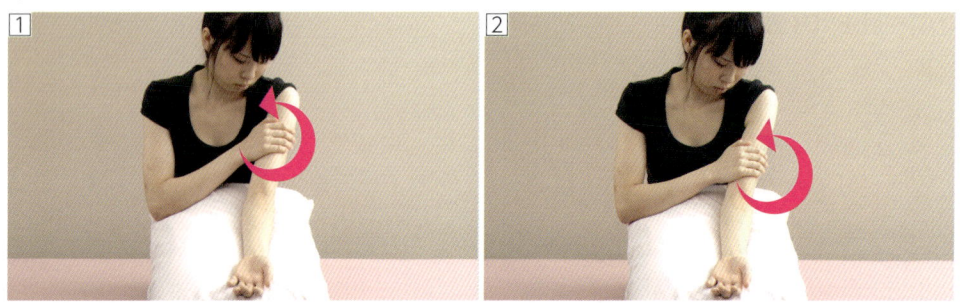

患肢の肩から肘上（内側）までを上から順番に円を描くようにずらしましょう．

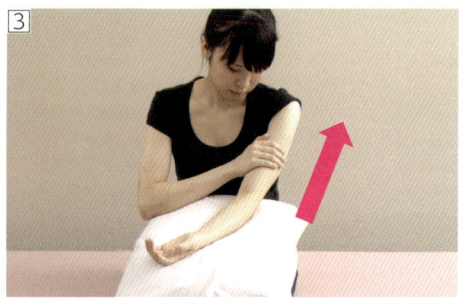

1, 2でずらした部分を下から上に戻るように流しましょう．

③肘～手首（外側）

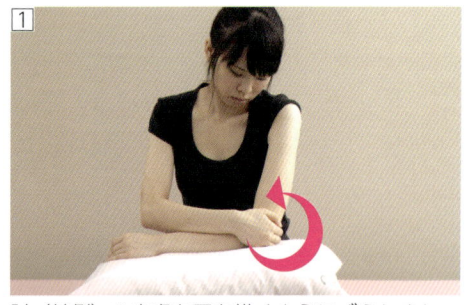

肘（外側）の皮膚を円を描くようにずらしましょう．

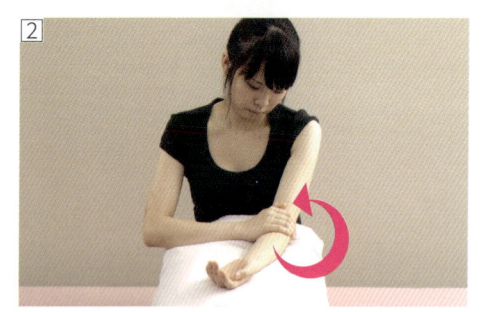

肘（内側）の皮膚を円を描くようにずらしましょう．

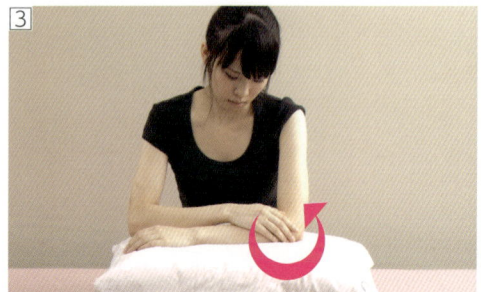

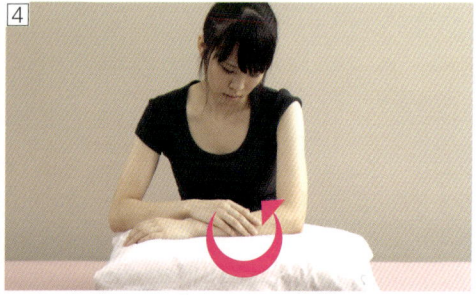

肘下（外側）から手首までを上から順番に円を描くようにずらしましょう．

⑦シンプルリンパドレナージの方法

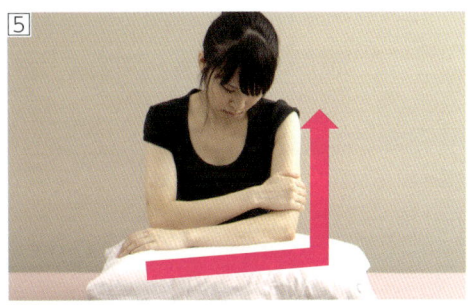

1〜4でずらした部分を下から上に向かい，肩のところまで戻るように流しましょう．

④肘〜手首（内側）

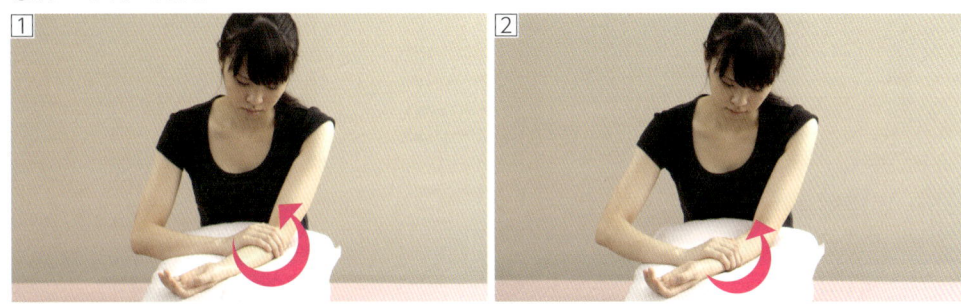

肘下（内側）から手首までを上から順番に円を描くようにずらしましょう

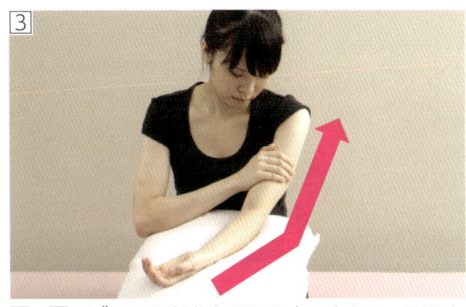

1, 2でずらした部分を下から上に向かい，肩のところまで戻るように流しましょう．

付表　患者のためのリンパ浮腫パンフレット

⑤手首～指

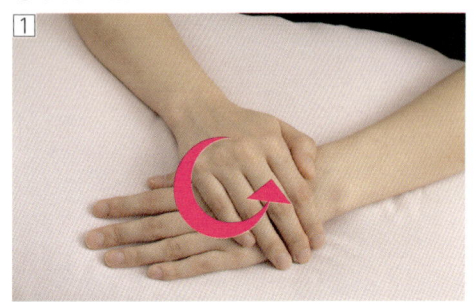

1　手首，手の甲を外側に円を描くようにずらしましょう．

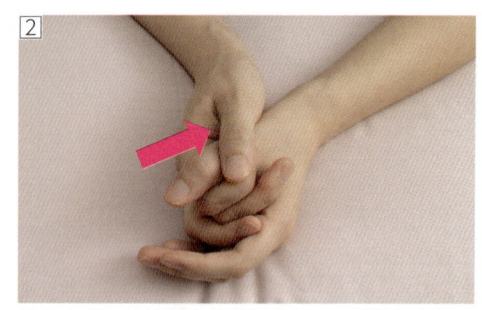

2　指の皮膚を付け根の方向に向かってずらしましょう．

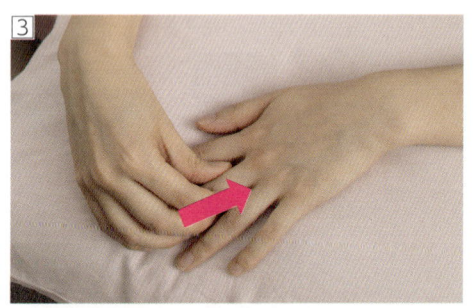

3　指先から指の付け根に向かってずらしましょう．

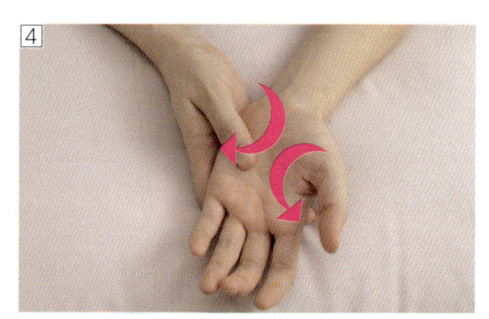

4　手の平を外側に向かってずらしましょう．

●後処置

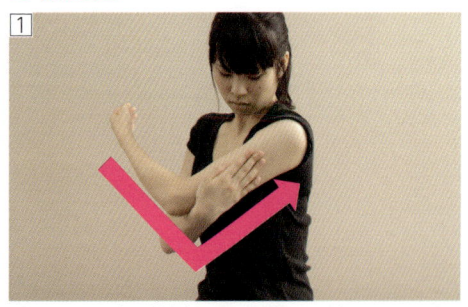

1　手の甲から腕の外側を通り，肩まで流しましょう．

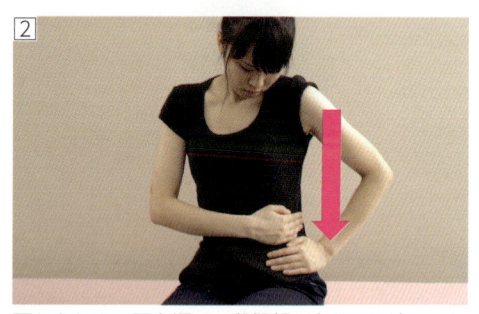

2　肩からわきの下を通り，鼠径部に向かって流しましょう．

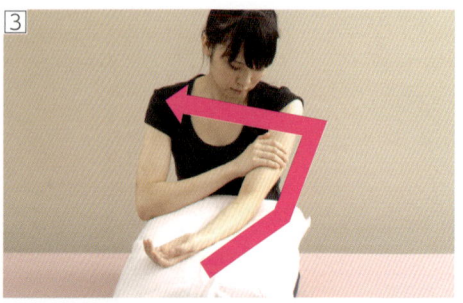

3　手の平から腕の内側，わきの下を通り，健側のわきの下まで流しましょう．

8 セルフバンデージの巻き方

以下の順序で,セルフバンデージを行っていきましょう.

●準備

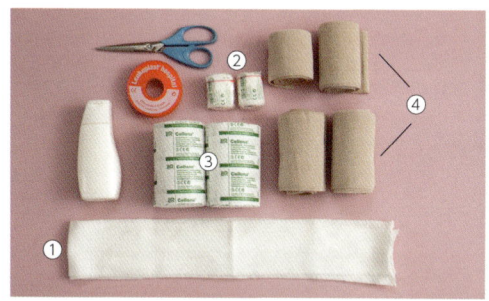

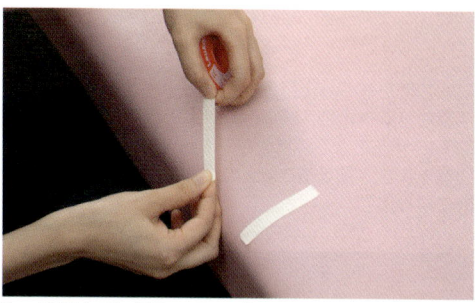

筒状包帯（①），指包帯（②），パッティング包帯（③），弾性包帯（④），テープ，はさみ，保湿剤を用意しましょう．あらかじめ，テープは切っておきましょう．両端に余裕をもたせた筒状包帯（腕の長さよりさらに20cm程，長くさせましょう）を用意します．筒状包帯，パッティング包帯に親指を通すための穴を開けておきます．安定した姿勢で行えるようにクッションや机などを準備しましょう．

①スキンケア

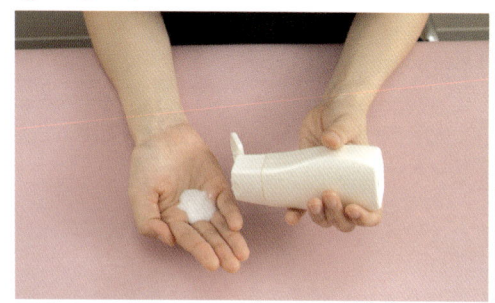

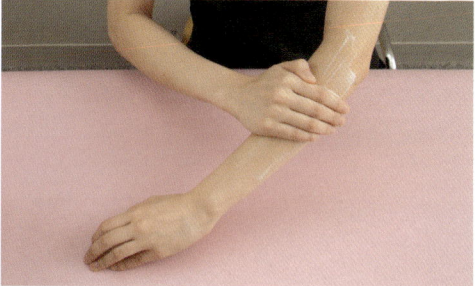

保湿剤を指先から肩へ円を描くように塗ります．

②筒状包帯を通す

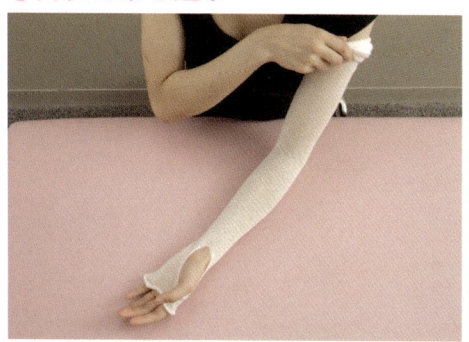

指から脇の下までしっかり覆い，シワにならないように注意します．

付表　患者のためのリンパ浮腫パンフレット

③指包帯を巻く

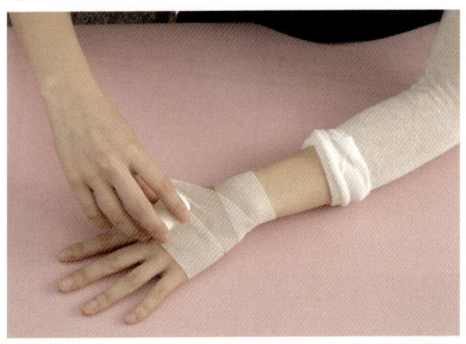

筒状包帯を巻くり上げて指から外します．指包帯を手首から巻き始め，親指へ巻き進めます．親指の爪の下に包帯を当て，指先から根元に向かって3〜4回巻きます．指を巻き終えたら，手の甲を通って手首に戻ります．

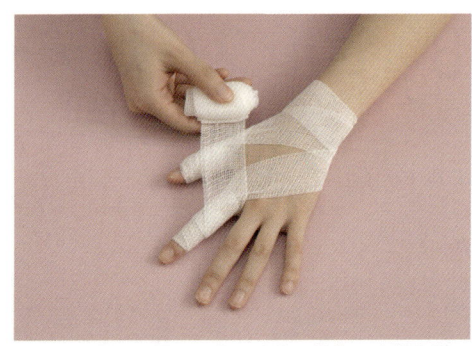

同様の手順で，人さし指，中指，薬指，小指を巻いていきます．手の平で包帯を交差させず，手の甲を通って手首に巻いていきましょう．

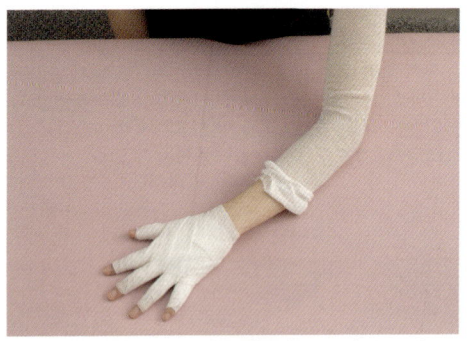

全指を巻き終えたら，端を挟み込んで止めます．

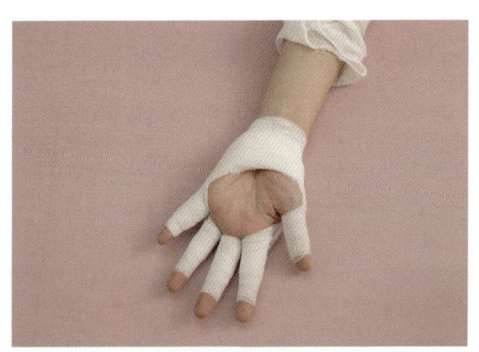

手の平に包帯が交差していないか，巻き足りずにすき間ができていないか，手指をグーパーしてみて確認しましょう．

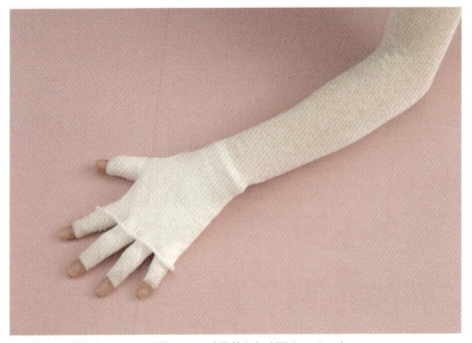

筒状包帯を元に戻し，親指を通します．

④パッティング包帯を巻く

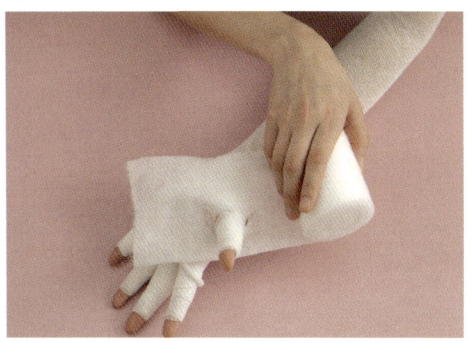

パッティング包帯の端に親指を通す穴を開け，手の平，手の甲の順に巻き進めます．

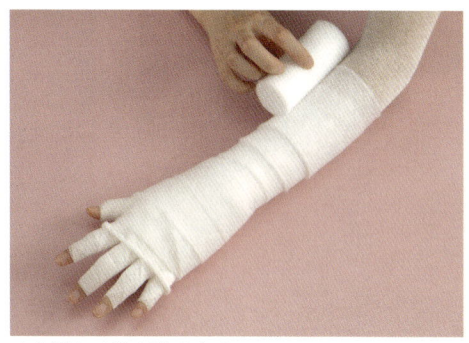

すき間なく巻き進めます．

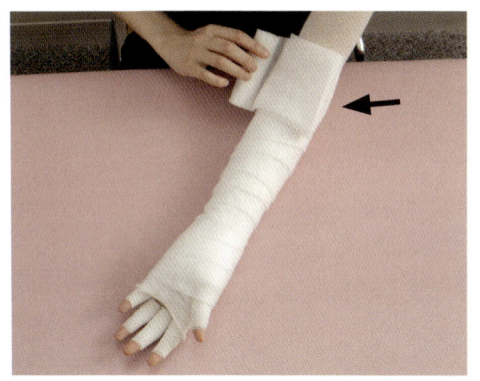

肘の内側は，パッティング包帯を二重に折りたたんで厚みを増すことで（→），食い込みを防止しましょう．

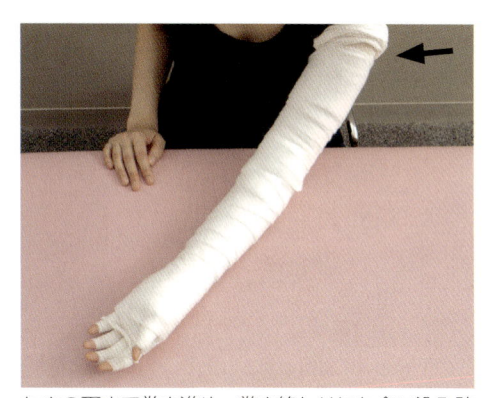

わきの下まで巻き進め，巻き終わりにも食い込み防止のため二重に巻きます（→）．

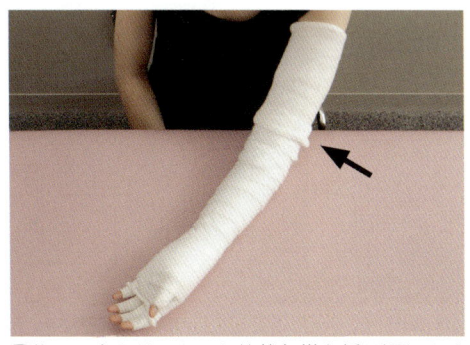

最後に，余らせておいた筒状包帯を折り返します（→）．

付表　患者のためのリンパ浮腫パンフレット

⑤弾性包帯を巻く

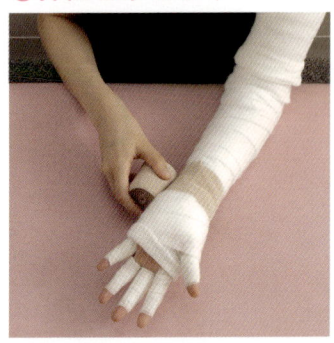

手首から巻き進めます．

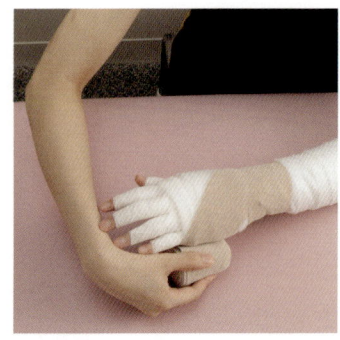

手の甲を通って小指の方向に巻きます．

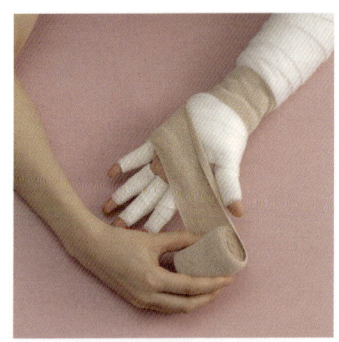

手の平を通って親指と人さし指の間を巻き進めます．

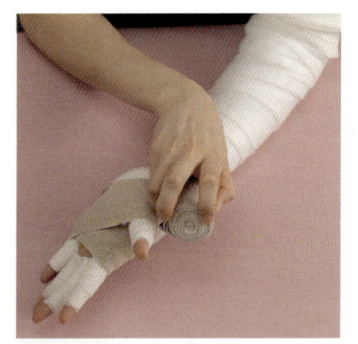

手の甲を通し，手の平を通って親指の付け根へ巻き進めます．

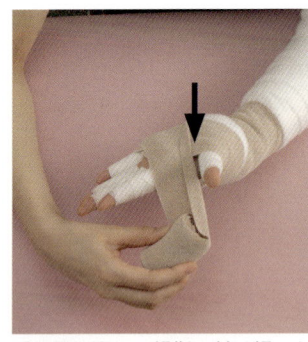

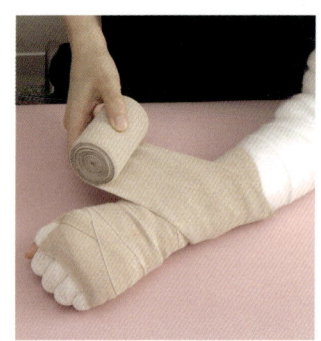

手の甲を通し，親指の付け根にある包帯でできたポケット（→）を埋めるように，手の平を通して巻いていきます．この手順をもう一度行い，手首へと巻き進めていきます．

包帯を巻く方向に注意し，肘の方向へ巻いていきます．

❽セルフバンデージの巻き方

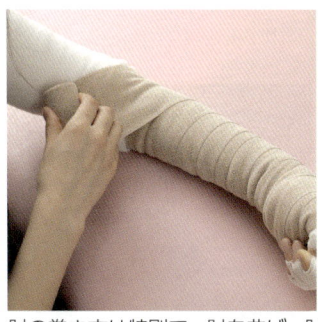

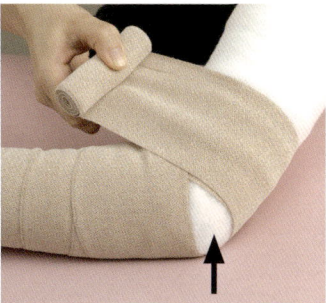

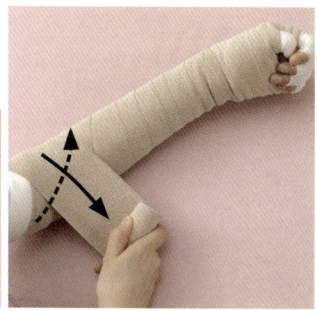

肘の巻き方は特別で，肘を曲げ，肘の内側を通すように巻きます．そのまま肘の後ろを通し，肘頭（→）にかからないように肘の内側で交差させるように巻きます．

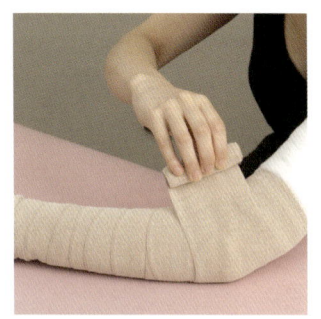

肘頭のすき間を埋めるように巻きます．

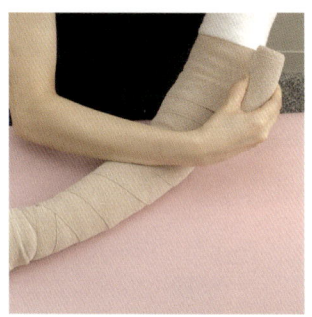

上方へ巻き進めます．

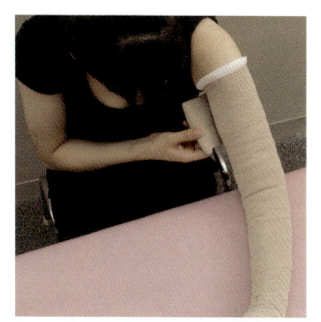

パッティング包帯の端を1cm程度残すようにわきの下まで巻き進め，最後は二重に巻きます．

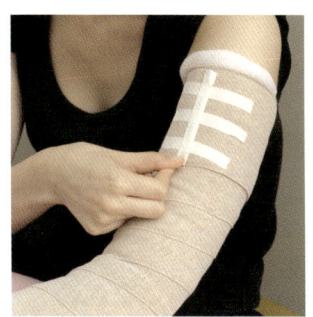

あらかじめ用意しておいたテープで図のように止めていきましょう．

217

⑥血行チェック・圧チェック・動きのチェック

【血行チェック】

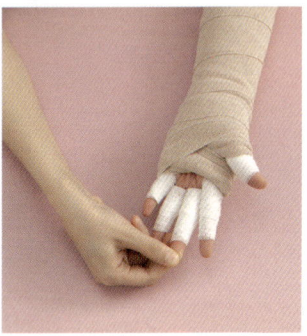

指先を押して白くなった後，指を離したらピンク色に戻るかで，血行をチェックしましょう．

【圧チェック】

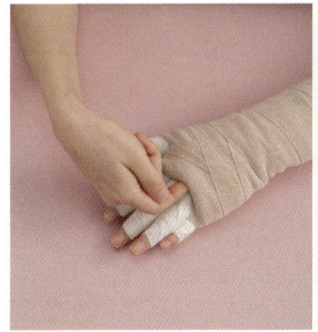

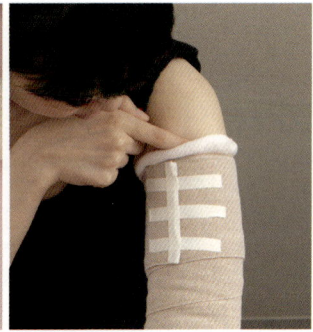

巻いた端が緩んでないか，指を入れチェックします．リンパ液の流れに沿うように，指先から肩の方向へ段階的に圧が弱くなるよう調整できているかも確認しましょう．

【動きのチェック】

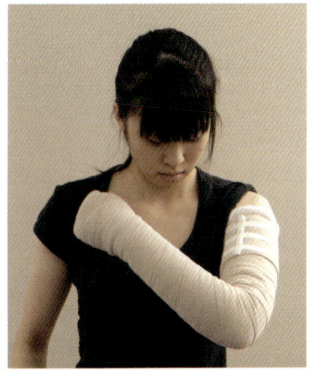

肘や手首が曲げられるか，指が動かせるかチェックしましょう．

☞ 包帯を巻くときのポイント

①包帯のロールが上向きになるようにしましょう（図1）．
②包帯を引っ張らずに，皮膚に密着させて巻きましょう（図2）．
③圧の調節は，包帯を重ねて巻くことで行いましょう．

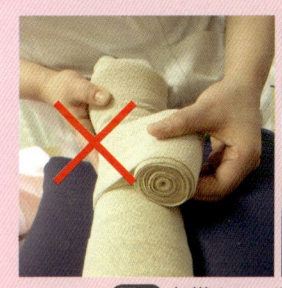

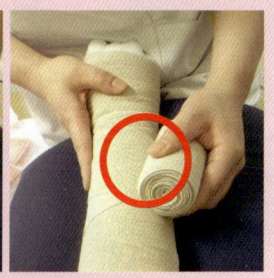

図1 包帯のロールは上向きにする．

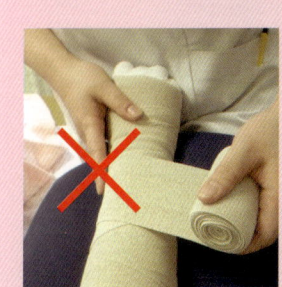

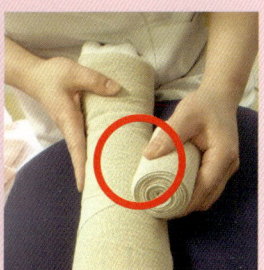

図2 包帯を引き伸ばさない．包帯は密着させた状態で巻く．

9 弾性着衣(スリーブ)の着脱方法

●弾性着衣の選択

弾性着衣の選択については，患者さん一人ひとりに対応した判断が必要ですので，医療者の指導に従い選択してください．またできるかぎり長時間の装着が望まれますが，状態によっては，逆に浮腫の増悪を招くことがありますので，装着時間等についても指示に従い，決して自己判断は行わないようにしましょう．

●装着方法について

準備：スリーブを傷めないように，あらかじめ指輪などを外し，爪も短く切っておきましょう．ゴム手袋やパウダーを使用すると，傷つけずスムースに装着できます．

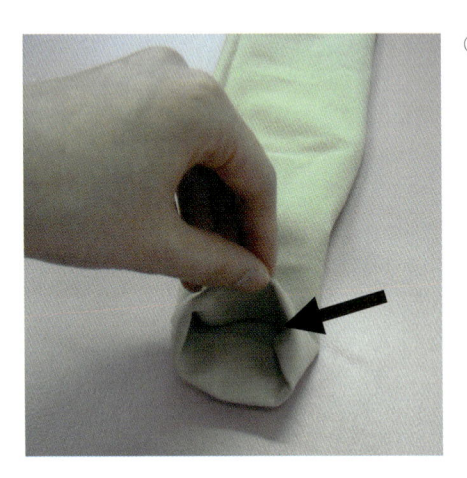

①スリーブの下端（袖口）を3～4cmだけ残して，スリーブを裏返し（→），中表になるようにしましょう．このときミトン付スリーブの場合は，親指が上にくるように裏返しましょう．

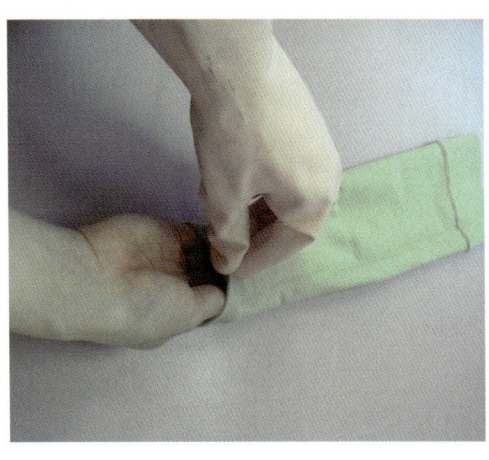

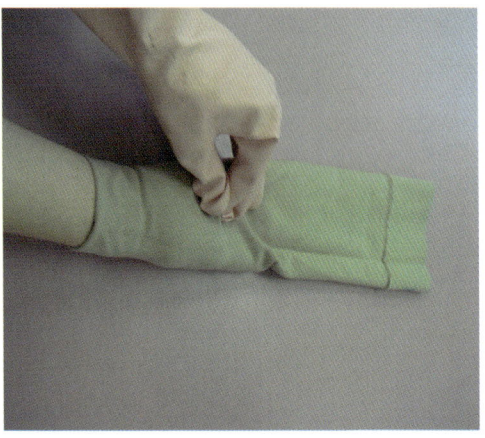

②引っかからないように注意して，そのまま手首まで入れます．ミトン付の場合は，親指も正しく入れましょう．

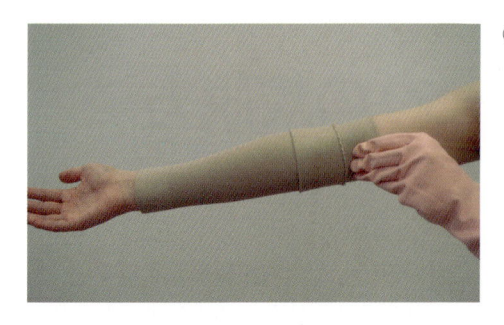

| 付表 | 患者のためのリンパ浮腫パンフレット |

③スリーブの裏地をつかむように，少しずつ肘，脇の下へとずらすように引き上げていきます．決して引っ張り上げないように段階的に行いましょう．

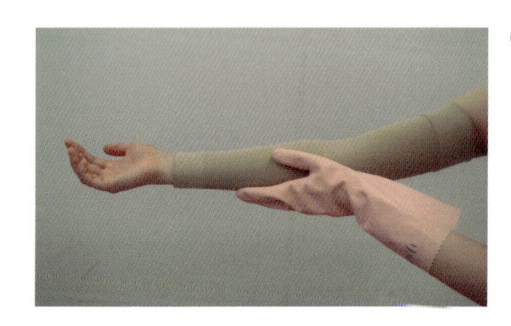

④脇の下までスリーブの上端がくることを確認して，スリーブの下端から上端に向けて擦るように，全体のシワを伸ばしていきましょう．

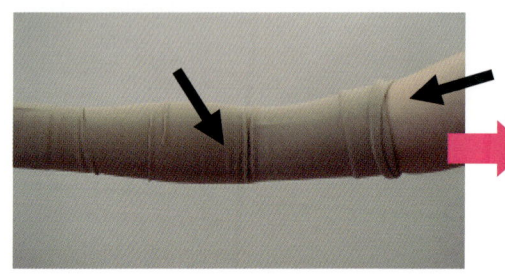

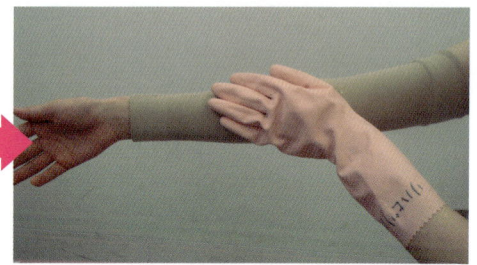

⑤スリーブの上端と下端の位置を確認し，またスリーブが食い込んでいないか，シワがないかを確認しましょう．見えないところは鏡などを使い，必ず腕全体をチェックしましょう．

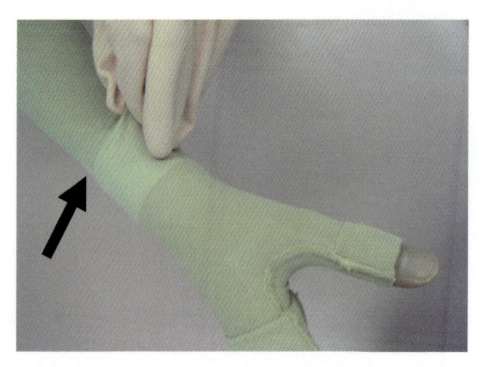

⑥グローブとスリーブを併用する場合は，グローブが上になるように重ねて（→），手首の食い込みやシワを確認しましょう．

❾弾性着衣（スリーブ）の着脱方法

●**脱衣方法について**

　装着方法の逆の手順で行っていきましょう．決して強く引き下げず，段階的に行いましょう．装着時同様，ゴム手袋の使用を推奨します．

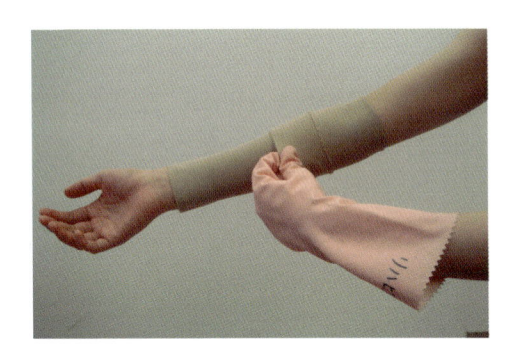

・装着に際して，スリーブ内の蒸れや汗が気になる場合はパウダー等の使用をお勧めします．またかぶれや発赤，痛み，しびれ等が生じる場合には，使用せずに，必ず医療者に相談しましょう．

・スリーブは医療機器です．圧迫力は4〜6か月で徐々に衰えてきますので，適宜，医療者に相談しながら，買い替えしていくことをお勧めします．

10 弾性包帯・弾性着衣の管理方法について

●**保管方法**

　直射日光の当たらない涼しいところで保管しましょう．ほつれや糸切れができても，その部分は切り取らないようにしましょう．弾性包帯は，ヘアーゴム等でまとめておきましょう．

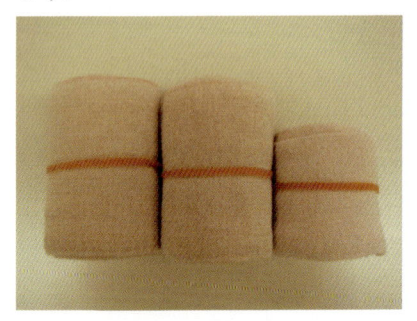

●**洗濯方法**

　スリーブに関しては，直接肌に触れるものなので，下着と同じようにできるだけ毎日洗いましょう．ほこりなどの汚れや皮脂で編み目が目詰まりしないので，長持ちします．

　弾性包帯もできるだけ短期間で洗濯をすることをお勧めします．また筒状包帯や指包帯は皮膚に直接触れるのでこまめに洗いましょう．

　基本的には，ぬるま湯での手洗いをお勧めします．またネットに入れて洗濯機で洗うことも可能です．その際，柔軟剤や塩素系漂白剤を使用せず，中性洗剤で洗いましょう．

　よくすすいだあと，タオルでたたいて水気をとり，直射日光を避け，風通しのよいところで干しましょう．弾性包帯の場合には，蛇行させて干すとよいでしょう．

　乾燥機やアイロンの使用はやめましょう．

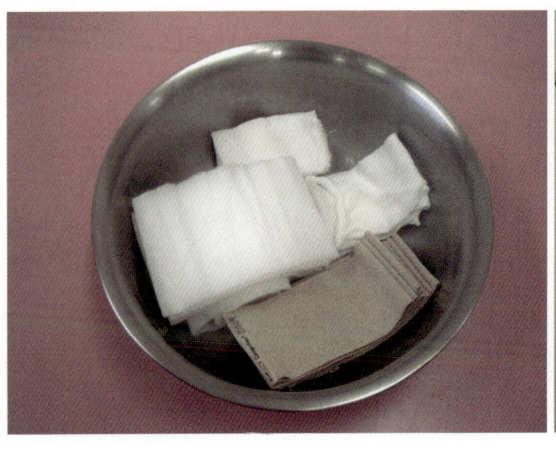

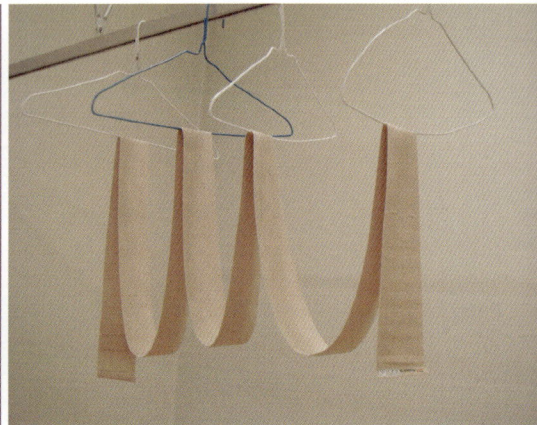

11 圧迫下での運動について

　無理のない範囲で，弾性包帯や弾性着衣を着けた状態で行いましょう．
下記の他にも，手指の開閉や手首の運動，肩の運動など，行っていきましょう．

①肩の上下運動（肩をすくめる運動）

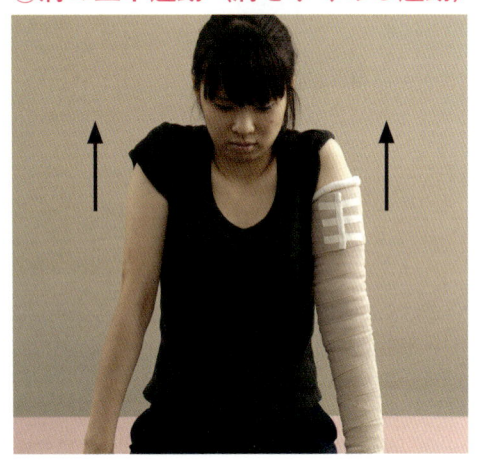

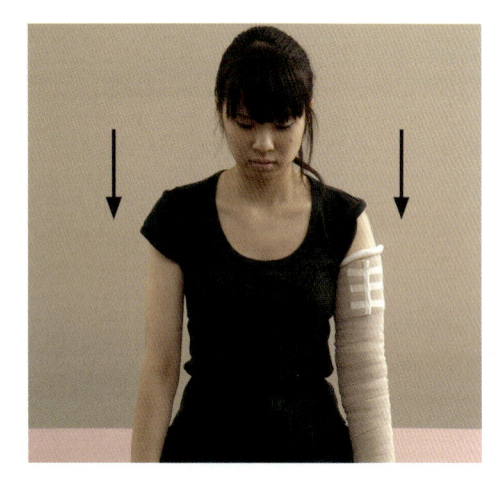

②棒体操（腕の上げ下げ）

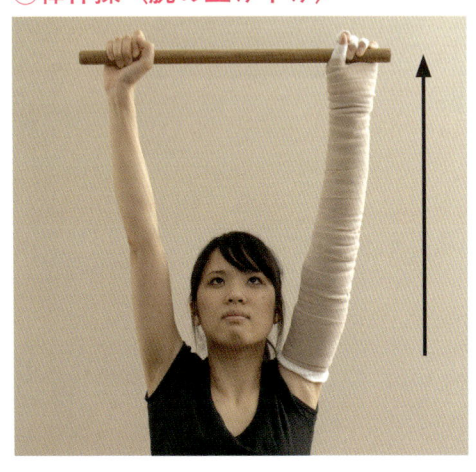

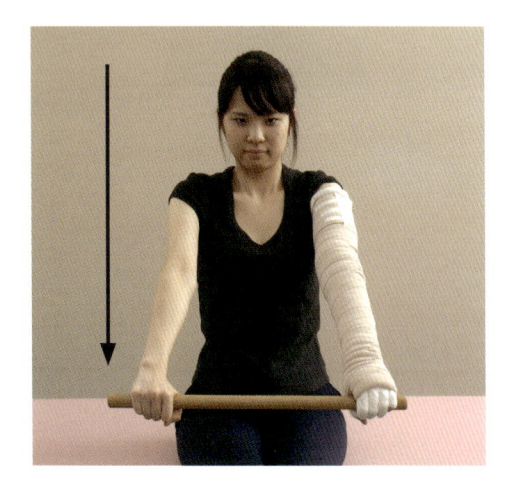

付表　患者のためのリンパ浮腫パンフレット

③肘の曲げ伸ばし運動

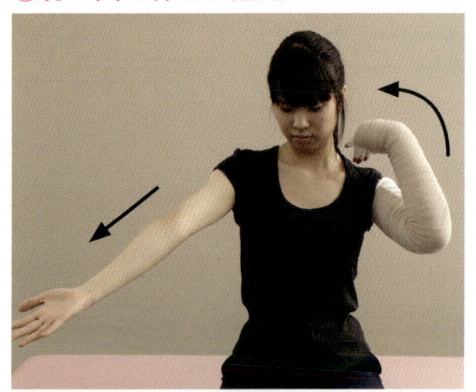

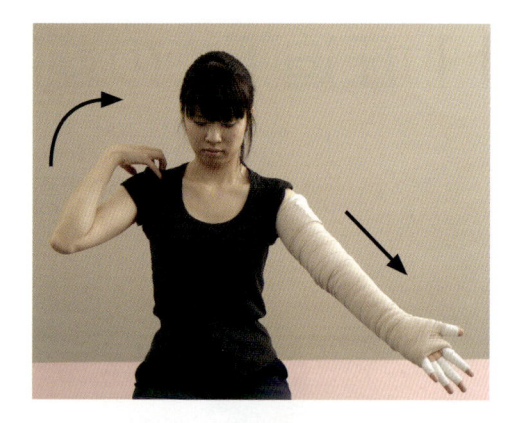

④手の平を内へ，外へ向ける運動

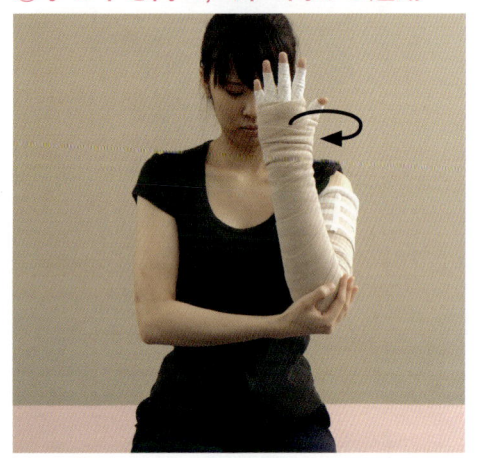

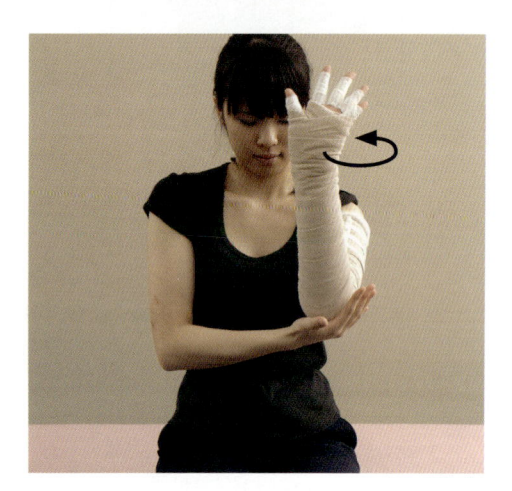

12 アイシング

炎症を起こしている時などはアイシングを行うことも有効です．

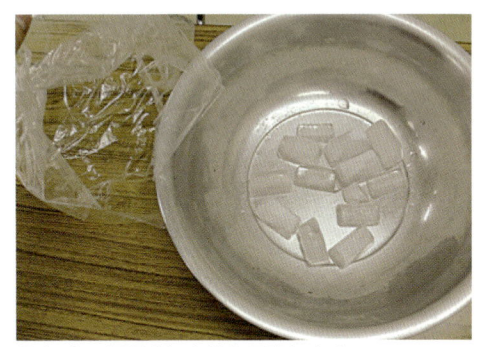

①氷（10個程度）と袋を用意します．

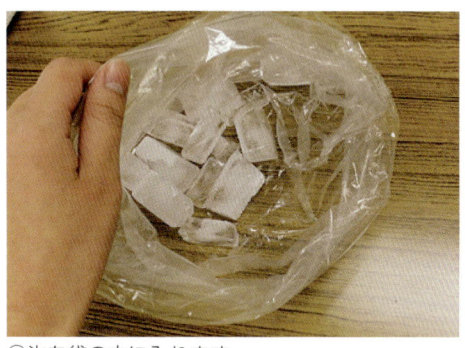

②氷を袋の中に入れます．

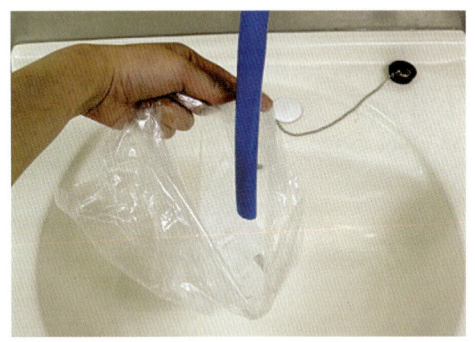

③少量の水を入れます．

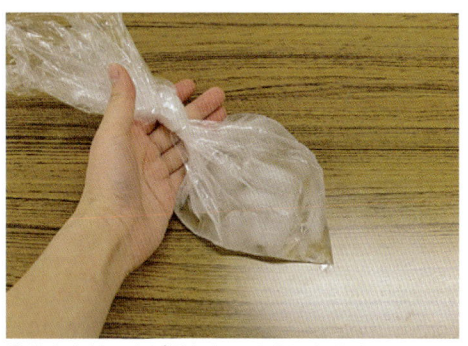

④袋をとじ、水が漏れないようにします．

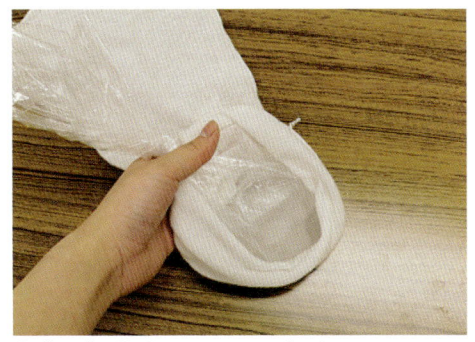

⑤ガーゼや薄手のハンカチなどで包みます．

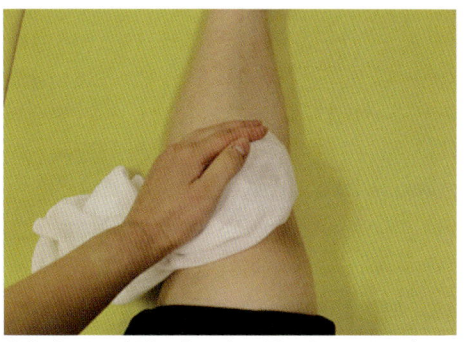

⑥熱感のある部分に軽く当て優しくマッサージします．

索 引

欧文

5FU	158
5-HT3受容体拮抗剤	170
8字体	65
99mTc-HAS-DTPA	8, 96
APPLAUSE：Aggressive Protocol for Patients with LymphedemA Using SophisticatEd methods（がん治療病期別治療プロトコール）	96, 100, 125, 126
A群β溶血性連鎖球菌	29
CAF	157
Campisi病期分類	175
CMF療法	157
CT	9
Cushing症候群	12
DRS（delirium rating scale）	31
effleurage	50
ESO-EBCCカンファレンス	168
FEC	158
Foeldi	43
gate control theory	98, 107
honeycomb構造	9
IASP：International Association for the Study of Pain）	149
ICG（インドシアニングリーン）	176
ICG蛍光リンパ管造影法	9, 176
ISL分類	59
ISL（国際リンパ学会）	1
JASMID（Jikei Assessment Scale for Motor Impairment in Daily living）	31
JLA-Se：Jikei lymphedema assessment scale）	33
Kinmonrhによる分類	2
MLD（manual lymph drainage）	43
MRI	9
MR lymphangiography	9
MSツワイスロン	120
NCCN（National Comprehensive Cancer Network）ガイドライン	160
NK-1受容体拮抗剤	170
non-pitting edema	5, 27, 29
pitting edema	5, 27, 29
PMPS（postmastectomy pain syndrome）	152
pump technique	50
rotary technique	50
scoop technique	50
skin spearing mastectomy	174
SLD（simple lymph drainage）	43, 127, 131
stationary circle	50
Stemmer's sign（test）	5, 30
Stewart-Treves症候群	28
SVC症候群（上大静脈の圧迫）	116
TNM分類	144
Virchowの3徴	13
Vodder	43
watershed	46
WHOの3段階除痛ラダー	119

あ

愛護的な用手的リンパドレナージ（MLD）	98, 106
アイシング	104, 225
悪液質	117
悪性リンパ浮腫	6
──の特徴	113
アジュバント療法	154
アスピリン	16
圧痕性テスト	29
圧迫圧	75
──の選択	75
圧迫下での運動	92, 132, 223
圧迫療法	58, 59, 61, 132

あ

圧バランス……………………………………59
後処置…………………………………………57
アドリアマイシン…………………………158
アナストロゾール（アリミデックス）……158
アモキサン®…………………………………120
アルディニア…………………………………122
アンカーフィラメント（繋留フィラメント）……45
アンスラサイクリン系薬剤………………157
安静時圧迫……………………………………77
安定期……………………………………97, 128
　――におけるリハビリテーション………100
アンペック®…………………………………120

い

痛み……………………………………………120
イリノテカン…………………………………162
インドシアニングリーン（ICG）………9, 176
インフュージョンリアクション…………170

う

ウイッグ………………………………………186
ウレタンロール（スポンジロール包帯）……64
運動時圧迫……………………………………76

え

腋下水かき症候群……………………………147
腋窩リンパ節郭清………141, 146, 178, 181, 182
腋窩リンパ節転移…………………………146, 182
エキセメスタン（アロマシン）……………158
エストロゲン…………………………………148
エストロゲン受容体（ER）………158, 167, 177
エピルビシン（ファルモルビシン™）……157
遠隔転移…………………………………148, 153
嚥下時痛………………………………………180
エンダモロジー®……………………………121

お

オーチンクロス（Auchincloss，非定型的乳房切除）
　→胸筋温存乳房切除術……………………141
オキシコンチン®……………………………120
オキノーム®…………………………………120
オピオイド製剤………………………………119
　――の種類…………………………………120
　――の副作用………………………………120
オプソ®………………………………………120

か

ガーゼ包帯（指包帯）……………………63, 68
過角化…………………………………………27
化学療法…………………………………23, 153
　――の副作用……………………………106, 169
　――レジメン………………………………162
化学療法中の患者の支援…………………172
画像評価………………………………………25
活動圧迫………………………………………76
カディアン®…………………………………120
ガバペン®……………………………………120
過敏症…………………………………………170
カペシタビン…………………………………162
カルボプラチン………………………………162
感覚障害…………………………………15, 108
間欠的空気圧迫装置（ハドマー）…………102
肝硬変…………………………………………11
がん性胸膜炎…………………………………6
がん性疼痛……………………………………108
がん性腹膜炎……………………………6, 116
関節リウマチ…………………………………15
感染症…………………………………………23
　――の合併予防……………………………16
感染兆候………………………………………170
がん治療病期別治療プロトコール（APPLAUSE：Aggressive Protocol for Patients with LymphedemA Using SophisticatEd methods）
　………………………………96, 100, 125, 126

227

き

キシロカイン®	120
逆流防止弁	45
急性皮膚炎	5
胸筋温存乳房切除術 modified radical mastectomy（非定型的乳房切除：オーチンクロス，パティ）	141, 163
胸筋合併乳房切除術 radical mastectomy（定型的乳房切除：ハルステッド）	141
胸壁照射	179
局所再発	148
筋萎縮	117
筋ポンプ作用	46, 76, 92
緊満感の強い浮腫	109

く

クライオセラピー（口腔粘膜冷却）	170
グローブ	78
──の計測	86
──の周径	81
クロピドグレル	16
クロラムブシル	162

け

蛍光リンパ管造影法	9, 176
繋留フィラメント（アンカーフィラメント）	45
外科的ホルモン療法（卵巣摘除術）	156
ケタラール®	120
血液検査	16
血液生化学データ	25
血液毒性	170
月経前緊張症	12
血行性全身転移	153
血漿膠質浸透圧	12
血清アルブミン濃度	11
血中酸素飽和度計（パルスオキシメーター）	26
ゲムシタビン	162

原発性リンパ浮腫	3

こ

コア生検	144
口腔粘膜冷却（クライオセラピー）	170
抗けいれん薬	120
高血圧	24
抗腫瘍性化学療法剤	157
甲状腺機能低下症	12
高タンパク性浮腫	11
口内炎予防	170
呼吸不全	14
呼吸法	94
国際リンパ学会（ISL：international society of lymphology）	1
──によるリンパ浮腫病期分類（ISL分類）	59
固形癌効果判定基準（RECIST：response evaluation criteria in solid tumours）	157
ゴセレリン（ゾラデックス）	158
骨髄機能	170
骨転移に対する疼痛寛解率	178
骨転移による疼痛の緩和	179
コデインリン酸塩	120

さ

再生不良性貧血	16
再発乳がん（転移性乳がん）の治療成績	167
再発乳がんに対する薬物療法	156
細胞毒性化学療法剤	157
左室拡張末期径（LVDd：left ventricular diastolic dimension）	14
左室駆出率（EF：ejection fraction）	14

し

色素沈着	171, 180
シクロホスファミド	158, 162

慈恵リンパ浮腫評価スケール（JLA-Se：Jikei lymphedema assessment scale） 33
自己効力感 25, 173
自己コントロール感 25
シスプラチン 162
弱圧弾性ストッキング 106
集学的診療チーム 153
集合リンパ管 45
終末期 98, 129
　──のリハビリテーション 106
主観的評価スケール 31
術後化学療法 154
　──後の再発率 165
術後補助療法 154
術後ホルモン療法 155, 165
術後薬物療法 153, 156
術後リンパ浮腫 95
術前化学療法（ネオアジュバント化学療法；NAC） 148, 154, 159
　──の意義 159
　──の短所 161
　──を行う長所 161
術前内分泌療法 161
術前ホルモン療法 154
術前薬物療法 155, 156
術中迅速病理診断 142, 146
腫瘍縮小効果 157
腫瘍塞栓 116
循環不全 115
上肢リンパ浮腫の評価 20
上大静脈の圧迫（SVC症候群） 108, 116
静脈炎，急性 23
静脈角 45
静脈血栓症，急性 23
静脈性湿疹 28
静脈性リンパ浮腫 3
静脈弁機能不全 13
静脈瘤 13
　──，下肢 23
消耗性サイトカイン 115
上腕挙上訓練 178

上腕挙上制限 178
所属リンパ節転移 154
腎機能障害 24
心胸郭比（CTR：cardiothoracic ratio） 14
真菌感染 27
神経障害性疼痛 119
神経毒性（しびれ） 171
心疾患 23
深部静脈血栓症（CVT） 15, 116
心不全 14
深部リンパ管 45
シンプルリンパドレナージ（SLD：simple lymph drainage） 43, 127, 131
　──の方法 131

す

スーパーマイクロサージェリー 175
スキンケア 40, 67
　──指導 129
スティッフネス（伸び硬度） 64, 76
ズデック症候群 17
ストレッチ 94
スポンジ 73
スリーブ 78
　──，ミトン付き 78

せ

静止圧迫 76
生体インピーダンス検査 9
制吐剤 170
脊髄圧迫症状 179
接触性皮膚炎 28
接線照射 178
絶対危険率の減少 165
セラミド 41
セルフケア 125〜129, 173, 194
セルフチェック 134, 204
セルフバンデージ 132, 213

229

セルフモニタリング 170
線維症，放射線（性） 22, 51
線維症，リンパうっ滞性 51
穿刺吸引細胞診 144
前集合リンパ管 45
前処置 53
センチネルリンパ節 146
　　──への転移 142
センチネルリンパ節生検 22, 142, 146
先天性リンパ浮腫 3
せん妄 25

そ

爪甲剝離 171
相対的危険率の減少 165
早発性リンパ浮腫 3
象皮症 5
続発性リンパ浮腫 3, 95, 99
側副路 151
組織間液 44

た

体液区分線（→リンパ分水嶺） 46
タキサン系抗がん剤 23, 157
タキソール® 23, 157
タキソテール® 23, 157
たけのこ巻き（麦穂帯） 65
多層包帯法 63
　　──の手順 66
　　──に用いる衛生材料 63
　　──に用いる弾性包帯 63
タッチケア 107
脱毛 171
多毛症 5, 29
タモキシフェン（ノルバデックス） 158
段階的圧勾配 59, 61
弾性ストッキング 74
弾性スリーブ 74

弾性着衣 58, 70, 71, 74, 78, 132, 219
弾性着衣等の療養費 19, 38, 136
弾性包帯（バンデージ） 58, 63, 65, 70〜72, 91
弾性包帯・弾性着衣の管理方法 135

ち

知覚障害 31
チューブ包帯（テリーネット®） 106
超音波（エコー）検査 7, 143
蝶形紅斑 171
腸の蠕動運動 134
治療期 98, 129
　　──のリハビリテーション 103
鎮痛補助薬 119

つ

追加照射（ブースト照射） 178
筒状包帯 63, 67

て

手足症候群（HFS：hand-foot syndrome） 171
低アルブミン血症 98, 114
低閾値感覚入力 98
定位手術的照射 180
定位放射線治療 180
定型的乳房切除（術） 141, 160
低タンパク性（による）浮腫 11, 24
デカドロン® 120
テグレトール® 120
デパケン® 120
デュロテップ®MT 120
テリーネット® 105
転移性乳がんに対する化学療法剤の奏効率 157

と

疼痛緩和	98
糖尿病	24
糖尿病性腎症	11
動脈血酸素飽和度	14
ドキソルビシン（アドリアマイシン，アドリアシン™）	157
特発性血小板減少性紫斑病	16
ドセタキセル（タキソテール™）	157
トラスツズマブ（ハーセプチン™）	158
トリプタノール®	120
トレミフェン（フェアストン）	158
貪食作用	170

に

日常生活での注意点	129, 132
乳がん終末期	95, 111, 114
——における病態	114
乳がん手術	141
乳がん治療における放射線療法の意義	177
乳がん薬物療法の源流	156
乳頭腫	28
乳房温存手術	141
——の放射線療法の意義	177
乳房硬結	180
乳房再建術	174
乳房切除後疼痛症候群（PMPS：postmastectomy pain syndrome）	149
——の治療薬	150
乳房切除術	141
——後の初再発部位の部位別頻度	154
乳房痛	180
乳房補整	184
尿量	113

ね

ネオアジュバント化学療法（neoadjuvant chemotherapy）	154, 159
ネフローゼ症候群	11

の

脳転移	180
伸び硬度（スティッフネス）	64, 76
ノリトレン®	120

は

肺がん性リンパ管症	116
肺血栓塞栓症	15
排便のコントロール	170
パキシル®	120
白癬菌	5
麦穂帯（たけのこ巻き）	65
パクリタキセル（タキソール™）	157
ハザード比	165
パシーフ®	120
播種性血管内凝固症候群（DIC）	25
発汗低下	180
バッティング包帯（綿包帯）	63, 69
発熱性好中球減少症（FN）	170
パティ（Patey，非定型的乳房切除）→胸筋温存乳房切除術	141
ハドマー（間欠的空気圧迫装置）	102
針生検	144
ハルステッド（Halsted，定型的乳房切除）→胸筋合併乳房切除術	141, 160
ハロビナール®	120
バンデージ（弾性包帯）	58, 63, 70, 72
晩発性リンパ浮腫	3

ひ

ピーガード®	120
非血液毒性	170
ビタミンK製剤	16

ヒト上皮増殖因子受容体（HER2）……………148
ビノレルビン………………………………………162
皮膚潰瘍……………………………………………28
皮膚障害………………………………………27, 116
皮膚線維症……………………………………93, 108
皮膚のバリア機能…………………………………41
皮膚肥厚……………………………………………30
表在リンパ管………………………………………45
病歴…………………………………………………7
平編み（ショートストレッチ）…………………76
ビンクリスチン……………………………………162
ビンデシン…………………………………………162
ビンブラスチン……………………………………162

ふ

ブースト照射（追加照射）………………………181
フェルディクリニック（Foeldi Clinic）……37, 94
フェンタニル………………………………………120
複合性局所疼痛症候群……………………………13
複合的治療…………………………………………38
複合的理学療法（complex decongestive therapy：CDT）…………………………………………36, 95
副作用
　——，化学療法の……………………………106, 169
　——，放射線療法の……………………………180
腹式呼吸……………………………………………54
副腎皮質ステロイド剤……………………………170
フルオロウラシル…………………………………162
ブルンベルグ徴候…………………………………54
プロゲステロン……………………………………148
プロゲステロン受容体（PgRまたはPR）………158
分子標的薬剤………………………………………158
分子標的療法………………………………………154

へ

閉塞性動脈硬化症…………………………………15
ベバシズマブ（アバスチン™）…………………158

ほ

蜂窩織炎……………………………5, 15, 28, 134
放射線食道炎………………………………………180
放射線（性）線維症………………………………22, 51
放射線療法の副作用………………………………180
放射線肺臓炎………………………………………180
放射線皮膚炎………………………………………180
放射線療法………………………………22, 148, 161, 177
　——，乳がん治療における……………………177
放射線療法の意義…………………………………177
傍腫瘍症候群………………………………………117
ボー線………………………………………………171
ほぐし手技…………………………………………50
ポジショニング……………………………………108
保湿剤………………………………………………42
補整下着……………………………………………184
補整パッド…………………………………………184
　——，乳房温存用………………………………184
　——，乳房切除用………………………………184
ホルモン反応性転移性乳がん……………………164
ホルモン反応性乳がん……………………………158
ホルモン非反応性乳がん…………………………164
ホルモン療法の意義………………………………164

ま

マイトマイシン……………………………………162
末梢神経障害………………………………………117
丸編み（ロングストレッチ）……………………76
慢性糸球体腎炎……………………………………11
慢性静脈機能不全症（CVI）……………………12
マンモグラフィ（MMG）………………………143
マンモトーム………………………………………144

み

ミトキサントロン…………………………………162
ミトン………………………………………………78
ミルキング作用……………………………………76

め

メキシチール® ……………………………… 120
メトトレキサート ………………………… 162
メドロキシプロゲステロン酢酸エステル（ヒスロンH）
　……………………………………………… 158
メルファラン ……………………………… 162
免疫機能 ……………………………………… 44

も

毛細リンパ管 …………………………… 45, 48
毛包炎 ………………………………………… 27
モルヒネ塩酸塩 …………………………… 120
モルヒネ硫酸塩 …………………………… 120
モルペス® …………………………………… 120

や

薬剤感受性試験 …………………………… 156
薬剤耐性クローン ………………………… 156
薬剤排泄 …………………………………… 170

ゆ

有害事象共通用語基準（CTCAE：Common
　Terminology Criteria for Adverse Event）…… 172
指包帯（ガーゼ包帯） ………………… 63, 68

よ

用手的リンパドレナージ（マニュアルリンパドレナー
　ジ　manual lymph drainage：MLD）…… 43, 44,
　48, 52, 121
横巻き（螺旋帯） …………………………… 65
予防期 …………………………………… 97, 127
　——おけるリハビリテーション ……… 100
予防照射 …………………………………… 178

ら

ラジオ・アイソトープ ……………………… 8
螺旋帯（横巻き） …………………………… 65
ラパチニブ（タイケルブ™） …………… 158
ラプラスの法則 ………………………… 59, 60

り

リボトリール® ……………………………… 120
リュープロレリン（リュープリン） …… 158
リラクゼーション ………………………… 107
リンデロン® ………………………………… 120
リンパうっ滞性線維症 ……………………… 51
リンパ管拡張症 ……………………………… 28
リンパ管蛍光造影 ………………………… 176
リンパ管細静脈吻合術 …………………… 175
リンパ管静脈吻合術 ……………………… 175
リンパ管造影 ………………………………… 9
リンパ管肉腫 ………………………………… 28
リンパ管の自動運動機能 …………………… 46
リンパ管吻合術 …………………………… 175
リンパ小胞 …………………………………… 6
リンパシンチグラフィ ………………… 8, 96
リンパ節 ……………………………………… 45
リンパ節郭清 ………………………………… 22
リンパパット ………………………………… 73
リンパ浮腫指導管理料 ……………… 19, 38, 127
リンパ浮腫診療ガイドライン ……………… 59
リンパ吻合路（リンパ連絡路） …………… 46
リンパ分水嶺（watershed→体液区分線）…… 46
リンパ本幹 …………………………………… 45
リンパ漏 …………………………………… 6, 28

る

ルボックス® ………………………………… 120

れ

レトロゾール（フェマーラ）·················· 158

ろ

肋間上腕神経損傷 ····························· 149

わ

ワーファリン ···································· 16
ワセリン ··· 42
綿包帯（パッティング包帯）··········· 63, 69
腕神経叢麻痺 ································· 117

上肢リンパ浮腫のリハビリテーション
―包括的視点からのアプローチ―

発　行	2011年6月15日　第1版第1刷Ⓒ
編著者	安保雅博・吉澤いづみ
発行者	青山　智
発行所	株式会社 三輪書店
	〒113-0033　東京都文京区本郷6-17-9　本郷綱ビル
	TEL 03-3816-7796　FAX 03-3816-7756
	http://www.miwapubl.com
制　作	株式会社 メディカル・リーフ
装　丁	糟谷一穂
印刷所	三報社印刷株式会社

本書の内容の無断複写・複製・転載は、著作権・出版権の侵害となることがありますのでご注意ください。
ISBN 978-4-89590-377-6 C3047

JCOPY〈(社) 出版者著作権管理機構 委託出版物〉
本書の無断複写は著作権法上での例外を除き禁じられています。複写される場合は、そのつど事前に、(社) 出版者著作権管理機構 (電話 03-3513-6969, FAX 03-3513-6979, e-mail：info@jcopy.or.jp) の許諾を得てください。

■ 脳科学の進歩による上肢麻痺への作業療法アプローチ

rTMSと集中的作業療法による手指機能回復へのアプローチ
─ 脳卒中上肢麻痺の最新リハビリテーション

編集:安保 雅博(東京慈恵会医科大学)
角田 亘(東京慈恵会医科大学)

新刊

近年の脳神経科学の進歩は、従来の脳卒中上肢麻痺に対するリハビリテーションの概念の見直しを迫っている。これまでは、発症4ヶ月を過ぎると対象の95%はプラトーになり改善は見込まれないとして利き手交換を行うのが定説となっていた。本書は反復性経頭蓋磁気刺激(rTMS)に集中的作業療法を組み合わせることで、これまでプラトーとされ諦められていた患者の手指機能回復に新たな可能性を提唱する。慈恵医大のグループが積み上げてきた実践とその根拠を一冊にまとめた、リハビリテーション医、作業療法士にとって必須の書籍である。

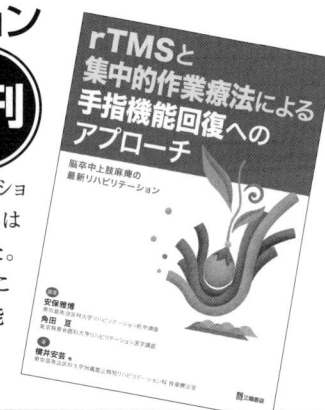

■ 主な内容 ■

序・作業療法の役割の重要性

I章 脳卒中の現在
1. 脳卒中の病態と危険因子
2. 脳卒中の症状とその画像診断
3. 脳卒中の急性期治療
4. 脳卒中の後遺症にはどのようなものがあるのか

II章 脳卒中上肢麻痺のEBM

III章 新たな治療手段TMSとは
TMSによる刺激の原理
1) TMSが大脳皮質を刺激する原理
2) TMSが大脳に与える影響
   ─ 刺激頻度によって効果が異なる
3) 低頻度rTMSによって大脳半球間抑制を減弱させる
4) 治療手段としてのrTMS
   ─ 直接的アプローチと間接的アプローチ
5) rTMSの安全性

IV章 慈恵医大方式 rTMS+集中的作業療法(NEURO)の考え方
1. NEUROとは
   1) 独自の治療戦略─NEUROの考案
   2) NEUROの適応基準
   3) NEUROを行うためのスタッフ・施設の体制
   4) NEUROの治療スケジュール
   5) 当科で用いているNEURO患者に対する
      上肢機能の評価スケール
2. rTMSの適応方法
   1) rTMSの機器
   2) 刺激部位と刺激強度の決定
   3) rTMSの施行
   4) rTMSに関する注意点

3. 脳卒中における障害機能の回復メカニズム
   1) 神経組織の可塑性・再生と機能的再構築
   2) fMRIから考えられる機能の可塑性とリハビリテーション
   3) われわれの基礎的研究から得られた
      知見に基づく磁気刺激療法
4. 集中的作業療法のオーバービュー
   1) 集中的作業療法の現状 ─ CI療法のこれまで
   2) CI療法の課題
   3) NEUROのために当科で考案した集中的作業療法
5. NEUROにおける集中的作業療法
   1) 随意運動のメカニズムとそれが障害されたときの回復過程
   2) 脳卒中後上肢麻痺に対するリハビリテーションのこれまで
   3) NEUROにおける随意運動を引き出すための
      作業療法プログラム
6. 当科におけるNEURO-15の現状と今後

V章 症例シリーズ
症例① NEURO-15により調理動作が自立
症例② CI療法を行った後にNEURO-15を施行
症例③ NEURO-15により生活上の役割を再獲得
症例④ 若年性脳卒中に対するNEURO-15
症例⑤ NEURO-6により麻痺側上肢機能が顕著に改善
症例⑥ 外来通院下でNEURO-6を施行
症例⑦ 重度感覚障害を伴う症例に対するNEURO-15

VI章 脳卒中上肢麻痺の回復に限界はあるのか
1. 適応基準の変遷
2. 上肢麻痺にプラトーはあるのか
3. 攻めるリハビリテーションの勧め
   ─ Intensive Neurorehabilitationとは
4. rTMS治療のさらなる発展を目指して
   ─ rTMS治療のこれから

● 定価2,940円(本体2,800円+税5%) B5 頁162 2010年 ISBN 978-4-89590-364-6

お求めの三輪書店の出版物が小売書店にない場合は、その書店にご注文ください。お急ぎの場合は直接小社に.

〒113-0033
東京都文京区本郷6-17-9 本郷綱ビル

三輪書店

編集 ☎03-3816-7796 FAX 03-3816-7756
販売 ☎03-6801-8357 FAX 03-3816-8762
ホームページ:http://www.miwapubl.com

■ あんなこんな失敗が盛りだくさん！本邦初の失敗事例集

失敗に学ぶ 訪問リハ裏御法度！

新刊

編著　宇田　薫（大浜第一病院）
著　　沖縄訪問リハビリテーション研究会ふかあっちゃ～

　年々、訪問リハに関わるセラピストの数は増加しているが、その多数を占めるのは、勤続3年未満で訪問リハの経験もない若手セラピストたちである。訪問時は一人という場合も多く、不安を抱えながら訪問をしているというのが現状であろう。一方では、利用者に選ばれる事業所になるために、サービスを提供するセラピスト一人ひとりの力量が問われている。

　本書では、現場で起こりやすい失敗について実際の事例を取り上げ、「内容」「原因」「対応」「結果」「解説」の項目に分けて記載した。「内容」で失敗事例を提示し、「原因」では失敗が起きた理由や背景、「対応」では個人や事業所での具体的な対応、「結果」では対応による改善をまとめた。また、「解説」では今後に生かしたい教訓などについても考察した。失敗を予防するために、起きてしまった失敗を振り返るために、または仲間へのアドバイスのために。一人でも大勢でも活用してほしい1冊！

■ 主な内容 ■

第1章 訪問リハビリに必要な心構え
第2章 失敗に学ぶ実践
　接遇編
　　1 訪問リハビリ終了後に頂くお茶を断ったために関係がギクシャク!?
　　2 やっぱり見た目も大事です！
　　3 大雨の中の訪問で失敗！
　　4 コミュニケーション不足で失敗！
　　5 あれ、前にも払ったはずだけど??
　一般常識編
　　1 クラクションを鳴らした相手は、利用者のご家族が運転する車だった
　　2 あえて伝えなかったことで失敗！
　　3 サービス担当者会議への参加をすっかり失念！
　　4 パニック！真夏の恐怖体験
　　5 ダブルブッキングしてしまった…
　　6 家はプライベートな空間です！
　　7 夏は暑いのは当たり前だが…利用者宅の畳に落ちる汗
　連携編
　　1 訪問リハビリ開始までのタイムラグで失敗
　　2 勝手な解釈で失敗！
　　3 曜日変更しただけなのに、限度額（給付額）オーバー！
　　4 耳を傾けなければ、隠れた問題点に気づけない！
　　5 確認作業を怠り訪問リハビリに大遅刻！
　　6 ボケ老人扱いされたと激怒！
　　7 マットの種類を確認せず、褥瘡が再発！
　　8 防げたはずの脱水症！
　プログラム編
　　1 プログラムの移行に失敗！
　　2 ご本人の希望を知ったのは1年後でした
　　3 導入のタイミングを逃してしまった！
　　4 症状が悪化したとリハビリ終了に
　　5 訴えに対する配慮不足で失敗！

　訪問リハビリテクニック編
　　1 訪問リハビリを終了させたいケアマネジャー、終了したくない利用者
　　2 歩行練習とご理解頂けず…
　　3 通所系サービス継続の鍵は
　　4 介助者の負担軽減のつもりが失敗！
　　5 利用者を理解できておらず失敗！
　　6 手すり取り付けちゃった!?
　　7 キーパーソンとの関係をおろそかにして失敗！
　　8 訪問リハビリに乗り気でない方へのテクニック不足!?
　リスク管理編
　　1 夜間の内服コントロール不十分により再転倒！
　　2 まさか！滑り落ちるなんて…
　　3 環境因子としての主介護者
　　4 福祉用具を利用者の使い勝手に合わせて改造した結果、バランスが不安定に！
　　5 利用者の急変に気づき、緊急時の連絡先に連絡を入れようとカルテを開いたが、連絡先の記入がない！
　　6 心の隙が事故につながった…
　　7 福祉用具レンタルのベッド導入で失敗！
　　8 事の重大さに気づくことができなかった…
　　9 利用者の体温計を持ち帰り失敗！
　　10 ご家族のリスク管理とセラピストのリスク管理の違いに気づかず失敗！
　　11 栄養面の管理までできず体調崩し入院へ
　知識不足編
　　1 コミュニケーション機器を導入するタイミングが遅れた！
　　2 ムセに気づいていたのに、何もできなかった私…
　　3 えっ！身障手帳を持ってたの？
　　4 キーパーソン＝主介護者と思い込んで失敗！
　　5 退院は完治ではない―再発への配慮が足りなかった！
　　6 気づかなかったのは医療人である訪問リハビリスタッフのほうだったのです

第3章 座談会
　伊藤 隆夫・中村 春基・宇田 薫

● 定価 1,890円（本体1,800円+税5%）　A5　頁136　2011年　ISBN 978-4-89590-381-3

お求めの三輪書店の出版物が小売書店にない場合は，その書店にご注文ください．お急ぎの場合は直接小社に．

〒113-0033
東京都文京区本郷6-17-9 本郷綱ビル

三輪書店

編集 ☎03-3816-7796　FAX 03-3816-7756
販売 ☎03-6801-8357　FAX 03-3816-8762
ホームページ：http://www.miwapubl.com

■ 在宅生活を支える薬の効用・副作用に気づけますか!?

在宅医療チームスタッフのための
必携 薬剤手帳!

松村 真司（松村医院院長）
下田 泰彦（松原アーバンクリニック）
山寺 慎一（菜の花診療所院長）

　施設から在宅への移行が促進される中、在宅生活における治療の中心的役割を果たしている薬剤への共通知識の共有と、医師、リハビリスタッフ、ケアマネジャー間などにおける多職種連携はますます大きなポイントとなってきている。在宅において薬剤はマニュアル通り処方されればよいものではなく、一人ひとりの生活スタイル・価値観にあった微妙なさじ加減が求められ、また上手に服薬できているか・薬の効き目はどうか・ADLの低下に薬剤が影響していないかなどの情報交換など、在宅医療チームスタッフ間での良好なコミュニケーション・連携が、患者のQOLに与える影響は大きい。本書は在宅医療に関わるスタッフが知っておきたい薬剤のポイントを、熱き3人の在宅医が多職種連携のメッセージを込めつつまとめあげた、他に類書をみない実践的な薬剤本である。

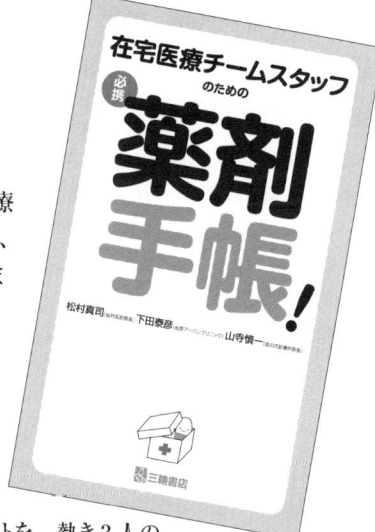

■ 主な内容 ■

1. 薬剤の分類はこの3種類と覚えてしまおう!!
2. 大切なのは薬の知識ではなく、薬に関連したコミュニケーション能力!そして患者さんの状態変化を見逃さない―薬の影響があるかもと考える
3. 基本は酸化マグネシウムとプルゼニド ―下剤
4. 尿の訴えには総合判断が必要! ―排尿調節薬
5. 睡眠剤と多職種連携
6. 副作用には特に注意! ―解熱鎮痛剤
7. 在宅の痛みどめ、「麻薬」の先入観を取り払おう! ―オピオイド系鎮痛剤
8. 生活において何を優先させるか? ―抗パーキンソン剤
9. 精神安定剤のさまざまな使われ方 ―精神安定剤
10. 認知症薬はその症状の進行を遅らせる薬、治す薬ではない ―認知症薬
11. 覚える利尿剤はこの2つ! そして普段からの観察が大事! ―循環器薬:利尿薬
12. ジゴキシンの副作用は特にご注意! ―循環器薬:強心剤
13. 奇跡の薬は諸刃の剣 ―副腎皮質・甲状腺ホルモン剤
14. 抗生物質の善と悪 ―抗生物質(1) ペニシリン系,セフェム系,マクロライド系
15. 外来や在宅医療に適した抗生物質 ―抗生物質(2) ニューキノロン剤
16. 発症後48時間以内の投与開始がカギ! ―抗ウイルス剤
17. 逆流性食道炎に欠かせない薬―消化器薬:PPI,H2ブロッカー
18. 呼吸器病には吸入薬 ―呼吸器薬:吸入抗コリン剤,β2受容体刺激剤,吸入ステロイド剤
19. 漢方薬との併用に注意! ―降圧剤(1) 降圧利尿剤
20. 先を見据えてゆっくり下げていく ―降圧剤(2) 血管拡張薬,交感神経遮断薬
21. 降圧以外の目的でも使われることが多い薬剤 ―降圧剤(3) レニン―アンギオテンシン系に作用する薬
22. 薬物相互作用に注意 ―抗凝固剤
23. 血液さらさら薬の実情 ―抗血小板剤
24. 食事と内服(注射)のタイミングが肝心 ―糖尿病薬
25. 骨粗鬆症の薬
26. 薬疹?? とまずは疑ってみる ―薬疹
27. よくある副作用1 ―錐体外路症状
28. よくある副作用2 ―転倒,過鎮静
29. 薬の一包化の利点と注意点
30. アドヒアランスに注目! ―薬剤をきちんと内服してもらうために
31. 薬の管理は多職種でサポート ―薬は誰が管理すべき?どう管理すべき?
32. 困難事例であればあるほど多職種連携を深める大チャンス! ―患者さん,医師,スタッフ間のコミュニケーション
33. 薬はいったい誰のために出されているの?

● 定価2,100円(本体2,000円+税5%) B6変型 頁168 2010年 ISBN 978-4-89590-352-3

お求めの三輪書店の出版物が小売書店にない場合は、その書店にご注文ください。お急ぎの場合は直接小社に.

〒113-0033
東京都文京区本郷6-17-9 本郷綱ビル

三輪書店

編集 ☎03-3816-7796 FAX 03-3816-7756
販売 ☎03-6801-8357 FAX 03-3816-8762
ホームページ:http://www.miwapubl.com